Mein Hund hält mich gesund

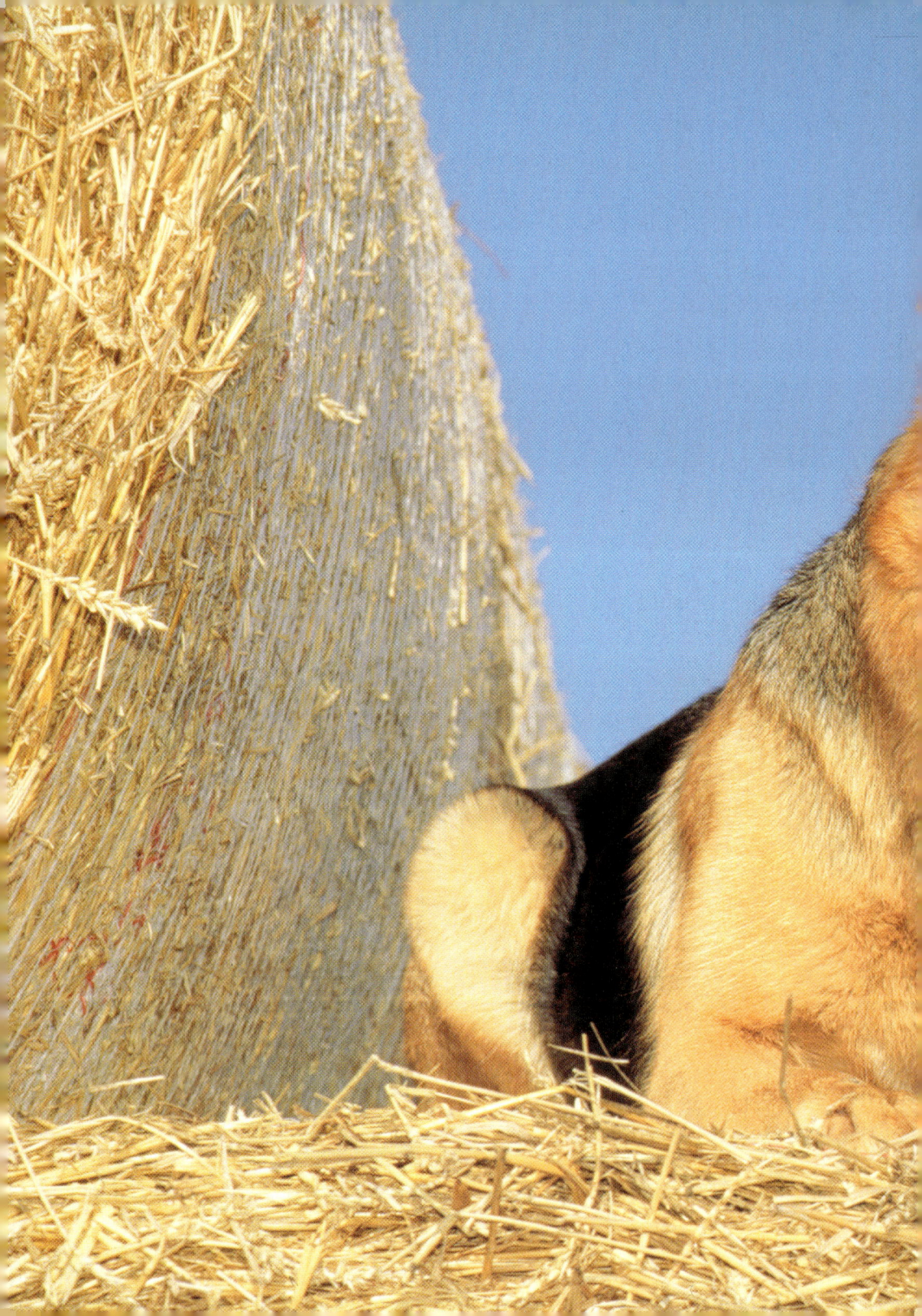

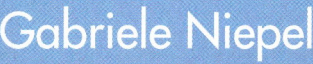

Gabriele Niepel

# Mein Hund hält mich gesund

Der Hund als Therapeut
für Körper und Seele

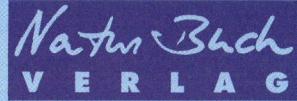

Die Deutsche Bibliothek – CIP-Einheitsaufnahme

**Niepel Gabriele:**
Mein Hund hält mich gesund : der Hund als Therapeut für
Körper und Seele / Gabriele Niepel. [Fotos: Christine Steimer]. –
Augsburg : Naturbuch-Verl., 1998
  ISBN 3-89440-258-X

Naturbuch Verlag
© 1998 Weltbild Verlag GmbH, Augsburg
Alle Rechte vorbehalten
Umschlagfoto: Christine Steimer
Umschlaggestaltung: Michael Ballermann, Augsburg
Fotos: Christine Steimer
Satz und Layout: Gesetzt aus der 9/11 Punkt Palatino Light
von Uhl & Massopust, Aalen
Reproduktion: Uhl & Massopust Aalen
Druck und Bindung: Offizin Andersen Nexö, Leipzig
Gedruckt auf chlorfrei gebleichtem Papier
Printed in Germany

ISBN 3-89440-258-X

# Inhalt

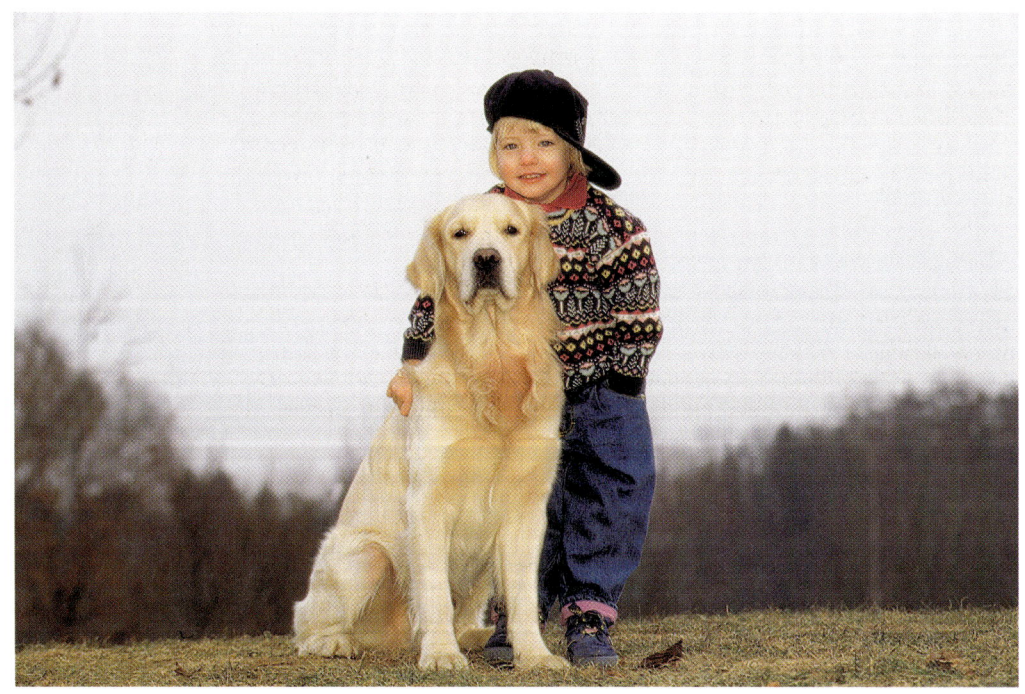

# Vorwort

Die gemeinsame Geschichte von Mensch und Hund währt unbestritten seit mindestens 15000 Jahren. Neuere Untersuchungen lassen sogar die These zu, daß Mensch und Hund seit vielen zehntausenden Jahren zusammenleben. Hatte man lange Zeit geglaubt, der Hund sei einfach deswegen der älteste tierische Begleiter des Menschen, weil er so viele nützliche Funktionen wie jene als Jagdhelfer, Wächter, Beschützer, Lastenträger oder Abfallverwerter erfüllen konnte, so weiß man heute, daß von Anbeginn der gemeinsamen Geschichte der Hund immer auch Partner und Seelentröster gewesen ist. Der Hund war nie ausschließlicher Dienstleistungsträger, sondern in der Beziehung zum Hund haben immer schon gefühlsmäßige Dinge eine Rolle gespielt.

Während viele Menschen heutzutage glauben, dem Hund ginge es so gut wie noch nie – man müsse sich nur vor Augen führen, wieviel Geld für ihn ausgegeben wird – ist es tatsächlich mit der Wertschätzung des Hundes durch den Menschen, vor allem aber mit seiner artgerechten Haltung, steil bergab gegangen. Unsere heutige Einstellung zum Hund ist von zwei Extrempolen gekennzeichnet: Ablehung, krasse Feindseligkeit auf der einen, und vermenschlichende, als Liebe deklarierte, aber tatsächlich nicht hundegerechte Haltung und Behandlung des Hundes auf der anderen Seite.

Seit einiger Zeit kann man vermehrt Berichte über die helfenden und heilenden Wirkungen von Hunden lesen und darüber, daß Hunde gezielt und erfolgreich als Therapietiere für kranke, einsame, verhaltensgestörte oder behinderte Menschen eingesetzt werden.

Medienbeiträge über die heilende Wirkung von Hunden bieten ein dringend notwendiges Gegengewicht zur Negativpresse, die Hunde als Kampfmaschinen und Kotschleudern darstellt und völlig die wichtigen, positiven Seiten der Hundehaltung verkennt. Doch liegen auch in diesen Berichten Gefahren, da die im Ausland gemachten positiven Erfahrungen mit Therapiehunden einfach enthusiastisch übernommen werden, und man sich nun begeistert, aber unreflektiert daran macht, Menschen mit (Therapie-)hunden beglücken zu wollen.

Ziel meines Buches ist es deutlich zu machen, welche wunderbaren Wirkungen Hunde haben können – im alltäglichen Zusammenleben mit ihren Menschen genauso wie bei ihrem gezielten therapeutischen Einsatz. Ich werde darüber hinaus einen Einblick in die Vielfalt der Programme geben, in denen Hunde zu therapeutischen Zwecken eingesetzt werden.

Interessierten Hundehaltern, die gerne mit ihrem Hund anderen Menschen eine Freude bereiten, werden ebenso wie professionellen Helfern im

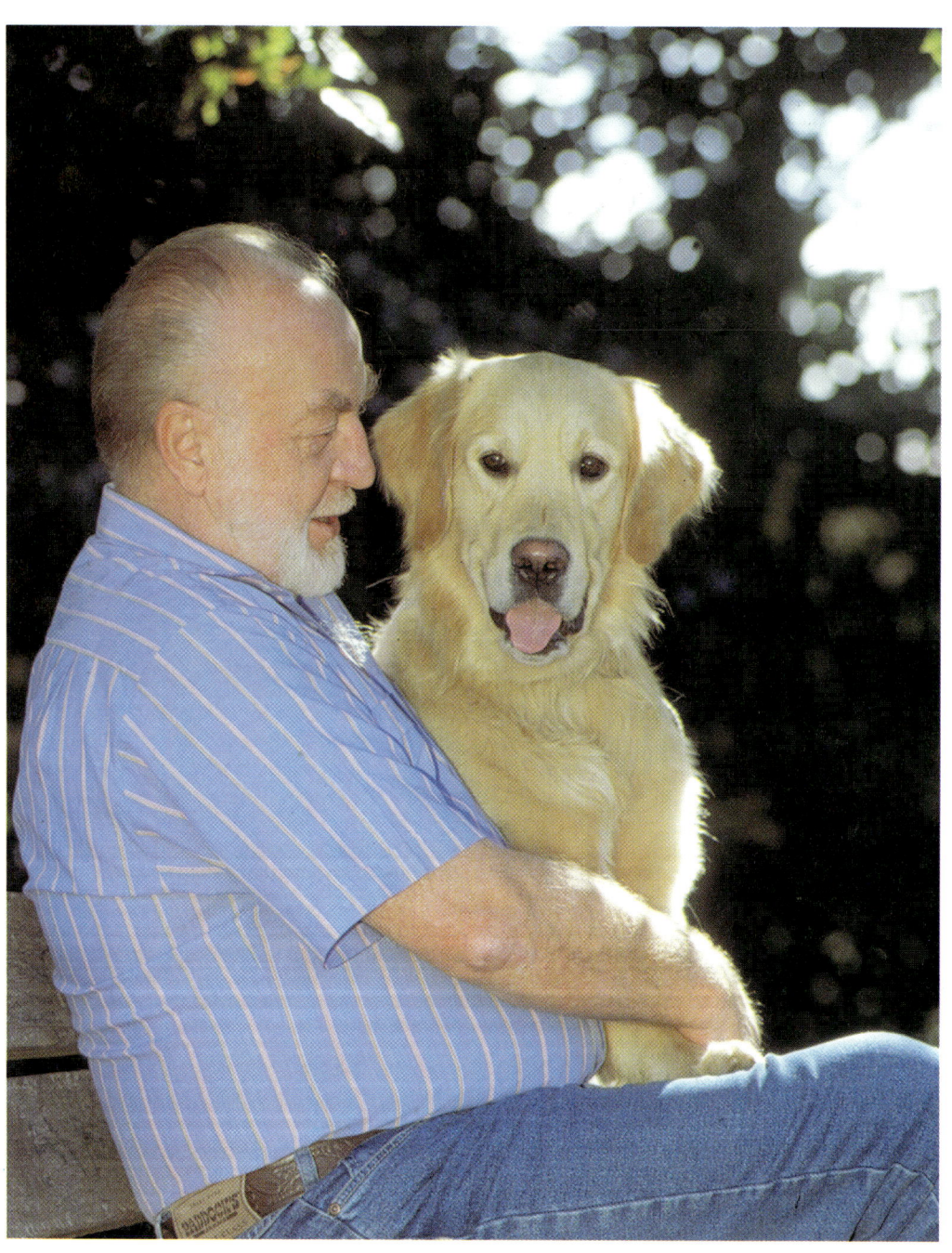

Sozial- und Gesundheitssektor, die über einen gezielten Einbezug von Therapiehunden in ihrem Arbeitsbereich nachdenken, ganz konkrete Informationen gegeben: darüber, was alles zu beachten ist, wenn man einen Hund zu therapeutischen Zwecken einsetzen möchte – und das ist weit mehr, als gemeinhin vermutet wird.

Doch ich möchte mich nicht auf die Darstellung der positiven Wirkungen von Hunden und ihres Einsatzes als Therapietiere beschränken, sondern dieses Buch als Gegengewicht setzen gegen die heute leider vorherrschende, zu blauäugige Sicht der Möglichkeit des Einsatzes von Hunden in der Therapie. Mein Anliegen ist es, nicht nur das Wohl des Menschen, sondern auch jenes der eingesetzten Hunde ins Auge zu fassen. Ich werde deutlich machen, welchen Streß Therapiehunde ertragen müssen und werde erläutern, warum bestimmte Formen des therapeutischen Einsatzes abzulehnen sind. Ebenso richte ich mich gegen Empfehlungen wie „Hund auf Krankenschein" für Jedermann. Ich werde zeigen, daß die Intention, möglichst viele Menschen davon zu überzeugen, sich doch einen Hund zwecks Gesunderhaltung anzuschaffen, ein völlig falscher Weg ist, der auf Kosten der Hunde geht. Bereits jetzt haben viele Hunde unter einer nicht artgerechten Haltung zu leiden. Deren Zahl muß nicht noch gesteigert werden.

Ich werde ebenfalls darauf hinweisen, daß der Mißbrauch und die nicht artgerechte Behandlung der Hunde nicht erst bei Kettenhaltung, Schlägen oder Scharfmachen anfängt. Die Diskussion um den therapeutischen Einsatz von Hunden birgt die Gefahr, eine neue Mißbrauchsdimension im Umgang des Menschen mit dem Hund zu eröffnen, wenn man sich nicht besinnt, den Hund mit seinen spezifischen Bedürfnissen in die Planung therapeutischer Arbeit einzubeziehen.

Wer von der wundervollen Beziehung zwischen Mensch und Hund schreibt, sollte die Schattenseite der Beziehung nicht verschweigen: In der Regel stirbt der Hund vor seinem Menschen. Deshalb habe ich das letzte Kapitel dieses Buches dem Umgang mit dem Tod des Hundes gewidmet. Dies ist ein Thema, das in der Regel beiseite geschoben wird, dem sich aber genau die Menschen, die in enger Beziehung zu ihrem Hund leben und von dieser so enorm profitieren können, nicht entziehen können.

Dieses Buch möchte dazu beitragen, daß Hundeskeptiker größere Achtung und Toleranz dem Lebewesen Hund gegenüber entwickeln. Wenn Hunde„liebhaber" darüber nachdenken, ob ihre Form der „Liebesbeweise" den Bedürfnissen ihres Hundes tatsächlich gerecht werden, und wenn auch all jene, die sich mit dem Gedanken an einer tiergestützten Tharapie tragen, für die Bedürfnisse von Hunden sensibilisiert werden könnten, wäre schon viel gewonnen.

Der Hund kann eine wesentliche Stütze des Menschen sein – es wäre vielleicht angebracht, mehr darüber nachzudenken, wie wir unseren Hunden auch etwas zurückgeben können.

# Der Hund – dein Freund und Helfer

„Hunde auf Krankenschein", „Neue Hoffnung für Herzinfarktpatienten: ein Hund", „Hunde sind die beste Medizin", „Kinder brauchen Hunde", „Hundebesitzer leben gesünder", „Mit Hund auch im Alter nicht einsam" – solche und ähnliche Schlagzeilen kann man seit ca. knapp zwei Jahren mit zunehmender Häufigkeit lesen: In medizinischen Journalen, in Hundefachzeitschriften, in Mitgliederheften der Krankenkassen, in seriösen Tageszeitungen ebenso wie in der Boulevardpresse, in Frauen- und Fernsehzeitschriften, aber auch in den Wochenmagazinen. Die Sendung Gesundheitsmagazin Praxis hat sich

des Themas ebenso angenommen wie die berühmt berüchtigten nachmittäglichen Talkshows. Und in einer Folge der Serie „Kommissar Rex" gelingt es dem Hund Rex, das Vertrauen eines kleinen Mädchens zu erlangen, ihr aus ihrem Schockzustand herauszuhelfen und sie zum Reden zu bewegen. Das macht den Weg nicht nur für die Therapie des Mädchens frei, sondern führt auch zur Ergreifung des Täters. Ab und an trifft man auch einmal auf mehr oder weniger gut recherchierte Filmberichte zum Thema. Das Thema ist momentan „in".

Hundehalter reiben sich z.T. verwundert die Augen, wenn sie lesen,

**Rettungshunde sind unverzichtbare Helfer bei der Suche nach vermißten Personen.**

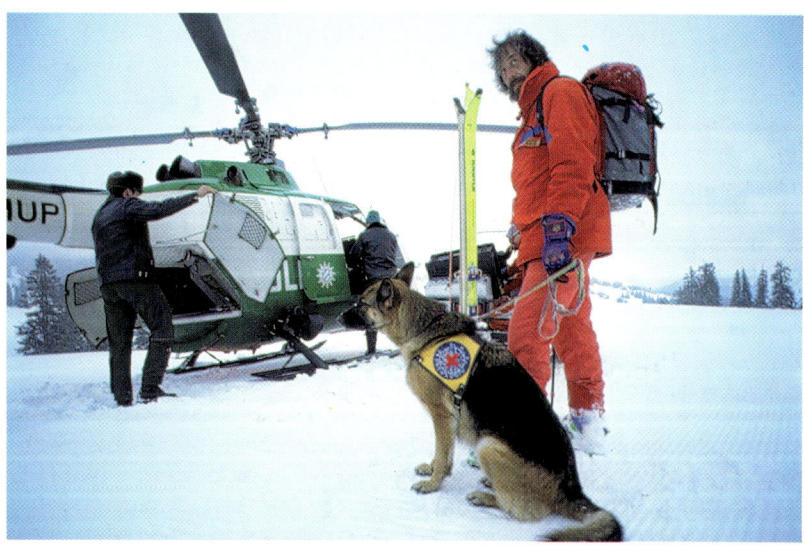

daß sich die Wissenschaft mit Wirkungen von Hunden beschäftigt und diese dann auch streng empirisch nachweist, die sie selber doch in ihrem täglichen Umgang mit Hunden erleben. Dazu brauchen sie keine Wissenschaft, und die Ergebnisse dieser Studien hätten sie, die Hundehalter, bereits vorhersagen können.

Für diejenigen jedoch, die keinerlei Beziehung zu Hunden haben oder Hunde sogar ablehnen, dürften diese Verbreitungen über die „neuesten" wissenschaftlichen Erkenntnisse tatsächlich neu und vielleicht zum Nachdenken anregend sein. Aber sind sie denn wirklich neu?

Tatsache ist, daß Deutschland in der diesbezüglichen Forschung, aber auch in der Praxis anderen westlichen Staaten weit hinterherhinkt.

Wenn in Deutschland von möglichen Funktionen der Hunde gesprochen wird, so fällt den meisten Menschen der Jagd-, Wach- oder Hütehund ein. Viele werden vielleicht auch – nicht zuletzt dank „Kommissar Rex" – an Polizeidiensthunde denken, die zum Schutz der Beamten arbeiten, aber auch als Spürhunde z. B. in der Rauschgift,- Bomben- oder Leichensuche ihren Dienst tun. Einer Reihe von Menschen werden eventuell Rettungshunde einfallen, die bei Naturkatastrophen oder Terroranschlägen zum Einsatz kommen. Weniger Menschen kennen die Funktion des Hundes als Blindenführhund und noch weniger Menschen können sich vorstellen, was ein Behindertenbegleithund über reine Führtätigkeiten hinausgehend leistet. Die Funktion von Hunden als Signalhunde, die ihren gehörlosen Besitzern z. B. das Schellen der Türklingel melden oder gar von

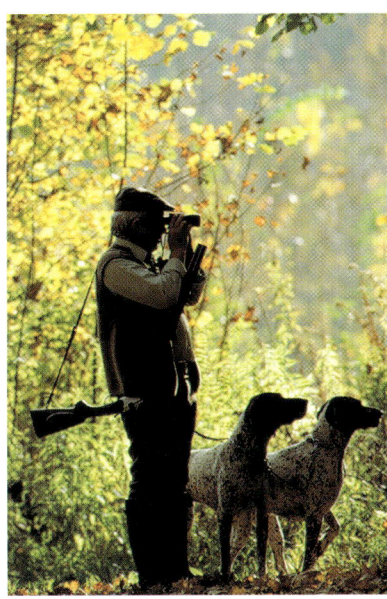

Epilepsiehunden, die ihre epilepsiekranken Besitzer vor einem nahenden Anfall warnen, sind in Deutschland in der breiten Öffentlichkeit unbekannt. Deutschland, das früher einmal in der Ausbildung von Blindenführhunden maßgeblich war, hat mittlerweile große quantitative, aber auch qualitative Defizite auf diesem Sektor. Menschen, die einen Behindertenbegleithund suchen, sind häufig auf einen Gang ins Ausland angewiesen. Welcher Neurologe weiß schon über die Möglichkeit des Einsatzes von Epilepsiehunden Bescheid, die ihren Besitzern ein weitaus befreiteres Leben ermöglichen können?

Es bleibt also festzuhalten, daß sich in Deutschland im Vergleich zu anderen Staaten auf dem Gebiet ‚Hunde im sozialen Dienst für den Menschen' wenig tut. Dies betrifft nicht allein die Tatsache, daß es nur wenige qualifizierte Ausbilder gibt, die entsprechen-

## Traditionelle Funktionen des Hundes als Gebrauchshund:

| | |
|---|---|
| Jagdhund: | zum Aufstöbern, Hetzen, Vorstehen, Töten, Apportieren, Verfolgen der Schweißspur |
| Hütehund: | zum Zusammenhalten und Treiben einer Herde |
| Herdenschutzhund: | zur Bewachung und Verteidigung einer Herde |
| Wachhund: | zum Melden ungewöhnlicher Geräusche/Ereignisse |
| Schutzhund: | zum aktiven Schutz, sprich Verteidigung einer Privatperson, eines Polizisten, eines Geländes etc. |
| Spürhund: | z. B. Leichen, Drogen, Bomben |
| Rettungshund: | Spürhunde für Flächen- und Trümmersuche zur Auffindung vermißt gemeldeter Personen, Opfer von Lawinenunfällen, Naturkatastrophen, Hauseinstürzen etc. |
| Lastenträger und -zieher: | Beladung mit Packtaschen, Ziehen von Karren |

de Hunde überhaupt ausbilden. Es manifestiert sich ebenso in der Problematik der Bezahlung solcher Hunde durch die Krankenkassen oder auch in einer Gesetzgebung, die z. B. das Hausrecht eines Eigentümers über alles stellt und es somit z. B. den Besitzern eines Hotels freistellt, einem Blindenführhund – und damit auch seinem blinden Menschen – den Zutritt zu versagen.

So verwundert es wenig, daß einer anderen möglichen Funktion des Hundes lange Zeit gar keine Beachtung geschenkt worden ist: jener des helfenden und heilenden Kumpans, der durch seine bloße Anwesenheit, sein bloßes Dasein als Hund, teilweise unglaubliche positive Auswirkungen auf Menschen hat.

In unserer auf Kosten-Nutzen-Denken und schnelle Vernutzungsoptimierung eingestellten Gesellschaft wundert es ebensowenig, daß die Rezeption jener wissenschaftlichen Ergebnisse, wonach Tiere sich positiv auf das seelische und körperliche Wohlbefinden auswirken, schnell zu einem Denken in nur eine Richtung geführt hat: einem möglichen gezielten Einsatz von Tieren in der Therapie. Wenn man sich denn schon der Thematik „Tiere/Hunde helfen heilen" widmet, dann beschäftigt man sich hier weniger mit den wunderbaren Wirkungen von Hunden auf den „normalen" Durchschnittsmenschen, sondern eher mit der möglichen Vernutzung in einer tiergestützten Therapie. Daß es hier bislang noch zu keinem allzu großen Scherbenhaufen gekommen ist, hat wohl nur einen Grund: daß Bürokratie, verkrustetes Denken, Innovationsfeindlichkeit und übertriebenes Hygienestreben bislang gutmeinenden Menschen, die sich für den therapeutischen Einsatz von Tieren stark machen, so viele Knüppel zwischen die Beine geworfen haben. Damit will ich nicht sagen, daß die Verhinderung eines therapeutischen Einsatzes eine Errungenschaft ist, sondern daß es für die Idee der tiergestützten Therapie nur von Vorteil gewesen ist, daß eine allzu schnelle und unüberlegte Verbreitung in Deutschland dadurch verhindert worden ist.

Doch bevor ich im nächsten Kapitel über den Einsatz von Hunden in der Therapie schreiben werde, möchte ich mich in diesem Kapitel zunächst mit den Wirkungen der Hunde auf Menschen beschäftigen.

# Der Hund als Helfer und Heiler?

Hunde sind seit ihrem Zusammenleben mit dem Menschen für diesen stets mehr gewesen als reine Nutztiere. Immer haben emotionale und irrationale Aspekte eine große Rolle gespielt. In der bildenden Kunst und der Literatur finden sich viele Hinweise auf die besondere Beziehungsqualität Mensch-Hund. Doch die wissenschaftliche Beschäftigung mit der Bedeutung von Tieren, und damit auch von Hunden, auf den Menschen ist, gemessen an der jahrtausendeal-

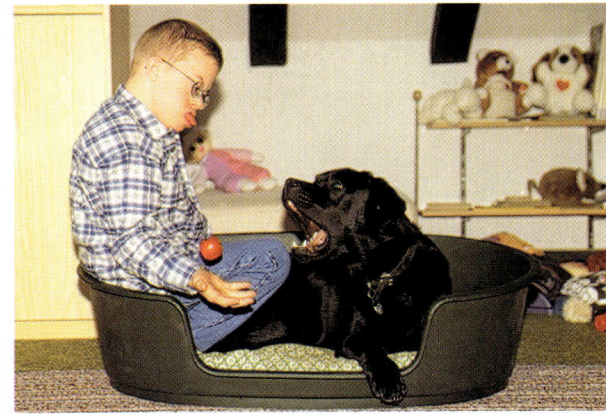

**Der Hund als Eisbrecher.**

ten Geschichte, ein neues Phänomen. Gleichzeitig ist sie jedoch auch nicht so neu, wie die Presse es dem Leser in den letzten beiden Jahren verkauft. Die Anfänge der Forschung liegen Ende der 60er Jahre in den USA. Nach ersten mühsamen Projekten und Forschungen beginnt in den 80ern ein Forschungsboom, der auch in den 90er Jahren anhält und auf immer mehr Staaten übergreift – Deutschland ist dafür nur ein Beispiel.

## Wie alles begann

Angefangen hat alles mit einem Zufall – bei dem ein Hund die entscheidende Rolle gespielt hat. Eines Tages saß der Kinderpsychiater Boris Levinson an seinem Schreibtisch und wartete auf seinen nächsten Patienten, einen verhaltensgestörten kleinen Jungen, der mit seiner Umwelt keinen Kontakt aufnehmen wollte. Sämtliche Therapieversuche waren zuvor bereits gescheitert, weil das Kind sich auch einem Kontakt zu seinen Therapeuten verweigerte. In Levinsons Büro schnarchte sein Retriever Jingles vor sich hin, als der kleine Patient mit

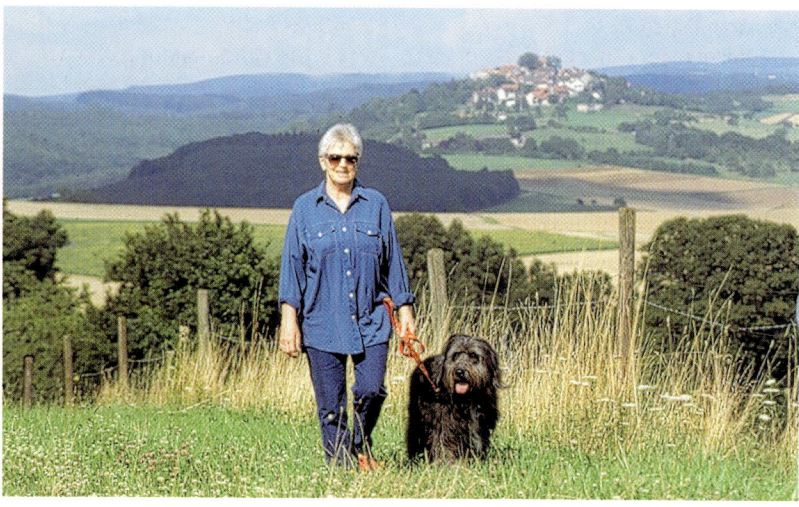

seinen Eltern zu früh in die Praxis kam und Jingles noch nicht wieder in seine „Privaträume" gebracht worden war. Jingles lief freudig wedelnd auf den Jungen zu, welcher gleich begann, mit Jingles zu reden. Man kann sich vorstellen, wie erstaunt die Eltern und Levinson waren. Aller menschlicher Aufwand war bislang umsonst gewesen, und dann bringt ein Hund durch seine bloße freundliche Anwesenheit das Kind zum Reden. Der Junge war sehr wohl in der Lage, mit seiner Umwelt in Kontakt zu treten – nur fiel ihm das mit einem Hund offenbar um vieles einfacher als mit anderen Menschen. Levinson erkannte dies und setzte fortan Jingles ganz gezielt in der Therapie mit solchen Kindern ein, die unfähig waren, normale soziale Beziehungen zu anderen Menschen aufzunehmen. Immer wieder fand Levinson, daß die Kinder (sofern sie keine Angst vor Hunden hatten), sich mit seinem Retriever Jingles anfreundeten. So sagte auch der kleine Junge, mit dem alles anfing, zum Abschluß

seiner ersten Stunde bei Levinson, daß er gerne wiederkommen würde – wenn dann auch der Hund da sei. Der Hund fungierte offenbar als Eisbrecher, der die Feindseligkeit und Reserviertheit der Kinder aufbrach. Er flößte den kleinen Patienten langsam mehr Vertrauen in den Kinderpsychiater ein, so daß dieser die Kinder entsprechend seiner Methoden behandeln konnte. Levinson beobachtete neben dieser Funktion des Hundes als „Kontaktbrücke" auch, daß die Kinder sich in seiner Anwesenheit entspannten.

# Der Beginn der Forschung

Levinson war zu seiner Zeit noch dem Hohn und Spott der Fachwelt ausgesetzt. Doch das zunehmende Einbeziehen von Tieren in den verschiedensten Institutionen und die nahezu durchgängig positiven Erfahrungen veranlaßten mehr und mehr Wissenschaftler dazu, in Studien, die den herkömmlichen Kriterien der wissenschaftlichen Seriosität entsprachen, die Erfahrungen der Praktiker zu überprüfen. Und siehe da – man konnte die Verfechter einer tiergestützen Therapie nicht länger als Spinner belächeln. Wesentlich dazu bei trug die Forschung der Soziologin Erika Friedman und des Mediziners Aaron Katcher. Sie stießen bei einer Untersuchung der Überlebenschancen von Herzinfarktpatienten zunächst zufällig darauf, daß diejenigen Patienten bessere Überlebenschancen hatten, die Haustiere hielten. Die überraschten Forscher vermuteten zunächst, daß sich dieses Ergebnis mit einer generell besseren Gesundheit der Haustierbesitzer erklären ließe (weil die Pflege der Tiere einen gesünderen Menschen erfordere), doch dies ließ sich nicht bestätigen. Ebenfalls nicht bestätigen ließ sich die Annahme, die körperliche Bewegung an der frischen Luft, die den Hundebesitzern abverlangt werde, würde deren Überlebenschancen entscheidend steigern. Friedman kam zu dem Schluß, daß der Tierbesitz *als solcher* sich positiv auf die Gesundung der Herzinfarktpatienten ausgewirkt habe. Auch Friedman und Katcher mußten einiges an Kritik, insbesondere aus der Herzchirurgie und der Pharmaindustrie einstecken. So entschlossen sie sich, intensiv weiter zu forschen, um stichhaltigere Beweise für ihre These zu gewinnen. In den unterschiedlichsten Studien konnten sie nachweisen, daß das Streicheln und selbst die bloße Anwesenheit von Tieren den Blutdruck senkt und den Herzschlag verlangsamt. Direkte physiologische Wirkungen von Tieren konnten zweifelsfrei belegt werden. Mit immer verfeiner-

ten Meßverfahren maß man neben der Blutdruckbestimmung und der Pulsfrequenz als weitere gesundheitliche Parameter, die als Risikofaktoren für Herz-Kreislauferkrankungen gelten, Plasmacholestorol und Triglyceride. In den Untersuchungen stellte sich heraus, daß die Werte bei den Tierhaltern günstiger ausfielen als bei den Nichttierhaltern, sie somit also geringere Risikofaktoren hatten. Doch das ist noch nicht alles: Andere Untersuchungen zeigten, daß die Anwesenheit von Tieren in Streßsituationen die gemessenen Werte zum Absinken bringt – und dies sowohl bei Personen, die zuhause ein Haustier besitzen, als auch bei Nichttierbesitzern. Auf den Punkt gebracht: die Anwesenheit eines Tieres reduziert Streß. Reduzierter Streß bedeutet ein reduziertes Risiko insbesondere in bezug auf das Erleiden eines Herzinfarktes. Eine skeptische Fachwelt ließ sich durch diese nach streng wissenschaftlichen Methoden erworbenen Erkenntnisse, die man belegen konnte (im Unterschied zu subjektiven Erfahrungsberichten) stärker beeindrucken.

Die Erforschung der Bedeutung von Haustieren für den Menschen hat sich zu einem anerkannten Forschungszweig entwickelt, der seine besondere Bedeutung nicht zuletzt dadurch erlangt, daß Theorie und Praxis so eng verzahnt sind. Mittlerweile existieren in verschiedenen Staaten Forschungsgesellschaften, die sich mit der Mensch-Tier-Beziehung im allgemeinen und dabei mit den förderlichen Wirkungen von Tieren im besonderen beschäftigen. Human- und Veterinärmediziner, Ethologen, Zoologen, Psychologen, Psychiater, Soziologen, Pädagogen, Lehrer, Erzieher, Sozialarbeiter und Altenpfleger, Forscher und Praktiker aus den verschiedensten Einrichtungen wie Schulen, Heimen, Krankenhäusern, Psychiatrien, Altenheimen, ja selbst Justizvollzugsanstalten arbeiten zusammen. Die Praktiker in diesen Institutionen sind es gewesen, die in ihrer Arbeit z.T. zufällig Tiere einbezogen und von deren Nutzen berichteten. Dies gab den Anstoß für die Wissenschaft, sich der Frage zu widmen, warum Tiere sich offenbar positiv auf das seelische und körperliche Wohlbefinden des Menschen auswirken. Ende der 70er Jahre wurde eine Gesellschaft zur Erforschung der Mensch-Tier-Bindung, die „Human Animal Companion Bond" gegründet. Mittlerweile existiert eine grenzüberschreitende Organisation, die „International Association of Human-Animal-Interaction-Organizations" (IAHAIO). Dies ist ein weltweiter Zusammenschluß aller Organisationen, die sich mit der Frage der Beziehung zwischen Mensch und Tier und dem möglichen Einsatz von Tieren in der Therapie mit unterschiedlichen Personengruppen beschäftigen. In den USA existiert beispielsweise die „Delta Society", in Großbritannien die „Society for Companion Animal Studies", in Frankreich die „AFIRAC" und in Deutschland der „Forschungskreis Heimtiere in der Gesellschaft".

Alle zwei Jahre veranstaltet die IAHAIO einen internationalen Kongreß, so im Herbst 1995 in Genf eine Konferenz zum Thema: „Tiere, Gesundheit und Lebensqualität", organisiert vom Konrad-Lorenz-Institut.

In Deutschland steckt die Forschung aber noch immer in den Kinderschuhen. Nur sehr wenige Wissenschaftler trauen sich hierzulande, zu

diesem bislang als exotisch angesehenen Thema zu forschen. Auch finden sich schwer Geldgeber, die diese Forschung finanzieren. Lange Zeit ist man hierzulande belächelt worden, wenn man sich wissenschaftlich mit der Thematik auseinandersetzte.

## Zur Forschung in Deutschland

Bislang existiert in Deutschland allein der bereits genannte „Forschungskreis Heimtiere in der Gesellschaft" um den Bonner Sozialpsychologen Prof. Bergler. Dieser hat verschiedene, vornehmlich quantitativ-statistisch ausgerichtete Studien durchgeführt.

In Erlangen forscht der Psychologe Prof. Erhard Olbrich insbesondere zum Stellenwert von Tieren für alte Menschen und arbeitet an theoretischen Erklärungsansätzen für die gefundenen Wirkungen. Unermüdlich versucht er, in Vorträgen vor dem unterschiedlichsten Publikum darzulegen, von welchem Wert Tiere für Menschen sind. Er wirbt für die Idee einer (vernünftig eingesetzten) tiergestützten Therapie. Die Sozialwissenschaftlerin Prof. Silvia Greiffenhagen hat mit ihrem ausgezeichneten Buch „Tiere als Therapie" dem Thema größere fachwissenschaftliche Aufmerksamkeit gebracht. Dieses Buch, das bislang als einziges einen Überblick über den Stand der Forschung zum Thema gibt, ist jedem zu empfehlen, der sich in die Materie einarbeiten will.

Im großen und ganzen jedoch wird in Deutschland zum Thema „Tier und Therapie" kaum Forschung betrieben. In den Medien werden nur aus dem angloamerikanischen Raum längst bekannte Ergebnisse neu aufgewärmt.

Ich habe mich entschlossen, den Leser nun nicht mit der Aufzählung der diversen Einzelstudien zu langweilen, die das eine oder andere relevante Ergebnis im Hinblick auf die Fragestellung, ob Tiere /Hunde das Wohlbefinden von Menschen fördern, ergeben haben.

Silvia Greiffenhagen hat diesbezüglich eine hervorragende wissenschaftliche Aufarbeitung geleistet, die an dieser Stelle nicht wiederholt werden muß. Statt dessen möchte ich zum einen die bislang gefundenen Wirkungen unter Themenschwerpunkten zusammenfassen, zum anderen aber Hundebesitzer hier selbst zu Wort kommen lassen. In den 20 Interviews, die ich mit Besitzern verschiedenster Hunde geführt habe, spiegeln sich die Forschungsergebnisse wieder Dabei setzen die Hundebesitzer hinsichtlich der Frage, was der Hund in ihrem

Leben für ihr seelisches und körperliches Wohlbefinden bedeutet, verschiedene Schwerpunkte, die in ihrer Summe ziemlich genau all das zum Ausdruck bringen, was wir aus der Forschung bislang wissen.

# Multitalent Hund

Die meisten Studien finden Unterschiede zugunsten der Tierhalter im ganz normalen Alltag wie in konkreten Krisensituationen und sie zeigen positive Effekte eines therapeutischen Einsatzes von Tieren. Daß Tiere in der Regel vielfältige positive Auswirkungen haben, steht mittlerweile außer Frage. Dennoch: es gibt auch Studien, die keine, oder nur marginale Effekte nachweisen. Es setzt sich mehr und mehr die Erkenntnis durch, daß nicht jeder Mensch per se von Tieren profitiert. Eine gewisse Affinität muß da

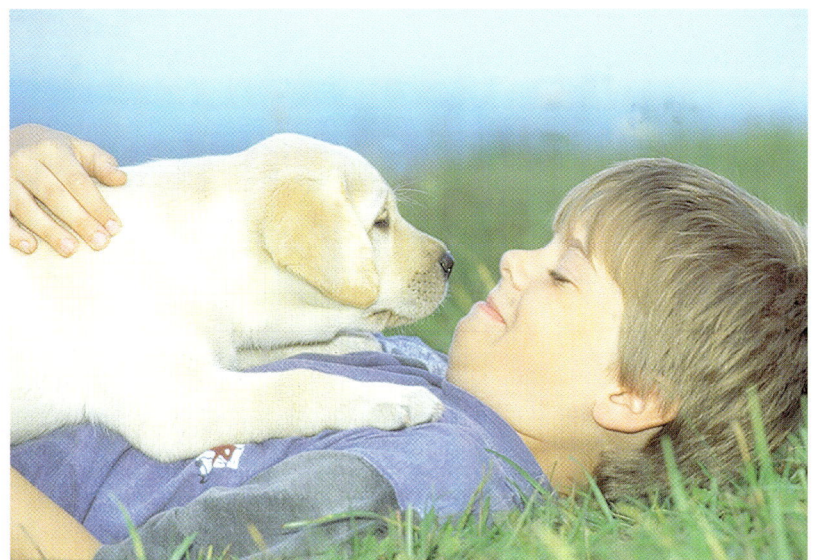

**Die Liebe zum Hund wird in der Kindheit gesät.**

sein, die sich manchmal erst im therapeutischen Einsatz ergeben kann, die aber nicht erzwungen werden kann. Wie offen ein erwachsener Mensch Tieren gegenübersteht, hängt zu einem großen Teil davon ab, ob er in seiner Kindheit positiven Kontakt zu Tieren haben konnte. Neben der generellen Hingezogenheit zu Tieren ist schließlich auch die Neigung zu bestimmten Tierarten von Bedeutung. Außerdem darf Tierbesitz nicht gleichgesetzt werden mit einer Bindung zum Tier. Dies ist aber die Voraussetzung für die meisten positiven Wirkungen der Tiere. Viele, zuviele Menschen *besitzen* lediglich ein Tier, aber sie *leben nicht* wirklich mit ihm. Das gilt auch für manche Hundehalter.

Nun aber zu den konkreten Wirkungen. Ich werde im folgenden die wissenschaftlich belegten therapeutischen Wirkungen von Hunden zusammenfassend darstellen und dabei immer wieder Originalzitate der von mir interviewten Hundehalter einfließen lassen.

Man kann die therapeutischen Wirkungen von Hunden pauschalisiert betrachtet in drei Gruppen unterteilen, wobei die Grenzen fließend sind:

*1. Physische Wirkungen*
*2. Psychologische Wirkungen*
*3. Soziale Wirkungen*

# Mit Hund lebt es sich gesünder

Hier fällt natürlich als erste jene Wirkung des Hundes auf, die er anderen Haustieren voraus hat: Er zwingt seinen Besitzer zum Spazierengehen, und das mindestens zweimal täglich. Egal, ob es draußen regnet, stürmt oder schneit – man muß bei jedem Wetter hinaus. Das bedeutet Abhärtung und viel Bewegung an der frischen Luft mit der Folge, weniger erkältet zu sein.

*„Seitdem ich sie habe, bin ich nicht mehr erkältet. Nachdem ich also bei Wind und Wetter mit dem Hund draußen bin, bis auf so ein kleines Schnüpferchen, aber lange nicht mehr so, wie ich früher Beschwerden hatte."*
(Frau R., 30 J., Besitzerin einer 15 Monate alten Labradorhündin)

In meinen Interviews mit verschiedenen Hundehaltern zog sich diese Wirkung des Hundes, seine Besitzer nach draußen zu treiben, wie ein roter Faden durch alle Gespräche.

*„Also das ist wirklich super. Ich muß also sagen, ich glaube, ich bin in meinen ganzen 35 Jahren noch nie soviel draußen gewesen, das hole ich jetzt alles nach. Aber das ist toll, man fühlt sich wohl, das ist das Gute, finde ich. Ich möchte immer*

**Bei jedem Wetter hinaus – das beugt Erkältungen vor.**

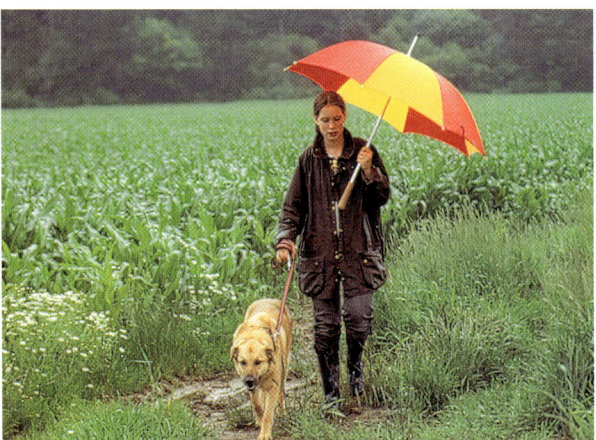

*einen Hund haben, auch wenn ich später mal älter bin, man ist immer gezwungen, 'rauszugehen. Ob das regnet, ob das stürmt, ob das schneit – das ist einfach irre, das ist einfach toll. Man ist fitter, ohne Frage, man ist immer gut drauf".*
(Herr L., 35 J., Besitzer einer zweijährigen Mischlingshündin)

Doch dieser Zwang hat noch mehr positive Auswirkungen. Man wird von seelischen Sorgen und auch von Schmerzen abgelenkt:

*„Wenn ich z. B. Schmerzen habe oder Kopfschmerzen und soll mit dem Hund 'rausgehen, was ich in diesem Moment gar nicht will, weil ich mich diesem Schmerz hingeben will, dann sage ich nein, du mußt jetzt 'raus, der Hund muß raus, dann geh ich 'raus, komme an die frische Luft und dann ist vielleicht auch der Kopfschmerz weg. Ich hatte eine Zeit, da hatte ich Magenschmerzen. Ich hätte mich lieber auf die Couch gelegt. Dann bin ich ab und zu mal mit dem Hund 'raus und dann durch die Bewegung vielleicht ging es mir besser".*
(Frau A., 41 J., Besitzerin einer vierjährigen Briardhündin und eines 20 Monate alten Briardrüden)

Gerade in einer Zeit, in der viele Menschen am Arbeitsplatz nur sitzen und/oder eintönige, einseitige Bewegungen ausführen, ist die Förderung des Bewegungsapparates durch das regelmäßige Laufen oder Radfahren mit dem Hund ein großer Vorteil.

*„Ich bin viel beweglicher, viel mobiler, ich muß morgens früh um sieben mit meinem Hund mit dem Fahrrad fahren, eine halbe oder eine dreiviertel Stunde durch richtig schöne Waldwege, da muß*

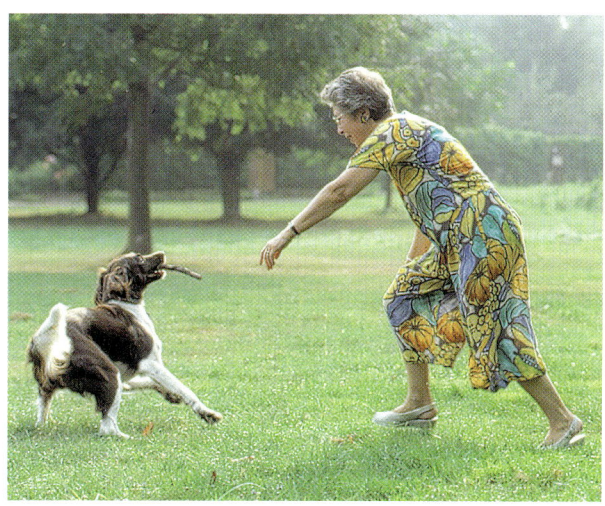

**Hunde halten ihren Besitzer auf Trab.**

*man ordentlich was mit den Oberschenkeln machen, mittags wieder einen Spaziergang und abends dann noch einmal".*
(Frau P., 46 J., Besitzerin eines sechsjährigen Briardrüden)

Beim Spazierengehen mit dem Hund wird der ganze Körper bewegt, somit die gesamte Muskulatur trainiert und Verspannungen gelöst. Hundespaziergänge scheinen auch ein gutes Mittel gegen Kopfschmerzen zu sein.

*„(Ich) bin körperlich fitter, weil ich viel an der frischen Luft bin, fühle mich deswegen besser, habe also auch deutlich seltener Kopfschmerzen, was früher für mich wirklich ein Problem war".*
(Frau I., 47 J., Besitzerin eines zweijährigen Huskyrüden)

Auf den Punkt gebracht: Hundehalter fühlen sich weniger erkältet, weniger verspannt und konditionsmäßig besser in Form. Gerade Besitzer größerer Hunde haben einen sehr flotten

**Gemeinsam Joggen tut beiden gut.**

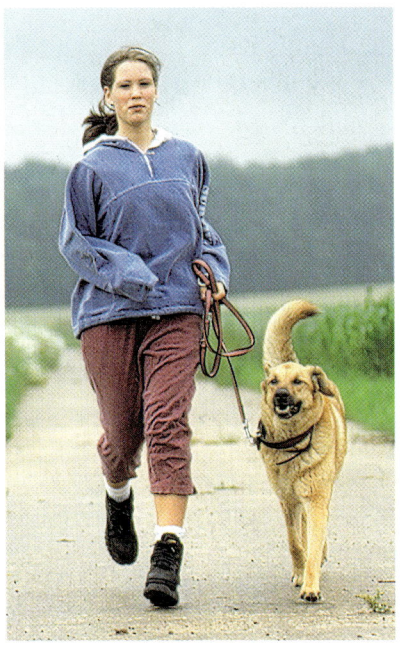

Schritt entwickelt, den Nichthundehalter häufig als Wanderschritt deklarieren. Dieses rasche, kräftige Gehen fördert natürlich nicht nur die Muskulatur, sondern regt generell den Kreislauf an. Schließlich wird der Körper auch durch das Spielen und Toben mit dem Hund auf Trab gebracht. Dies alles gilt für den ganz normalen Hundehalter – natürlich nur für den, der sich seiner Verantwortung gegenüber dem Hund bewußt ist und ihm genügend Bewegung und Spiel verschafft. Wer mit seinem Geländewagen durch die Felder fährt und dabei seinen Hund hinter sich her rennen läßt, um ihm den nötigen Auslauf zu verschaffen, der erfährt diese positiven Effekte natürlich nicht. Gleiches gilt für die Besitzer der Schönwetterhunde, die ihrem Hund nur bei Sonnenschein einen Spaziergang gönnen, der über

das bloße Urin- und Kotabsetzen hinausgeht. Hundehalter, die sich auch regelrecht sportlich mit ihrem Hund betätigen, werden natürlich in noch stärker in ihrer Gesundheit gefördert.

*„Auf mein körperliches Wohlbefinden, das kann ich leicht beantworten, hat er mit Sicherheit positive Auswirkungen, weil er mich in die Natur treibt, mich zwingt, sportlich aktiv zu werden, Rad zu fahren, Ski zu fahren oder so, weil er seine Bewegung braucht und ich dann oft einmal was tue, was ich sonst nicht tun würde. Ich gehe z. B. heute einfach noch mal langlaufen und so würde ich vielleicht daheim herumhängen."*
(Herr E., 46 J., Besitzer eines zweijährigen Briardrüden)

Hunde wirken sich positiv auf den Herz-Kreislauf-Apparat aus: durch die vermehrte Bewegung an frischer Luft, die den Kreislauf in Schwung hält oder die vielfach überhaupt erst eine gewisse Kondition schafft. Doch Hunde wirken sich offenbar auch noch über einen Umweg positiv auf Herz und Kreislauf aus: Indem sie das Streßerleben des Besitzers mildern, tragen sie zu einer Verringerung des Blutdrucks, einer Stabilisierung der Pulsfrequenz, aber auch zu einer Normalisierung der für das Herz-Kreislaufgeschehen wichtigen Plasmacholestorol- und Triglyceridwerte bei und senken so das Risiko einer Herzerkrankung. Nicht von ungefähr liest man in den Medien immer wieder vor allem im Zusammenhang mit Herzerkrankungen von der Idee des „Hundes auf Krankenschein". Hunde wirken präventiv, indem sie Risikofaktoren vermindern und somit einem Herzinfarkt vorbeugen. Sie wirken aber auch kurativ, indem sie Herzin-farktpatienten zu einer schnelleren Genesung verhelfen.

Mit den Auswirkungen auf Plasma-cholesterol- und Triglyceridwerte wurde schon angesprochen, daß man biochemische Veränderungen nach-weisen kann. Mit Hunden zusammen zu sein und sie zu streicheln, hat be-ruhigende Effekte auf das Nervensy-stem. Die Ausschüttung von Streß-hormonen geht zurück, Schmerzen werden in einem verringerten Maße empfunden. Beim ausgelassenen Spiel, beim Toben und Lachen mit dem Hund werden Endorphine frei-gesetzt. Ja, man kann sogar langfri-stige Effekte in bezug auf die Stabili-sierung des Immunsystems nachwei-sen. Die Wissenschaft steht noch am Anfang, aber mit dem Nachweis ganz konkret meßbarer Indikatoren wie Höhe des Blutdrucks, Hormonspiegel im Blut, Nervenleitgeschwindigkeit, Atemfrequenz etc. ist eine große Hürde auf dem Weg der Überzeugung

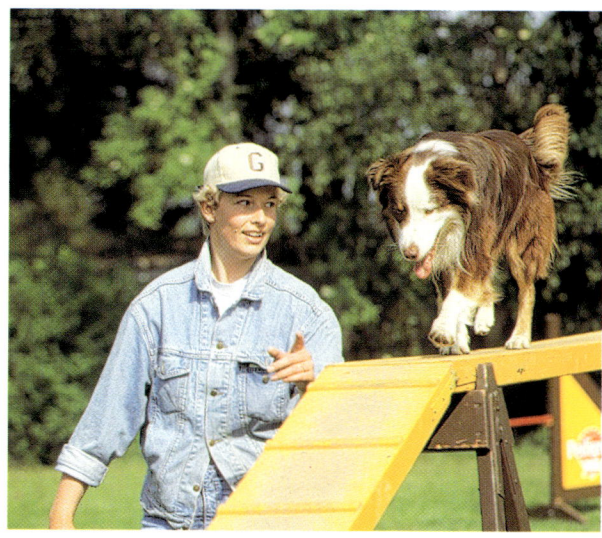

all derer genommen worden, die Therapieeffekte von Tieren als Spinne-rei abtun wollten.

Heute steht einwandfrei fest, daß Tiere/Hunde ganz direkte Auswirkun-gen auf verschiedenste körperliche Vorgänge haben. Hundehalter sind

**Agility hält Kopf und Körper fit – bei Hund und Mensch.**

## Physische Wirkungen von Hunden

- Streßabbau
– weniger psychosomatische Erkrankungen

- Bewegung an frischer Luft
– Abhärtung

- Förderung des Bewegungs-apparates
– Muskulaturtraining
– Muskelentspannung
– allgemein motorische Förderung

- Förderung der Kondition

- Formalisierung der Herz-schlagfrequenz

- Normalisierung des Blutdrucks

- Normalisierung der Plasmachole-storol- und Triglyceridwerte
– Verringerung der Risikofaktoren für Herz-Kreislauf-Erkrankungen

- Stärkung des Immunsystems

- Beruhigung des Nervensystems

- Freisetzung von Endorphinen

- Ablenkung von Schmerzen

aber nicht nur deswegen meist gesünder, weil sie vom Hund zu gesünderem Verhalten gezwungen werden – sondern weil der Hund über den Umweg ihrer Psyche auf den Körper wirkt.

# Der Hund – Balsam für die Psyche

Lange Zeit ist die Medizin davon ausgegangen, sie könne den Körper getrennt von Geist und Psyche sehen und ihn isoliert behandeln. Mittlerweile setzt sich jedoch mehr und mehr die Erkenntnis durch, daß Körper und Psyche eine Einheit bilden und daß der Mensch nur gesund sein, bzw. werden kann, wenn nicht nur seine Körperfunktionen wie z. B. die Stoffwechselvorgänge in Ordnung sind,

**Die Fröhlichkeit eines Hundes ist ansteckend und vertreibt düstere Gedanken.**

sondern wenn es auch der Psyche gut geht. Psychosomatische Medizin, die die Wechselwirkungen von Körper und Psyche berücksichtigt, ist heute nicht mehr ein Schimpfwort, mit dem Außenseiter in der Medizin belegt werden, sondern findet mehr und mehr Eingang in die Schulmedizin. Wir wissen heute, daß ein unglückliches Leben krank macht, daß das Erleben eines kritischen Lebensereignisses die Anfälligkeit für das Erleiden einer Krankheit erhöht. Andersherum wirkt sich eine positive seelische Grundstimmung gesundheitsförderlich aus. In der Behandlung Krebskranker wird diese Erkenntnis in einer Therapie umgesetzt, in der sich die Patienten geistig vorstellen sollen, wie feindliche Armeen in ihrem Körper die Krebszellen vernichten. Die Patienten mobilisieren durch ihre Willensanstrengung ihr körpereigenes Abwehrsystem.

Was hat das ganze nun mit Hunden zu tun? Ganz einfach: indem Hunde

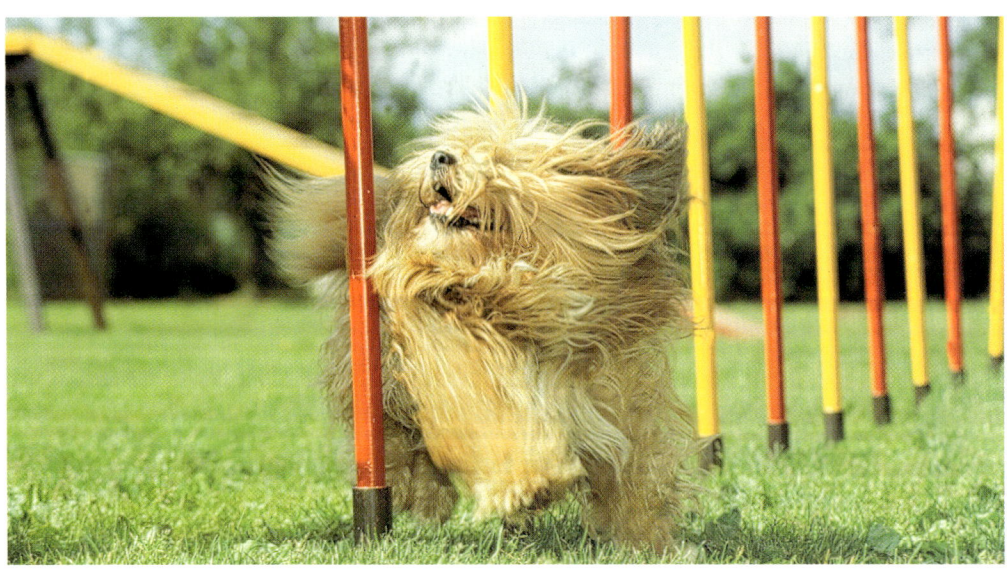

das seelische Wohlbefinden positiv beeinflussen, wirken sie sich auch positiv
auf die körperliche Gesundheit aus.

In meinen Gesprächen mit Hundehaltern wurde dieser Zusammenhang
auch immer wieder genannt. Die
Frage, ob sich ihr Hund positiv auf ihr
körperliches Wohlbefinden auswirkt,
wurde von den Befragten bejaht und
häufig damit begründet, daß sie sich
durch ihren Hund seelisch besser
fühlten, was dann Folgen für die körperliche Gesundheit nach sich ziehe.

*„Denn wenn die Seele in Ordnung ist
und wenn man so am Tag durch den
Hund, der ja sehr viel Fröhlichkeit aus-
strahlt und der sich ja viel, viel mehr
freuen kann als ein Mensch, daß das auch
auf das körperliche Befinden positiv aus-
strahlt. Wenn die Seele in Ordnung ist,
ist auch der Organismus in Ordnung."*
(Frau J.,  56. J., Besitzerin einer
einjährigen Großen Schweizer
Sennhündin)

Dabei geht es nicht allein um stres-
smindernde Effekte des Hundes. Ich
habe bereits davon berichtet, daß die
Anwesenheit von Hunden, der Kontakt mit ihnen in konkreten Streßsituationen, physiologische Streßreak-
tionen mildert. Es geht vielmehr darum, daß das Zusammenleben mit
Hunden im normalen Alltag die seelische Grundstimmung verbessern
kann, weil man Freude an ihnen hat.

*„Also sagen wir mal, wenn es mir
schlecht geht und ich sehe Tara und ich
sehe wie witzig sie ist und wie lustig sie
ist, dann baut mich das auf, das muß ich
sagen."*
(Herr L., 35 J. Besitzer einer zweijährigen Mischlingshündin)

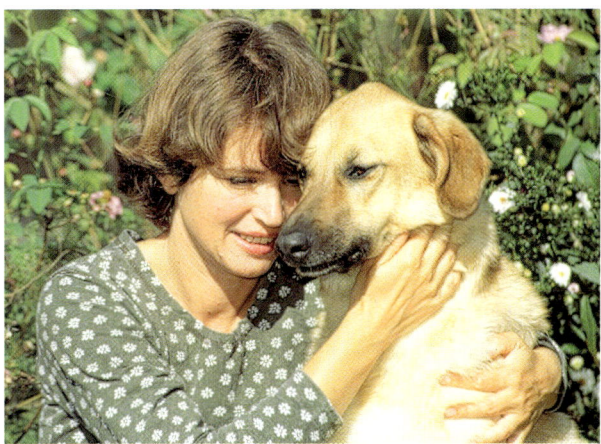

**Inniges Mit-
einander von
Mensch und
Hund.**

Auch wenn kaum einer es so offen
aussprechen mag: Ein Hund vermittelt seinem Besitzer das Gefühl, geliebt zu werden. Für den Hund ist sein
Besitzer das ein und alles, man ist die
Hauptperson im Leben des Hundes
und aus der Perspektive der meisten
Hundehalter auch eine nicht aus-
tauschbare Person. Zwischen Hund
und Mensch kann eine wunderbar
enge Bindung entstehen, die dem
Menschen das Gefühl vermittelt, in
einer einzigartigen Form mit dem anderen Lebewesen verbunden zu sein.

*„Andererseits auch dieses Vertrauens-
gefühl ist ein sehr erhebendes Gefühl, dieses Zusammengehörigkeitsgefühl. Wenn
wir spazieren gehen und er läuft weg und
kommt wieder ran, dieses Wiederrankom-
men hat ein sehr erhebendes Gefühl zur
Folge. Ich fühle mich mit meinem Hund
als Team. Das ist für mich auch ein wesentlicher Zug unserer Beziehung zwischen dem Hund und mir, daß wir so, ja,
er und ich und ich und er, jetzt weiß ich
fast nicht, wie ich es bezeichnen sol.l"*
(Frau T., 39 J. Besitzerin eines zweieinhalbjährigen Briardrüden)

Hund und Mensch sind ein Team, indem beide Seiten auf ihre Art Liebe geben. Der Mensch fühlt sich geliebt und kann sein Bedürfnis ausleben, einem anderen Lebewesen Liebe zu geben.

*„Es ist halt jemand da, mit dem man sich beschäftigen kann, es wird Liebe gegeben und auch wieder zurückgegeben."* (Frau S., 28 J., Besitzerin einer zweijährigen Labradorhündin und eines zweijährigen Mischlingsrüden)

Der Hund quittiert das Weggehen seines Besitzers mit traurigem Blick, begrüßt ihn bei der Heimkehr mit stürmischer Begeisterung, sucht den Körperkontakt. Manche Hunde verfolgen ihre Besitzer auch in der Wohnung auf Schritt und Tritt. Ihr ganzes Verhalten signalisiert: du bist nicht nur einfach mein Boß, nein, du bist das Wichtigste in meinem Leben.

**Wer wird von seinen Mitmenschen schon so stürmisch begrüßt?**

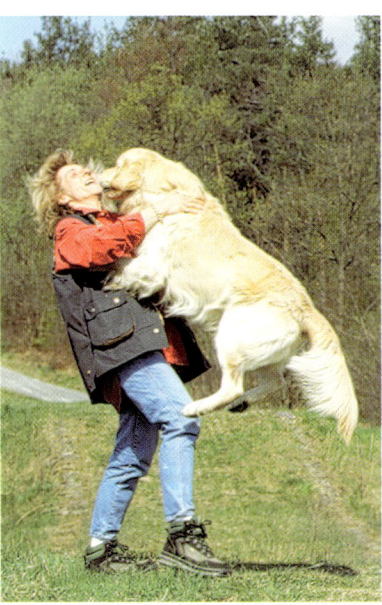

*„Wenn ich jetzt sage: ‚Bonnie, ich muß einkaufen gehen, ich kann dich nicht mitnehmen'. Dann merke ich schon, dann trottet sie ganz enttäuscht, vorher hat sie vielleicht gedacht, au prima, die nimmt mich jetzt mit. Und dann trottet sie dann ganz traurig auf ihren Platz und hockt sich da hin und freut sich also wahnsinnig, wenn ich dann wiederkomme, als wenn ich ein halbes Jahr weg gewesen wäre."*
Frau N., 61 J., Besitzerin einer anderthalbjährigen Parson Jack Russel Terrierhündin)

## Können Hunde lieben?

Inwieweit Selbsttäuschungen der Besitzer eine Rolle spielen was z. B. die Austauschbarkeit der eigenen Person angeht, sei dahingestellt. Auch kann man sich natürlich an der Frage aufhängen, ob ein tierisches Wesen überhaupt Liebe empfinden kann, wobei man sich dann wieder in Definitionsfragen verzetteln kann. Nicht wegzudiskutieren ist aber der Tatbestand, daß der Hund, wenn er richtig behandelt wird, eine enge Bindung zu seinem Besitzer eingeht und daß diese starke Bindung dem Besitzer das Gefühl vermittelt, von seinem Hund geliebt zu werden. Nun mag man einwenden, daß die Liebe eines Hundes wohl kaum an jene eines Menschen heranreichen kann. Doch dabei wird zweierlei vergessen: Es leben unzählige Menschen, die keinerlei Liebe erfahren, weder von Eltern noch von eigenen Kindern oder von Freunden und Partnern. Um von einem Hund geliebt zu werden, muß man keine Figur wie Claudia Schiffer haben oder stark wie Arnold Schwarzenegger sein. Man muß nicht in teuren Desi-

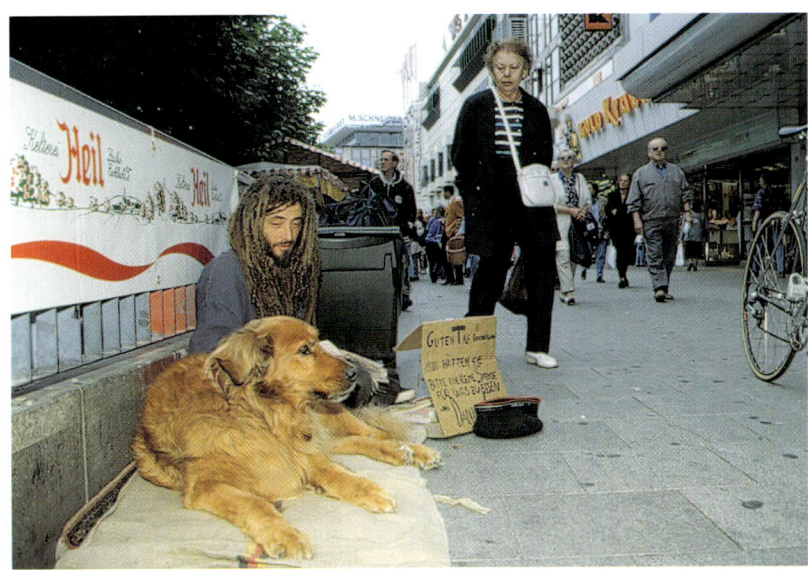

**Für den Hund zählen andere Werte als Schönheit, Macht und Geld.**

gnerklamotten herumlaufen, ein Sportcrack sein oder einen schnellen Wagen fahren. Hunde akzeptieren arme, häßliche, beruflich erfolglose, gebrechliche Menschen, Menschen die am Rande der Gesellschaft stehen. Äußerlichkeiten bedeuten ihnen nichts, es kommt darauf an, wie sich der Mensch ihnen gegenüber verhält.

*„Allein wenn man das Gefühl empfindet, wenn der Hund einen begrüßt oder auch mit anderen Hunden draußen spielt, hat man das Gefühl, das ist ein Kamerad oder ein Freund, der einen egal wie man ist, nur um seiner selbst willen mag, und das heißt für einen Hund, eben ohne Berechnung oder ohne irgendwelche Hintergedanken. Das macht einfach glücklich. Und das merkt man auch bei alten Leuten, weil ich habe selber in der Nachbarschaft alte Leute gut gekannt, die also sehr schnell gestorben sind, als ihr Hund starb. Also, ich denke mal, das ist schon eine sehr, sehr enge Bindung und das*

*wirkt sich garantiert auf die Psyche aus."* (Frau W., 30 J., Besitzerin einer zweijährigen Mischlingshündin)

Auch Menschen, die einen Partner haben, erleiden Situationen, in denen sie sich dieser Liebe nicht mehr sicher sind. Liebe wird schnell wieder entzogen – die Scheidungszahlen sprechen Bände. Eltern müssen häufig mit dem Heranwachsen der Kinder feststellen, daß ihnen die Liebe ihrer Kinder alles andere als sicher ist. Liebe ist in unserer Gesellschaft ein kostbares und sehr vergängliches Gut. Die Liebe eines Hundes bleibt bis zu dessen Tod.

*„Ja, ein Kamerad auf alle Fälle, weil es gibt ja so oft diesen schönen Satz von wegen: ‚Der Mensch verließ mich im Winde, der Hund nicht mal im Sturme' Und so empfinde ich es auch, daß er also immer da ist, wenn man ihn braucht."* (Frau F., 32 J., Besitzerin eines 20 Monate alten Mischlingsrüden)

## Ein Partner zum Streicheln und Schmusen

Ganz wichtig scheint auch Körperkontakt zu sein, den der Hund ermöglicht. Schmusen, kuscheln, streicheln, zärtlich zum Hund sein, gibt Hundehaltern ein warmes Gefühl. Der Mensch ist ein soziales Wesen, das Körperkontakt dringend benötigt. Psychologische Experimente zeigen, daß Menschen ohne Körperkontakt seelisch verkümmern. Babys sind ohne die Erfahrung von Körperkontakt gar nicht überlebensfähig. Das Bedürfnis nach zärtlichem Körperkontakt ist ein menschliches Grundbedürfnis, das befriedigt werden will. Hunde sind warme Wesen, häufig auch noch mit einem Kuschelfell ausgestattet, die das Streicheln des Menschen nicht nur über sich ergehen lassen. Sie erwidern es, in dem sie sich an ihren Besitzer drängen, sich an den Beinen reiben, sich auf dem Schoß einrollen, Gesicht und Hände sanft ablecken, auffordernd mit den Pfoten schlagen oder sich wohlig grunzend auf dem Rücken rollen.

Im Hund hat der Mensch ein Wesen, daß er selbst verwöhnen kann und das ihm eine Menge zurückgibt.

*„Was für mich persönlich sehr wichtig ist, daß ich jemanden habe, der mich braucht, für den ich halt sorgen kann. Das ist für mich ganz wichtig."*
(Frau H., 34 J., Besitzerin einer elfjährigen Mischlingshündin)

## Mit Hund nie mehr allein

Mit einem Hund zu leben bedeutet auch, nie völlig allein zu sein. Da ist ein warmes, lebendiges Wesen, mit dem man die Wohnung teilt. Nach der Arbeit kommt man nicht in eine leere Wohnung, sondern da wartet der Hund schon sehnsüchtig. Hunde spenden Geselligkeit. Es macht einen Unterschied, ob man gänzlich ohne ein Lebewesen in einer Wohnung sitzt, nachts schwere Gedanken wälzt, oder ob man zwischendurch ein Seufzen oder Schnarchen hört, das Tappen von Pfoten auf dem Boden, das Knarren des Körbchens, die schlabbernde Hundezunge.

*„Und eben auch, ja wenn man halt irgendwo sitzt und ist einsam oder sowas, dann denkt man, ach naja, da ist ja der Hund und dann schmust man mit dem Hund und dann ist es auch gleich wieder in Ordnung."*
(Frau D., 43 J., Besitzerin eines achtjährigen Setters und einer zweijährigen Briardhündin)

**Nach dem gemeinsamen Spielen ist Kuscheln angesagt.**

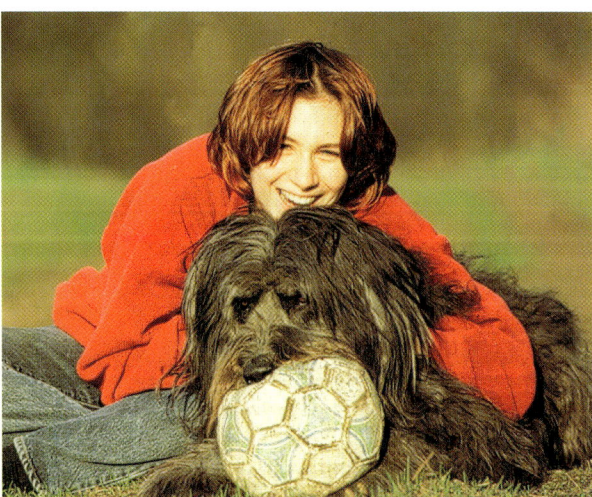

## Für manche Hundebesitzer ist der Hund Partnerersatz…

*„Seitdem ich allein wohne und mein Mann mich verlassen hat, ist der Hund praktisch fast zu meinem Lebensgefährten geworden. Ich verbringe praktisch den ganzen Tag mit ihm."*
(Frau P., 46, Besitzerin eines sechsjährigen Briardrüden)

*„Ja, na gut, ich lebe im Moment allein. Er ist im Prinzip für mich auch ein bißchen Partnerersatz. (…) Und so ein Hund, wie gesagt, mit einem Kaninchen habe ich mich allein gefühlt, aber den kann man halt überall mitnehmen, da hat man eigentlich gar kein Empfinden, daß man alleine ist."*
(Frau F., 32 J., Besitzerin eines 20 Monate alten Mischlingsrüden)

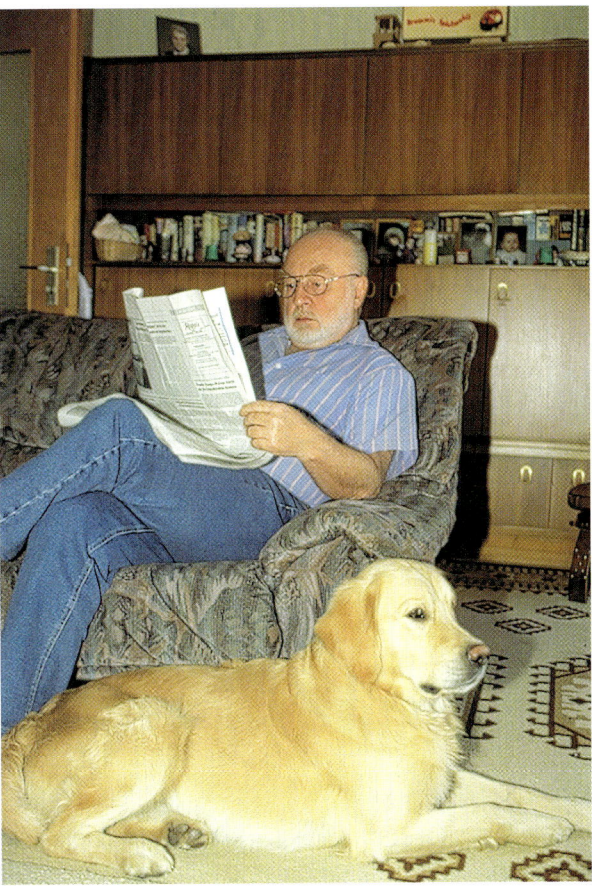

## …für andere kann der Hund auch Kindersatz sein:

*„Also die Ira ist für uns erstens ein Familienmitglied, eigentlich ein bißchen Alltagsausgleich für die Zurruhesetzung und eigentlich so ein bißchen Kindersatz."*
(Frau J., 56 J., Besitzerin einer einjährigen Großen Schweizer Sennhündin)

Hunde sind auch wunderbare Frustableiter – sei es, daß sie durch ihre Fröhlichkeit anstecken, daß sie von Ärger ablenken, oder daß sie einen Vorwand bieten, sich z.B. einer angespannten Familiensituation zu entziehen, weil der Hund einen Spaziergang machen muß. Kräftig marschierend, u. U. vor sich hin schimpfend, und/oder beim Toben mit dem Hund kann man draußen an der frischen Luft dann einiges an Ärger abbauen.

*„Wenn ich Frust habe, hole ich ihn mir und dann muß er das aushalten. Entweder wir gehen dann raus, wenn es geht, und da hilft er mir dadurch und ansonsten durch Streicheleinheiten, die ich ihm gebe. Ich meine, er ist nicht unbedingt ein Schoßhund, aber er läßt es sich schon eine Weile gefallen. Und auch das Spielen*

**Wenn die Kinder aus dem Haus sind, nimmt häufig ein Hund ihre Stelle ein.**

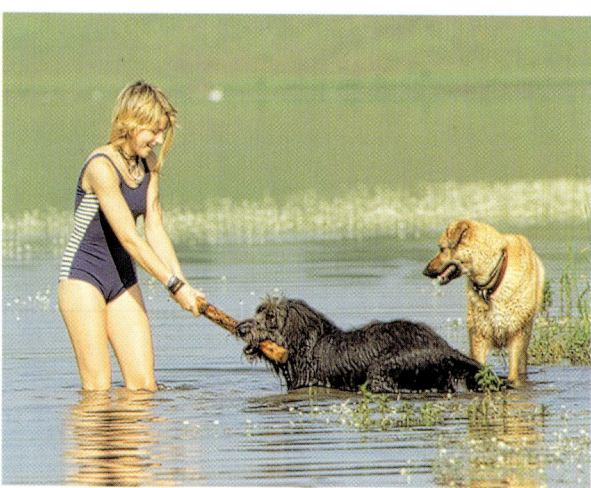

**Gemeinsames Schwimmen – eine herrliche Freude für Mensch und Hund.**

*morgens für mich im Beruf so von Bedeutung gewesen ist."*
(Frau I., 47 J., Besitzerin eines zweijährigen Huskyrüden)

Hunden kann man unbeschwert alles erzählen. Sie hören anscheinend geduldig zu und was das wichtigste ist: sie kritisieren nicht, geben keine Kommentare ab, lachen nicht aus. Manche mögen einwenden, dann könne man doch genauso gut gegen eine Wand reden – die kritisiert auch nicht. Aber mit einem Lebewesen zu reden, macht einen Unterschied, zumal Hunde durchaus reagieren. Sie vermitteln den Eindruck, zuzuhören, in dem sie die Ohren hochstellen, den Kopf schieflegen, die Pfote heben oder ernsthaft dreinschauen.

*„Wenn man irgendetwas hat, erzähle ich das dem Hund, wenn mich was stört, der erzählt das auch nicht weiter."*
(Frau R., 30 J., Besitzerin einer 15 Monate alten Labradorhündin)

*„Und ich merke ja bei mir selber auch manchmal, was wir so tun. Ich kriege keine Antwort, aber kann ihm ja alles erzählen. Manchmal ist es ja auch ganz positiv, wenn man keine Antwort kriegt."*
(Frau C., 35 J., Besitzerin eines zehn Monate alten Foxterrierrüden)

*und Rangeln ist für mich dann so ein Ausgleich, meistens, wenn ich so frustig bin oder wütend."*
(Frau C., 35 J., Besitzerin eines zehn Monate alten Foxterriers)

Einen Hund zu haben bedeutet, sich selbst zu festen Zeiten am Tag von allen anderen Verpflichtungen freizustellen – von beruflichen, aber auch von familiären. Die Beschäftigung mit dem Hund setzt Fixpunkte im hektischen Tagesablauf, die dazu zwingen, sich eine „Auszeit" zu nehmen.

*„Also früher, als ich den Hund noch nicht hatte – wenn ich dann zu Hause war, habe ich in der Zeit, in der ich eben jetzt unterwegs bin, immer irgendwie was gearbeitet. Sei es irgendwie, daß im Haushalt was geregelt wurde, oder daß ich eben für meinen Beruf noch dieses oder jenes und immer noch etwas mehr gemacht habe (…). Wenn ich unterwegs bin, gehe ich am liebsten, muß ich sagen, mit ihm allein spazieren. Dann kann ich wirklich meinen Gedanken den Lauf lassen und durchdenke praktisch alles, was*

## Der einfühlsame Hund

Immer wieder faszinierend ist die Fähigkeit der Hunde, Gefühlslagen ihrer Menschen zu spüren. Hunde scheinen einen besonderen Sensor für die Stimmungen zu haben. Auch die von mir befragten Hundehalter waren sich einig: Ihr Hund spürt, wenn sie traurig, ärgerlich, gestreßt, krank etc.

sind und verhält sich dann anders als zu normalen Zeiten: er muntert auf oder tröstet, er ist ruhiger und anständiger oder zieht sich zurück.

Menschen sind ihren Mitmenschen gegenüber oft erstaunlich abgestumpft. Entweder bekommen sie die Gefühlslage ihres Gegenübers gar nicht mit, oder wenn, sind sie unfähig oder unwillig, sich darauf einzustellen. Bei Hunden ist das ganz anders.

*„Ich denke, mein Hund hat viel mitgekriegt von meiner Traurigkeit nach der Trennung von meinem Mann. Er hat, denke ich, seinen Beschützertrieb ausgebaut in der Zeit, also er hat schon gemerkt, ich bin verletzlich und er hat besonders auf mich aufgepaßt, wenn es Nacht wurde vor allem, wenn wir noch nachts spazieren gegangen sind, da hat er, denke ich, schon gemerkt, jetzt muß ich besser auf Frauchen aufpassen. Er hat mitgekriegt, wenn ich traurig war und wenn ich fröhlich bin oder wenn ich mit ihm auf dem Hundeplatz Agility mache und fröhlich mit ihm herumspringe, da ist er dann auch wieder ein ganz anderer.“* (Frau P., 46 J., Besitzerin eines sechsjährigen Briardrüden)

Hunde spüren, wenn ihre Besitzer sich körperlich nicht wohlfühlen und vermitteln ihren Besitzern durch ihr Verhalten, daß sie sich um sie sorgen.

*„Wenn ich jetzt mal krank bin, da mal im Bett liege, dann ist der Hund, wenn das also eine ungewöhnliche Zeit ist, also nicht gerade Sonntag morgens, da ist das ja normal, dann ist der Hund irgendwie unruhig, Da kommt er und stupst und macht und tut und will wissen, was da los ist.“* (Frau O., 46 J., Besitzerin einer sechsjährigen Mischlingshündin)

*„Meine Mutter hat einen ganz schlimmen Kreislaufkollaps in der Nacht gekriegt und hat gerufen und gerufen. Mein Vater war noch am Fernsehgucken und keiner hat sie gehört. Und der Hund hat, wie gesagt, hinter der Tür gesessen und hat nur gewimmert und gepiept, weil bellen tut unser Hund ja leider nicht, daß er einen aufmerksam gemacht hätte. Und ist auch total aufgeregt gewesen und ist immer gekommen und hat die ganze Nacht vor der Schlafzimmertüre geschlafen.“* (Frau R., 30 J., Besitzerin einer fünfzehn Monate alten Labradorhündin)

Hunde merken, wenn ihr Besitzer traurig ist und trösten auf ihre Weise. In der Regel kommen sie dann heran, suchen Körperkontakt, lecken ihren Besitzer ab, tatschen ihn mit der Pfote.

**Mit Hund ist das lästige Üben leichter zu ertragen.**

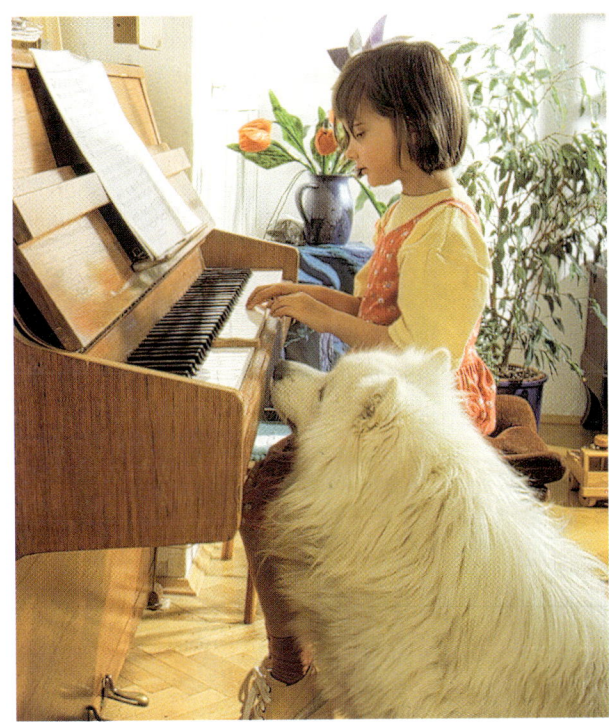

„Er hat bei mir gemerkt, daß sich bei mir gefühlsmäßig sehr viel tut und es war außergewöhnlich. Und das hat er gemerkt, obwohl er nicht direkt in meiner Nähe lag, er lag weiter weg. Und ich habe auch nicht gleich laut losgeweint, aber es müssen Gefühlswellen gewesen sein, die ihn erreicht haben, auf die er reagiert hat, zunächst mit Unsicherheit, dann mit Zärtlichkeit, mit starker Zuwendung, Das ist vielleicht eine Vermenschlichung, wenn ich sage, er wollte mich trösten, zumindest der Ausdruck. Aber ich hatte schon das Gefühl, daß er mir gegenüber eine Zuwendung zeigte, eine starke Zuwendung."
(Frau T., 39 J., Besitzerin eines zweieinhalbjährigen Briardrüden)

„Wenn ich traurig bin, dann hole ich mir den Hund rein und knuddele mit ihm, und dann irgendwann geht es mir besser, merke ich. Ich streichele ihn und der Hund leckt mir die Tränen ab oder leckt mir die Hände einfach so, und dann geht es mir schon eine ganze Weile besser. Manchmal, wenn man traurig ist oder deprimiert, dann kommt der Hund an und stupst an einem herum und fordert einen auf, irgendetwas mit ihm zu unternehmen, zu spielen oder irgendetwas zu machen und dann sagt man – ach was soll's – und dann spielt man mit dem Hund und man ist über die deprimierende Situation drüber hinweg."
(Frau A., 41 J., Besitzerin einer vierjährigen Briardhündin und eines 20 Monate alten Briardrüden)

**Wer kann bei dem Anblick deprimiert bleiben?**

Manche Hunde beginnen, Kapriolen zu drehen, so als wollten sie ihre Leute zum Lachen und damit von traurigen Gedanken abbringen.

Oder sie lassen sich von der menschlichen guten Laune anstecken und tollen ausgelassen herum.

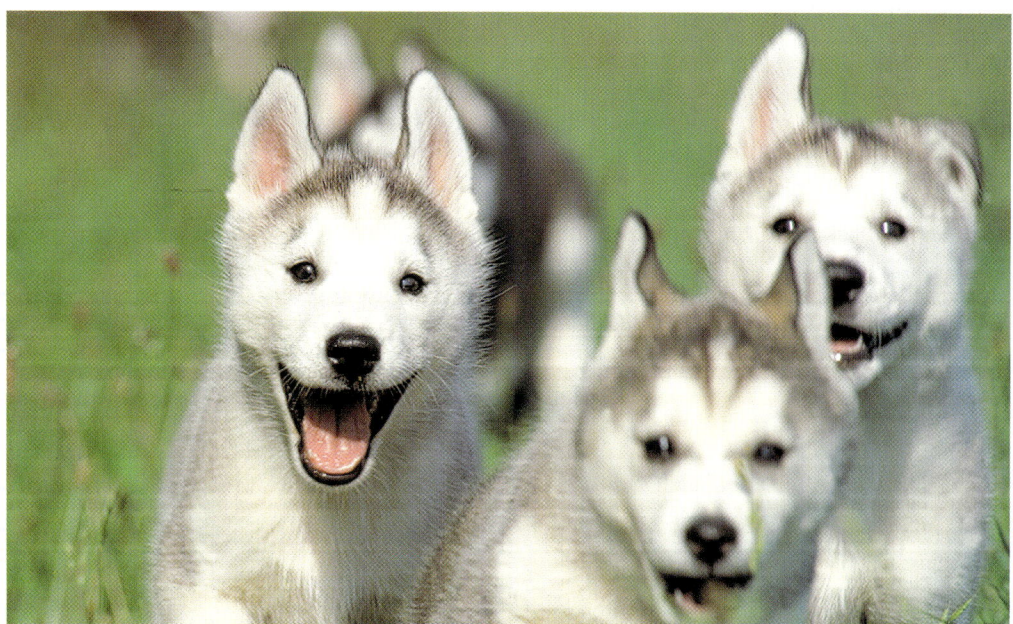

„Wenn ich manchmal Blödsinn mache, der Zorro merkt das ja auch, der powert ja auch wie ein kleiner Welpe, das ist ein Junghund. Dann geht zwar machmal ein Hemd flöten, so eine Weste oder ein Sweatshirt wie bei meinem Sohn jetzt, weil der den Bogen wohl auch überspannt hatte, aber wir sind nicht böse drum."
(Herr B., 44 J., Besitzer einer vierjährigen Briardhündin und eines 20 Monate alten Briardrüden)

Genauso wird auch von dem Effekt berichtet, daß Hunde spüren, wenn ihr Besitzer sich in ärgerlicher Stimmung befindet. Die einen Hunde halten dann Abstand, bis das Gewitter vorübergezogen ist, die anderen produzieren irgendwelche Clownerien, um den Menschen aus seiner negativen Stimmung herauszubekommen.

„Wenn ich mies drauf bin oder so manchmal, versucht er mich aufzuheitern und manchmal merkt er, oh, es ist sehr schlecht. Heute machen wir die Begrüßung mal kürzer, er hat einen Stinker. Er merkt das schon, ich glaube, daß sie das spüren, sehr stark, das glaube ich."
(Herr E., 46 J., Besitzer eines zweijährigen Briardrüden)

„Ich merke das auch ganz genau bei ihm, wie die Stimmung in der Praxis ist. Wenn irgendwie ein bißchen Krisenstimmung zwischen mir und meinem Chef ist, dann ist der Bobby ganz anders, fiepst mehr und ist unruhig, Und wenn zwischen uns Harmonie ist, zwischen meinem Chef und mir, da liegt er ruhig auf seinem Platz, man hört und sieht ihn kaum, er ist zufriedener."
(Frau F., 32 J., Besitzerin eines 20 Monate alten Mischlingsrüden)

# Haben Hunde Gefühle?

In meinen Gesprächen mit Hundebesitzern kam eines deutlich zum Ausdruck: Sie sind sich einig, daß Tiere selber Gefühle haben und daß sie sich in ihre Menschen in bestimmter Form hineinfühlen können.

„Selbstverständlich, ja ohne Frage. Früher habe ich auch gedacht, ja ein Hund, der muß in den Zwinger, ein Hund, der muß auf den Hundeplatz, der muß Schutzdienst machen, der muß hart angefaßt werden. Das war für mich total normal, daß Hunde im Zwinger sind. Aber jetzt, seitdem die Medien auch mehr darüber sprechen und schreiben, so wie ich jetzt mehr darüber lese, wo ich jetzt selber einen Hund habe, dann denke ich, die sind traurig, die lachen und weinen, sind ängstlich, sind aggressiv. Das kommt nicht von ungefähr, das sind nicht Angewohnheiten, das sind Gefühle. Die merken, wenn man traurig ist, die merken, wenn man nervös ist, die sehen, wenn man weint oder lacht, dann freuen die sich auch. Doch, ich finde, Hunde haben sehr starke Gefühle."
(Herr L,. 35 J., Besitzer einer zweijährigen Mischlingshündin)

Die Wissenschaft streitet dagegen noch immer, ob Tiere im allgemeinen überhaupt fähig sind, Gefühle eines anderen Wesens, noch dazu einer anderen Art zu erkennen. Lange Zeit galt in der Ethologie die unausgesprochene Regel: der beste Weg, den eigenen Karriereast abzusägen ist der, Tieren Gefühle – oder noch schlimmer: Bewußtsein zuzusprechen. Denn damit würde man eine Todsünde begehen – die Vermenschlichung der Tiere.

Ich habe die von mir befragten Hundehalter auch danach gefragt, was sie von dem Vorwurf hielten, Tieren Gefühle zuzusprechen bedeute eine Vermenschlichung. Alle lehnten diesen Vorwurf ab und wollten eine Unterscheidung klarstellen zwischen dem Zugeständnis einer eigenen Gefühlswelt der Tiere und übergestülpten menschlichen Gefühlsprojektionen.

*„Also eine Vermenschlichung des Hundes ist das erst mal nicht, wenn ich einem Hund Gefühle zuspreche (…). Ich muß gucken, ob es meine Gefühle sind oder ob es die des Hundes sind, daß das zwei ganz verschiedene Sachen sind, die ich dann beachten muß. Und wenn ich einem Tier erst mal Eigenschaften zuspreche, die ich ihm, na wie soll ich sagen, die ich entdecke an diesem Hund, dann ist das erst mal keine Vermenschlichung. Eine Vermenschlichung wäre es dann, wenn ich dem Hund bestimmte Verhaltensmuster oder Gefühle oder Beziehungsmuster abfordere, die eigentlich dem Menschen zu eigen sind und nicht dem Hund. Wenn mein Hund sein Hundefutter mit Messer und Gabel essen müßte oder ein Lätzchen umhat oder Hausschuhe anziehen müßte, und all diese Dinge, die wir Menschen manchmal machen, die schon blödsinnig genug sind, die aber wirklich nicht zu einem Hund gehören. Dann wäre das für mich Vermenschlichung, aber Gefühle gehören zum Hund so wie er ist dazu."*
(Herr U., 32 J., Besitzer eines anderthalbjährigen Mischlingsrüden)

Glücklicherweise kommt langsam Bewegung in die wissenschaftliche Debatte. Marian Stamp Dawkins hat mit der These aufgeräumt, Tiere hätten

kein Bewußtsein, man könne ihr Bewußtsein wissenschaftlich auch gar nicht nachweisen. Jeffrey M. Masson und Susan McCarthy haben eindrucksvolle Befunde zusammengetragen, die keinen Zweifel daran lassen, daß Tiere Gefühle empfinden. Es ist leicht nachvollziehbar, warum man sich so dagegen sperrt, Tieren Gefühle zuzusprechen, denn die Konsequenz einer solchen Erkenntnis ist schließlich: Tiere können leiden. Wenn sie aber leiden können, bedeutet das für uns, daß wir den Umgang mit Tieren radikal umstellen müßten, wenn wir uns ethisch korrekt verhalten wollen.

Es bleibt zu hoffen, daß folgende Aussage eines Biologiestudenten langsam zum Allgemeingut werden möge:

*„Daß (Hunde Gefühle haben) glaube ich nicht nur, das ist auch so. Du weißt, daß Hunde schlafen, daß Hunde träumen, das weiß jeder Hundehalter. Hunde erzeugen im Schlaf die gleichen Hirnwellen wie wir Menschen, Hunde haben die REM-Phase, das Rapid-Eye-Movement. Natürlich haben Hunde ein subjektives Erleben der Welt, natürlich, klar, das liegt außer Zweifel, das glaube ich nicht nur, das weiß ich auch, das ist beweisbar. Das ist bei vielen Tierarten so, daß zumindest aus biologischer Sicht die Trennung zwischen dem, was ist der Mensch und wo ist das Tier, gar nicht mehr aufrechtzuerhalten ist."*
(Herr G., 34 J., Besitzer einer 14 Monate alten Mischlingshündin)

Der entscheidende Punkt ist der, daß Hunde eigene Gefühle haben. Jeder Hundebesitzer bestätigt das sofort, wobei die Bandbreite der zugestandenen Gefühle variiert. Wenn

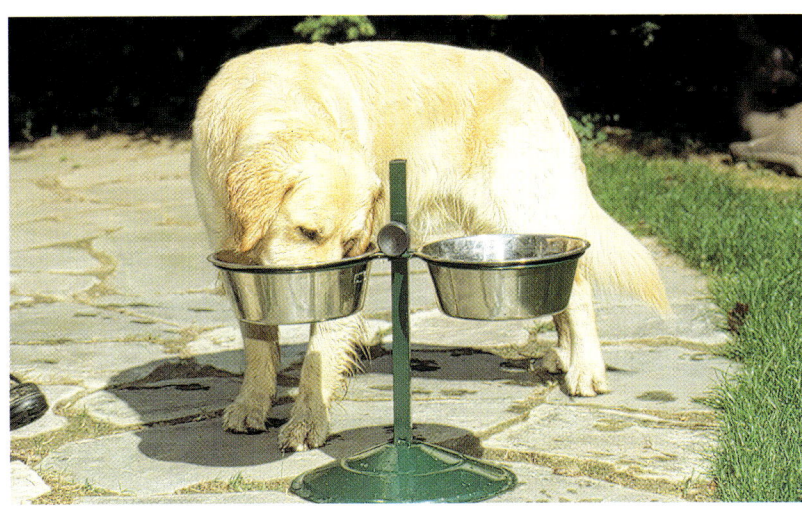

**Hunde wollen versorgt werden – egal ob man gerade Lust hat oder nicht.**

man jedoch seinem Hund Gefühle zugesteht, so neigt man eher dazu, in seinem Verhalten auch einen Ausdruck dafür zu sehen, daß er die eigenen Gefühle versteht, bei Traurigkeit Trost spenden oder aufmuntern will, daß er an Freude und guter Laune regen Anteil nimmt. Man lebt mit einem tierischen Gegenüber, das den Eindruck vermittelt, lebhaft an den eigenen Gefühlslagen Anteil zu nehmen.

Nicht zu unterschätzen ist auch, daß Hunde Spaß vermitteln. Sie sind in der Regel eher gut gelaunt und zeigen zudem Verhaltensweisen, die immer wieder zum Lachen herausfordern. Man kann einfach viel Spaß mit ihnen haben – und Lachen hält gesund. Auch die einfache Freude an ihrem Anblick sollte nicht vergessen werden.

*„Ich kann mich darüber freuen, wenn wir zusammen spazierengehen und er mit anderen Hündinnen spielt und wenn sie über die Felder laufen und die Sonne scheint, also das hebt schon das Gemüt."*

(Frau P., 46 J., Besitzerin eines sechsjährigen Briardrüden)

*„Ja, sie hat mir schon manchmal durch ihre Munterkeit, durch ihr lustiges Wesen, hat sie mir schon über manche auch trübe Stunde hinweggeholfen, ja das hat sie, doch das stimmt. Das muß ich also ehrlich zugeben."*
(Frau N., 61 J., Besitzerin einer anderthalbjährigen Parson Jack Russel Terrierhündin).

So wie Menschen im Spiel mit Kindern wieder eigene kindliche Anteile ausleben können, so kann man auch im Spiel mit dem Hund wieder Kind sein: einfach albern sein, auf der Erde robben, Blödsinn verzapfen. Spielen in der Erwachsenenwelt ist verpönt – es sei denn, es hat einen Wettkampfcharakter. Im Spiel mit dem Hund dagegen kann man einfach sinnlose, irrationale Dinge tun.

Hunde wirken antidepressiv: sie vermindern Einsamkeitsgefühle, spenden Trost, muntern auf. Doch da ist noch mehr: Hunde fordern eine Strukturierung des Tagesablaufes, sie sind Gewohnheitstiere, die ihren Rhythmus brauchen. Die Verantwortung gegenüber dem Hund fordert vom Menschen, sich nicht hängen zu lassen nach dem Motto: jetzt ziehe ich mir die Decke über den Kopf. Der Hund holt ihn da heraus. Er fordert sein Recht auf Spaziergänge, auf Futter, auf Zuwendung und zwingt seinen Menschen, aktiv zu werden.

**Zwang zur Erziehung bedeutet nicht steten Zwang in Erziehung.**

*„Also jeder, der einen Hund hat und für den die Verantwortung hat, kann sich da nicht so hängen lassen. Man denkt irgendwie, ach, ich bin depressiv, heute mache ich dies gar nicht usw. Dadurch, daß der Hund einen praktisch zwingt, bestimmte Alltagsdinge wenigstens zu ma-*

*chen, denke ich , kommt man auch schrittweise über bestimmten Kummer hinweg."* (Frau I., 47 J., Besitzerin eines zweijährigen Huskyrüden)

Das Leben mit einem Hund kann nicht nur bei Kindern die Persönlichkeitsentwicklung anstoßen, sondern gerade auch beim erwachsenen Menschen wichtige Impulse geben.

*„Er hat in meinem Leben viel ins Rollen gebracht, viel bewegt, er hat mir mein eigenes Unglücklichsein bewußter gemacht, als mir das vorher war. Und mit ihm habe ich viel in meinem Leben angefangen zu verändern."* (Frau T., 39 J., Besitzerin eines zweieinhalbjährigen Briardrüden)

## Hund und Selbstwertgefühl

Die Sorge für ein Lebewesen zu tragen hat noch eine weitere Auswirkung: sie kann das Selbstwertgefühl eines Menschen steigern. Der Mensch trägt erfolgreich die Verantwortung für sein Tier, sieht z. B. wie sich sein Welpe zu einem gesunden, fröhlichen Hund entwickelt. Wenn von der Steigerung des Selbstwertgefühls in Zusammenhang mit Hunden gesprochen wird, denkt jeder gleich an all die armen Kreaturen, die als Prestigeobjekte herhalten müssen Sie sollen durch ihr Aussehen dem Besitzer ein bestimmtes Image vermitteln oder sie dienen nur als Sportgeräte, deren fehlerfreier und schneller Lauf im Agilityparcours oder deren erreichte Punktzahl bei einer Schutzhundprüfung dem Ego des Besitzers schmeicheln. Ganz platt gesagt: Auch ein kleiner, dürrer Mann kann sich mit einer Dogge an der Leine stark fühlen,

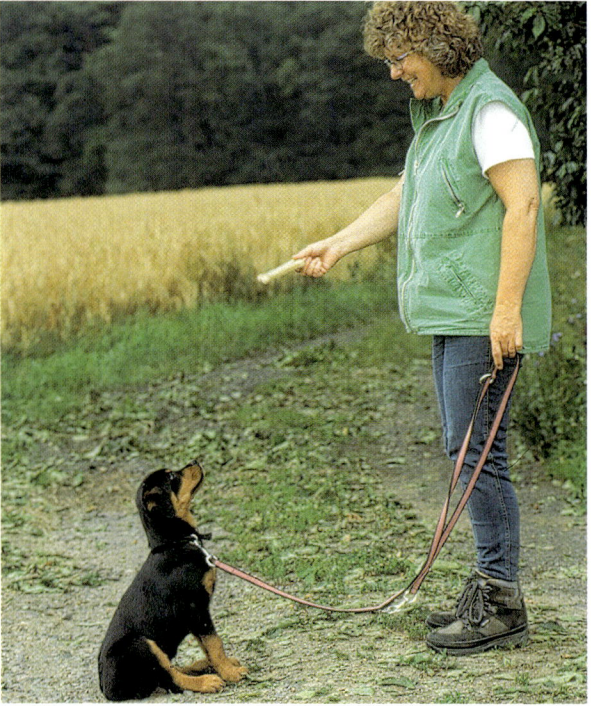

und wer sonst im Berufsleben schon nichts zu melden hat, kann wenigstens im Hundesport einmal auf dem Treppchen stehen. Doch mit dieser einseitigen Betrachtung wird die andere, positive Seite verkannt: Mit einem Hund in beiderseitiger Zufriedenheit zu leben, kann das Selbstwertgefühl enorm steigern. Warum soll ein Mensch nicht stolz sein, der ein verschüchtertes, verängstigtes Tier aus dem Tierheim zu sich heimholt und sich dieses Tier nach Wochen und Monaten zu einem selbstbewußten, angstfreien Hund entwickelt? Auch die erfolgreiche Erziehung eines Hundes sollte nicht, wie so häufig zu lesen ist, als Dressur mißverstanden werden, die der Eitelkeit des ‚Dompteurs' schmeichelt. Eine wirklich erfolgreiche Erziehung bedeutet nämlich nichts anderes, als daß ein Mensch den Weg gefunden hat, seinen Hund zu verstehen und sich selbst diesem verständlich zu machen. Sie bedeutet, den Hund motivieren zu können, neue Dinge zu erlernen, ihm Spaß daran zu vermitteln und ihm so immer wieder Möglichkeiten zu geben, sich toll zu fühlen, weil er Aufgaben bewältigt hat und dafür von seinem Menschen viel Lob und Bestätigung erfährt. Das kann ein schwerer Weg werden, besonders für Besitzer bestimmter Rassen oder von Hunden mit einer negativen Lebensgeschichte. Wer solche Hunde dazu bringt, auf Zuruf nicht nur überhaupt, sondern auch freudig wedelnd angerannt zu kommen anstatt unter der Grasnarbe zu schleichen, der kann stolz auf sich sein.

Das Leben mit einem Hund kann auch dazu führen, daß neue Kompetenzen erlernt werden, die sich dann wieder in einer Steigerung des Selbstwertgefühls ausdrücken. Das können rein praktische Kompetenzen, z. B. in der Ersten Hilfe sein, aber auch das Erlernen von Strategien zum Umgang mit seinen Mitbürgern: Ein Mensch der sonst alles hinunterschluckt, weil er denkt, daß er es nicht wert ist und kein Recht hat, an einem anderen Kritik zu üben, kann in einer Situation, in der das Verhalten einer anderen Person eine Gefährdung des eigenen Hundes bedeutet, über sich selbst hinauswachsen. Er wird seine Meinung sagen und dabei entdecken, daß man sich wehren kann.

Das Leben mit dem Hund kann eine positive Persönlichkeitsentwicklung anstoßen.

*„Und ich hatte vorher schon mal zwei Hunde, da war ich aber wesentlich jünger, da habe ich nicht so über mein Leben nachgedacht. Auch noch nicht über die Ängste, die ich so habe und die entstehen können. Und ich habe also lange darüber nachgedacht, ob ich bereit bin, wirklich soviel Verantwortung zu übernehmen und ja, meinen Arbeitsalltag und meine Freizeit so einzuteilen, ja an die Gefahren, die dabei entstehen. Und ich habe sehr viel Angst gehabt, ob ich das alles schaffen kann. Und ich muß sagen, es ist ganz gut, wenn man doch sich was zutraut und wenn man immer wieder neu erlebt, daß man es doch aushalten kann und daß vieles gar nicht so schlimm eintrifft, wie man es sich vorstellt. Also, die Vorstellung an sich ist für mich ganz schlimm und die Tara hilft mir dabei, mich zu überwinden und nicht darüber nachzudenken. Also sie beeinflußt mich sehr und ich habe auch gar nicht so viel Antriebsschwäche durch sie, denn ich muß einfach was machen mit ihr, doch enorm."*
(Frau M., 36 J.,  Besitzerin einer zweijährigen Mischlingshündin)

## Psychologische Wirkungen von Hunden

- **sind:**
  - verläßliche, treue Partner
  - geduldige, nicht wertende Zuhörer
- **vermitteln:**
  - Gefühl, voll akzeptiert zu werden
  - Gefühl von Geborgenheit
  - Freude
- **fördern:**
  - das Selbstwertgefühl
  - die Persönlichkeitsentwicklung
  - eine Strukturierung des Tages-
    ablaufes
- **ermöglichen:**
  - Körperkontakt, Zärtlichkeit
  - Sorge für ein anderes Wesen
- **vermindern Einsamkeitsgefühle**

- **geben das Gefühl, geliebt zu werden**
- **spüren Stimmungen ihrer Menschen und vermitteln das Gefühl, diese zu verstehen**
- **helfen Streß abzubauen**
- **fordern zu Spiel und gemeinsamen Aktionen auf**
- **stecken mit ihrer guten Laune an**
- **heitern auf und lenken ab**
- **spenden Trost**
- **bedeuten Sicherheit:**
  - bieten praktischen Schutz
  - und unbedrohliche Interaktionen

Das Selbstwertgefühl wird natürlich auch allein schon dadurch gesteigert, daß man sich als Person so, wie man ist, mit allen Unzulänglichkeiten von wenigstens diesem einen Wesen angenommen fühlt und von dem Hund gebraucht wird. Ein Hund nörgelt nicht am Besitzer herum, meckert nicht, weil der schlecht angezogen ist und reagiert nicht mit Zuwendungsentzug, wenn sein Mensch einen Fehler gemacht hat. Böse formuliert: Man muß schon ein ziemlich mieser Mensch sein, damit der Hund sich zurückzieht und nicht mehr an seinem Menschen hängt.

Hunde vermitteln Sicherheit – vor allem im jedermann schnell einsichtigen Maß, weil sie ihre Menschen aktiv verteidigen und/oder potentielle Bedroher abschrecken.

*„(Er ist) Bewacher, Aufpasser – daß ich mich sicher im Haus fühle, daß ich auch einmal am Abend sicher spazierengehen kann und habe meinen Hund dabei und brauche keine Angst zu haben. Ich kann den Hund zuhause lassen, meine Kinder fühlen sich bewacht oder geborgen, ich kann einmal alleine weggehen, daß ist eine Sicherheit für mich."*
(Frau A., 41 J., Besitzerin einer vierjährigen Briardhündin und eines 20 Monate alten Briardrüden)

Sie vermitteln Sicherheit, weil man nicht fürchten muß, daß sie sich plötzlich abwenden. Sie vermitteln Sicherheit, weil man ihr Verhalten relativ genau vorhersagen kann und sich nicht plötzlich mit Verhaltensweisen konfrontiert sieht, auf die man keine Antwort weiß. Schließlich bedeutet es auch Sicherheit, daß die Kommunikation mit ihnen unbedrohlich ist: man hat keine Kritik zu befürchten und Hunde sind in ihren Botschaften eindeutig.

Man muß nicht um einen versteckten bösen Sinn der Worte bangen.

## Der Hund als Kontaktstifter

Neben den physiologischen und den psychologischen Wirkungen von Hunden sind noch soziale Wirkungen zu nennen, die oftmals nicht so bewußt sind. Zu diesen sozialen Wirkungen gehört natürlich die bereits erwähnte Verminderung von Isolation und Einsamkeit durch die Anwesenheit eines Tieres. Aber das Leben mit Hunden hat noch einen immens wichtigen anderen Vorteil: Hunde sind soziale Kontaktbrücken, Katalysatoren für soziale Kontakte. Über den Hund ergeben sich Anknüpfungspunkte für Gespräche, insbesondere unter Hundehaltern, aber auch zwischen einem Hundehalter, der mit seinem Hund spazierengeht und anderen Spazier-

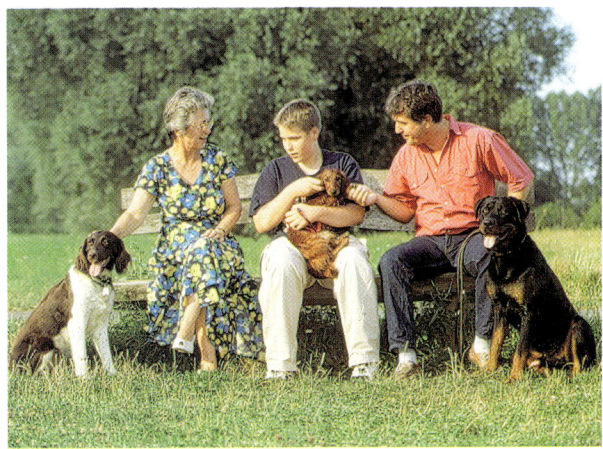

gängern. Peter Messent ließ im Londoner Hydepark Testpersonen spazierengehen: mal mit Hund, mal ohne Hund und mal mit Kinderwagen – die Resultate waren eindeutig: Die Spaziergänger mit Hund wurden am häufigsten angesprochen, gefolgt von jenen, die einen Kinderwagen schoben. Blinde Menschen berichten, daß

**Über den Hund kommt man leichter ins Gespräch.**

**Gemeinsame Spaziergänge machen Hunden und Menschen Spaß.**

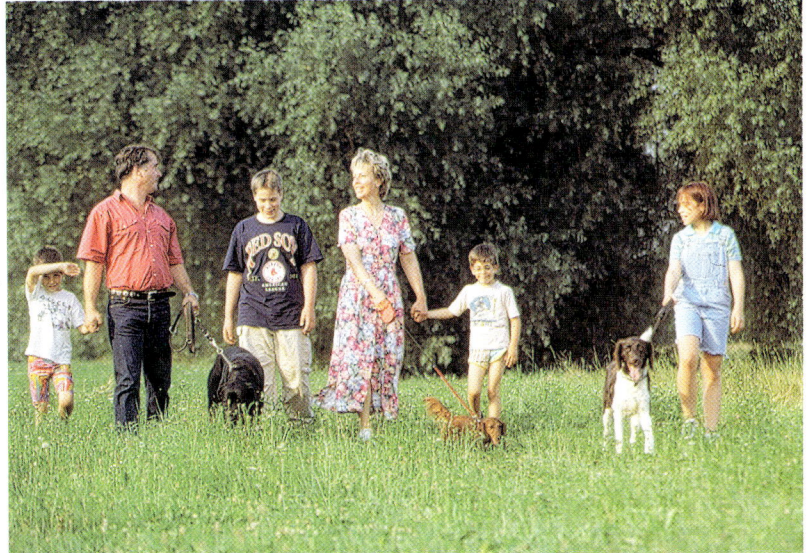

andere Menschen sie viel häufiger ansprechen, wenn sie einen Hund dabei haben. Das scheint zum einen darauf zu beruhen, daß andere Personen sich dafür interessieren, wie ein Hund es schafft, seinen blinden Menschen zu führen. Zum anderen aber ermöglicht der Hund eine unbedrohliche Kontaktaufnahme: man kann über den Hund reden und so ins Gespräch kommen. Hundehalter und Spaziergänger, die mit offenen Augen durch die Welt gehen, kennen das: man trifft immer die gleichen anderen Hundehalter und wenn sich die Hunde mögen, dreht man irgendwann gemeinsam seine Runden.

*„Na ja, man spielt, man lernt halt durch den Hund sehr, sehr schnell andere Leute kennen bzw. auch andere Hunde. Das finde ich schon sehr interessant."* (Frau V., 28 J., Besitzerin einer einjährigen West Highland Terrierhündin)

Manchmal entwickeln sich aus diesen Kontakten echte Freundschaften, häufig bleibt es bei eher losen Kontakten, bei denen auch hauptsächlich über den Hund geschwatzt wird. Doch der Wert dieser losen Beziehungen liegt darin, daß Menschen wenigstens auf ihren Spaziergängen mit dem Hund Menschen treffen, mit denen man einfach ein wenig reden kann. Es müssen nicht immer schwere persönliche Probleme gewälzt werden. Einfach begrüßt zu werden, wenn man auftaucht, in das Gespräch der bereits vorhandenen Gruppe einbezogen zu werden, tut Menschen gut – vor allem solchen Menschen, die in ihrem normalen Alltag wenig Gesprächsmöglichkeiten mit anderen Menschen haben.

Hundehalter kennen viel eher ihre Nachbarn als Nichthundehalter und leben so nicht in der heute üblichen Anonymität.

*„Man lernt dadurch auch andere Leute kennen. Und wie gesagt, das habe ich hier erlebt, wie ich mit der Bonnie nach Steinhagen gekommen bin und habe hier außer meinen näheren Verwandten niemanden gekannt. Und gleich hier in der Nebenstraße, da ist auch eine Familie, die haben auch einen Hund. Und dann haben sie mich, wie ich da mal durchgelaufen bin mit der Bonnie, haben sie mich gefragt: Wie schön, sind Sie hier neu zugezogen? Und das ist ja auch so ein Kleiner und so, die haben so einen Glatthaardackel. Und die zwei, die Bonnie und das Carlchen, die verstehen sich also toll. Und zu den Leuten habe ich auch einen netten Kontakt durch die Bonnie."* (Frau N., 61 J., Besitzerin einer anderthalbjährigen Parson Jack Russel Terrierhündin)

Therapeuten haben sich besonders diesen Effekt von Hunden als soziale Katalysatoren zunutze gemacht. Über das Thema Hund, über gemeinsames Streicheln und Spielen mit dem Hund kann ein Zugang zu den Patienten erreicht werden – Levinson war der erste, der das so erkannt hatte.

Hundebesitzer sind in der Regel kommunikativer als Nichthundebesitzer, sie scheinen mehr Fähigkeiten zur sozialen Interaktion entwickelt zu haben. Das vielfach angeprangerte Bild des Hundebesitzers, der sich nur um seinen Hund kümmert, sich von anderen Menschen abkapselt, ja der sogar ein Kinderhasser ist, trifft nicht die Sachlage. Natürlich gibt es verbitterte Menschen, die sich aus Enttäuschung

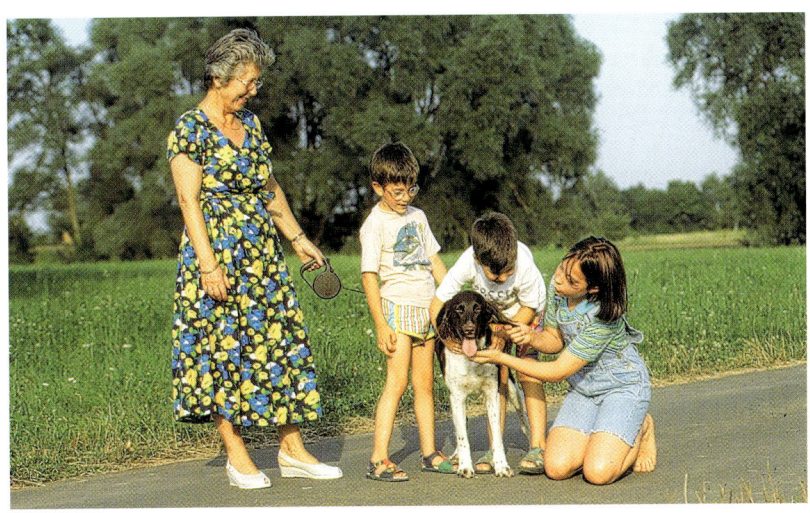

**Der Hund als
Kontaktbrücke
zwischen Jung
und Alt.**

völlig von anderen Menschen zurück-
ziehen und sich nur noch um ihren
Hund kümmern, die also – um mit
Konrad Lorenz zu sprechen – „soziale
Sodomie" betreiben. In der Regel aber
sind Hundebesitzer sozial aufge-
schlossener. Man kann darüber spekulieren, ob das Leben mit einem
Hund sozial kommunikative Wirkungen hat, weil man mehr über nonverbale Kommunikation erlernt. Man
lernt, die Signale über Gestik und
Mimik des anderen Wesens Hund
besser zu entschlüsseln. Vielleicht ist
diese größere Sensibilität hilfreich für
Hundehalter, sich auf ihre Mitmenschen einzustellen. Die Forschung zur
Bedeutung von Hunden für Kinder, zu
der ich gleich kommen werde, legt
diesen Gedanken nahe.

## Hund und Prestige

Was vielfach nicht bekannt ist, ist die
Tatsache, daß Menschen mit Tieren/
Hunden positivere Eigenschaften zugeschrieben werden – und sie so eher
die Chance haben, angesprochen zu
werden, weil sie als sympathische Person wahrgenommen werden. In den
USA sind Tests beliebt, bei denen den
Versuchspersonen Bilder von anderen
Menschen vorgelegt werden, die bewußt viele Interpretationsmöglichkei-
ten offenlassen. Die Versuchspersonen
werden dann gebeten, einzuschätzen,
wie sich die Person fühlen mag, welche
Eigenschaften sie dieser Person zu-
schreiben würden. Ein und dieselbe
Person wird mal mit, mal ohne Tier
abgebildet. Dabei zeigt sich, daß die
Person mit Tier wesentlich positiver
beurteilt wird als die gleiche Person
ohne Tier. Menschen mit Tieren werden eher als freundlich und sympa-
thisch eingeschätzt. Nicht von ungefähr sind auf vielen Werbefotos oder
in Werbespots Hunde zu sehen: Ob
für eine Bausparkasse, eine Biermarke,
die Gelben Seiten oder bestimmte Lu-
xuskleidung geworben wird: ein Hund
ist dabei.

Nun muß man die genannten La-
borexperimente sicherlich relativieren.

Wer in Deutschland mit einem Pitbullterrier daher marschiert, dem werden in der Regel keine positiven Gefühle zufliegen. Und in einem Klima generell zunehmender Hundefeindlichkeit fühlen sich die meisten Hundehalter wohl eher kritisch beäugt, denn als Menschen betrachtet, die sich durch Verantwortungsgefühl und Warmherzigkeit und Offenheit gegenüber anderen auszeichnen.

Ähnlich ambivalent scheint mir auch noch eine weitere Wirkung von Hunden zu sein, die in der wissenschaftlichen Literatur häufig genannt wird: Der Hund als Streitschlichter in der Familie und Versöhnungsstifter zwischen zerstrittenen Partnern. Es ist sicherlich richtig, daß Hunde durch ihr unbeschwertes, lustiges Wesen die Funkstille, die im Streit zwischen Menschen häufig herrscht, zu durchbrechen helfen. Bei lautstarken oder gar körperlichen Auseinandersetzungen gehen sie beunruhigt dazwischen und lenken allein dadurch ab. Schließlich erfordert die Verständigung darüber, ob der Hund schon draußen war oder sein Futter bekommen hat, ein Minimum an Kommunikation. Hunde spüren angespannte Stimmungen sehr

gut und versuchen sich dann häufig in Clownerien, tragen Spielzeug von einem Kontrahenten zum anderen etc. Zur Schlichtung trägt ferner bei, daß die einzelnen Beteiligten sich durch ihren Umgang mit dem Hund wieder beruhigen, was dann den Weg für eine vernünftige Auseinandersetzung und Beilegung des Streits freimachen kann.

Dennoch gibt es auch die umgekehrte Wirkung: Hunde führen zu Streit, z. B. darüber, wer jetzt dran ist, um mit dem Hund ins kalte Regenwetter hinauszugehen, wer sich die nächste Stunde Zeit nimmt, den Hund zu bürsten, wer die Hundehaare aus der Dusche entfernt. Eltern zürnen ihren Kindern, weil die ihre Pflichten gegenüber dem Hund notorisch vernachlässigen. Es kann aber auch noch weiter gehen: Ein Partner fühlt sich dem Hund gegenüber emotional benachteiligt:

*„Also ich habe irgendwo mal gelesen, daß angeblich ein Hund auch Harmonie in die Partnerschaft bringen soll, das ist bei uns nicht so (…). Weil der Kalle tierisch eifersüchtig ist und ich dann häufig auch merke, daß ich Priorität beim Hund setze und nicht bei meinem Freund."*

## Soziale Wirkungen von Hunden

- sind selbst Partner, Freund, Kumpel
- helfen aus der Anonymität heraus
- wirken als Kontaktstifter
- fördern Erlernen sozialen Verhaltens und nonverbaler Kommunikation
- wirken in Partnerschaft und Familie als Streitschlichter
- bieten Partnern/Familien Anreize zu gemeinsamer Beschäftigung und fördern dadurch Zusammengehörigkeitsgefühl
- lassen ihre Besitzer in einem positiveren Licht erscheinen

(Frau X., 32 J., Besitzerin eines zweijährigen Mischlingsrüden)

Zusammengefaßt bestehen die sozialen Wirkungen von Hunden darin, daß der Hund selbst ein Sozialpartner ist, daß über den Hund leichter Kontakte geknüpft werden und eventuell auch darüber, daß der Umgang mit dem Hund für den Umgang mit den Mitmenschen schult, da Hundehalter auch nonverbale Signale ihres Gegenübers besser entschlüsseln können.

Bezieht man nun noch die Forschungsergebnisse im Hinblick auf die Wirkung von Hunden auf Kinder hinzu, so könnte man sogar die provokante These formulieren, daß das Sozialverhalten von Hundehaltern insgesamt besser ist als jenes von Nichthunde- bzw. Nichttierbesitzern, was dann auch den Schluß nahe legen würde, daß Hundehalter besser integriert sind. Aus meiner eigenen Kenntnis unzähliger Hundehalter finde ich diese These mehr als gewagt, dennoch lohnt es sich, einen Blick auf die Forschungsergebnisse zum Thema Kind-Tier, bzw. Hund zu werfen:

# Hunde – die heimlichen Miterzieher der Kinder?

Nicht nur der Pionier der tiergestützten Therapie, Boris Levinson, hat die förderlichen Wirkungen von Hunden an Kindern entdeckt und weiter mit Kindern gearbeitet. Die gesamte Forschung zur Bedeutung von Tieren für Menschen und ein großer Teil der Projekte, in denen Tiere in der Therapie eingesetzt werden, richten sich auf alte Menschen und Kinder.

Doch daß Kinder in ihrer Entwicklung vom Umgang mit Tieren lernen können, ist keine Erfindung der Neuzeit, sondern zieht sich durch das Werk vieler bedeutender Pädagogen. Seit Jahrzehnten werden auch immer wieder Neuerscheinungen zum Thema Kind und Tier auf den Markt der Elternratgeber gebracht. Tiere sind gut für Kinder – das ist schon fast als Lehrsatz ins allgemeine Gedankengut eingegangen. Doch was früher eher vermutet oder aus eigenen Erfahrungen und Beobachtungen abgeleitet wurde, kann heute als ausreichend wissenschaftlich fundiert angesehen werden. Tiere können sehr weitgehende Wirkungen auf Kinder haben, Hunden kann dabei das größte Potential zugeschrieben werden, weil sie von allen Haustieren nicht nur die größten Anforderungen an Haltung, Beschäftigung, Pflege und Erziehung stellen, sondern auch, weil sie sich wie kein anderes Tier an ein Kind an-

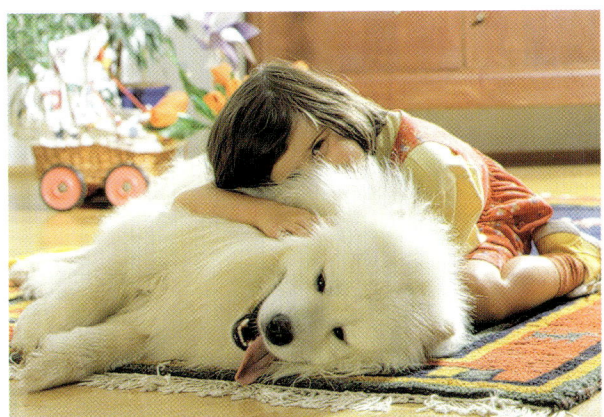

**Zwei, die sich mögen.**

**Vom Hund begleitet findet man schneller Spielkameraden.**

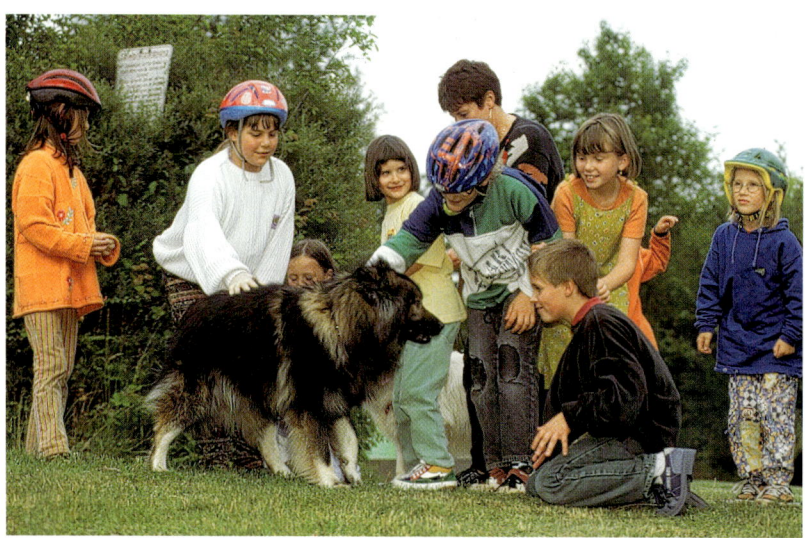

schließen und mit diesem kommunizieren können.

Sämtliche der oben beschriebenen Wirkungen gelten natürlich auch für Kinder. Auch Kinder reagieren auf Streß mit körperlichen Symptomen – der Hund kann da über seine streßabbauende Wirkung helfen. Interessanterweise spielt dieser Aspekt in der Forschung aber kaum eine Rolle – sieht man einmal von den Experimenten ab, in denen z. B. Kinder ihrem Lehrer einmal in Anwesenheit eines Hundes und einmal ohne Hund laut vorlesen müssen und man dann feststellt, daß in der Kind-Hundgruppe der Puls vor Aufregung längst nicht so rast.

Im Vordergrund der Diskussion stehen eher Wirkungen, die man grob unter „erzieherischen" Wirkungen summieren kann: Das Sozialverhalten der Kinder wird verbessert. Das Leben mit einem Hund lehrt die Rücksichtnahme auf ein anderes Wesen, Respekt vor dessen Würde. Insbesondere der Aspekt des Erlernens von Empa-

thie, also der Fähigkeit, sich in eine andere Person hineinzudenken und mitzufühlen, wird besonders herausgestellt, weil dies letztlich ein wesentlicher Grundstein für ethisches Handeln gegenüber anderen Lebewesen ist. Die Sorge für den Hund mit all den kleinen und größeren Aufgaben, die diese verlangt, fördert Verantwortungsgefühl und Pflichtbewußtsein. Die erfolgreiche Erledigung der Pflichten stärkt das Erleben eigener Kompetenz, was sich wiederum positiv auf das Selbstwertgefühl auswirkt.

Dieser Aspekt wurde auch von einigen der von mir befragten Hundehalter angeschnitten:

*„Das ist zum einen auch eine gefühlsmäßige Ebene, daß die Kinder die Liebe des Hundes spüren und auch ihre Liebe dem Hund geben können, was sich darin äußert, wenn sie morgens aufstehen und den Hund knuddeln gehen, zum Teil auch ein Verantwortungsgefühl, daß Dinge, die den Hund betreffen, ob das Futter ist oder*

*ob das auch das Absuchen nach Zecken oder irgendwelche Auffälligkeiten, wie Mama guck mal, der hat da ein Knübbelchen, guck mal, was ist das, was kann das sein? Sorge um den Hund, Verständnis von Hundeverhalten bei anderen Hunden durch den eigenen Hund, der Respekt vor Tieren im allgemeinen ist gestiegen oder das Verständnis für Tierverhalten hat sich verändert mit dem Hund."*
(Frau T., 39 J., Besitzerin eines zweieinhalbjährigen Briardrüden)

Ein Hund ist vollständig abhängig vom Menschen, nicht nur, was sein Fressen betrifft, sondern z.T. selbst in solchen Dingen wie seiner eigenen Körperpflege. Ein Hund hat seinen festen Rhythmus, den das Kind in seinen Tagesrahmen einplanen muß, es kann nicht einfach vor dem Fernseher sitzen bleiben, wenn der Hund schon seit einer Stunde signalisiert, daß er ein dringendes Bedürfnis hat, vor die Tür zu kommen. In der Sorge um den Hund lernt ein Kind, eigene Bedürfnisse auch einmal zurückzustellen und Dinge tun zu müssen, zu denen man momentan keine Lust hat – eine gute Übung für die Schulzeit und letztlich für das gesamte Erwachsenenleben. Kinder lernen im Umgang mit dem Hund, Grenzen zu akzeptieren.

*„(Er ist ein) Spielkamerad auch für die Kinder, und er erzieht meine Kinder ein wenig (…). Mein Sohn geht mit dem Hund spazieren. Er sorgt für den Hund, er gibt ihm Futter, er gibt ihm Wasser, er spielt mit ihm draußen, er weiß ihn zu nehmen und Jessica spielt mit ihm zu Hause, kann sich austoben, sie und der Hund, beide, sie lernen voneinander, sie weiß genau, wann mit der Toberei Schluß ist, wann der Hund ein bißchen anders*

*reagiert, sie weiß, wie weit sie zu gehen hat, der Hund auch."*
(Frau A., 41 J., Besitzerin einer vierjährigen Briardhündin und eines 20 Monate alten Briardrüden)

## Kinder und Aggression

Kinder lernen ferner, daß sie mit aggressivem Verhalten bei ihrem Hund wenig erreichen – weder das Erlernen von Kunststücken, noch können sie sich dadurch einen festen Kumpel sichern. Ob dies oder vielleicht eine größere Ausgeglichenheit der Grund dafür ist, daß Kinder, die zuhause Tiere haben, weniger aggressiv sind, ist bislang nicht geklärt. In einer Untersuchung von Reinhold Bergler wurden Kinder von ihren Erziehern bzw. Lehrern als weniger aggressiv gegenüber ihren Mitschülern und als besser in die Gemeinschaft integriert beschrieben. Doch ist wenig darüber bekannt, was tatsächlich die Ursachen für diese Unterschiede sind. Man könnte z.B. spekulieren, daß Eltern, die mit Tieren leben, sich ihren Kindern gegenüber weniger aggressiv verhalten, die Kinder somit zumindest

**Mit der Fütterung des Hundes können Kinder eine verantwortungsvolle Aufgabe übernehmen.**

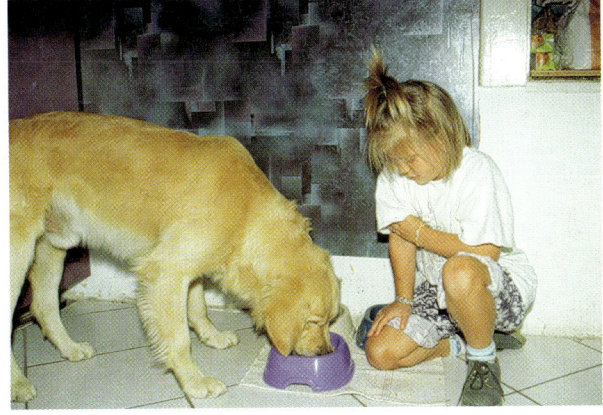

## Welche Hunde eignen sich am besten für Kinder?

- Hunde mit gering ausgeprägtem Dominanzverhalten
- Hunde mit gering ausgeprägtem Schutztrieb
- Hunde mit einer gering ausgeprägten Aggressionsbereitschaft
- Hunde mit einer hohen Reizschwelle
- Leichtführige Hunde, die gern mit dem Menschen zusammenarbeiten
- Temperamentvolle, spielfreudige Hunde

im Elternhaus kein Modell haben, an dem sie Aggression lernen können. Verwiesen sei an dieser Stelle auf Befunde, wonach Kinder, die im Elternhaus mißhandelt und mißbraucht worden sind, eher zu Tierquälern werden als Kinder, die keine solchen traumatischen Erfahrungen gemacht haben. Festzuhalten ist ferner, daß sich in der Biographie jugendlicher wie erwachsener Gewaltverbrecher häufig Tierquälerei finden läßt.

Es spricht eine Menge dafür, daß die Beziehung eines Kindes zu Tieren als Indikator dafür zu werten ist, wie es sich Menschen gegenüber verhält, bzw. zukünftig verhalten wird. Kinder, die sich in ihrem Umgang mit ihrem

**Kinder können lernen, daß man mit Aggressionen bei Hunden gar nichts erreicht.**

Hund durch liebevolle Fürsorge und Respekt vor ihrem Mitlebewesen auszeichnen, sind in der Regel Kinder, die ein ähnliches Verhalten auch ihren Spielkameraden gegenüber an den Tag legen.

## Soziales Verhalten lernen

Hunde spielen also eine große Rolle für die Erlernung sozialen Verhaltens. Indem Kinder ein besseres Sozialverhalten erlernen, haben sie auch größere Chancen, nicht isoliert zu werden, weil sie als Spielkamerad und Freund gefragter sind. Auch durch ihre bessere Kommunikationsfähigkeit steigen ihre Chancen, Freunde zu finden und zu behalten. Kinder mit Hunden sind meist anderen Menschen gegenüber offener und kontaktbereiter.

Von einem Hund begleitet zu werden, kann ein Kind äußerst attraktiv machen. Man muß nur einmal Kinder beobachten, die morgens von ihren Eltern und ihrem Hund zum Kindergarten oder zur Schule gebracht werden: Sie sind sichtlich stolz auf ihren Hund und gewähren den anderen Kindern gnädig, den Hund auch ein-

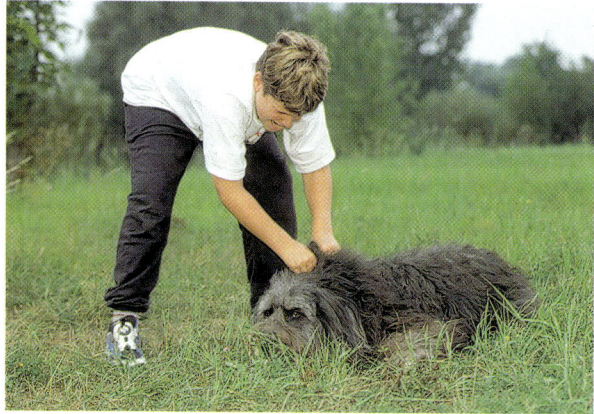

mal streicheln zu dürfen. Ein Kind mit Hund steht schnell im Mittelpunkt des Interesses, was besonders für solche Kinder wichtig sein kann, die ansonsten nichts „Attraktives" zu bieten haben und als graue Mäuse in der Menge unbeachtet verschwinden. Schließlich erhöht die bloße Tatsache, daß ein Kind mit seinem Hund spazierengeht und dadurch nach draußen kommt, die Chance, Kontakte zu knüpfen. Daheim ist das schwierig – es sei denn, das Kind surft bereits im Internet. Schließlich sei noch darauf verwiesen, daß Eltern und Kinder über die gemeinsame Beschäftigung und Freizeitgestaltung mit dem Hund mehr miteinander unternehmen.

Hunde sind nicht nur auf dem Gebiet des Sozialverhaltens „Entwicklungshelfer". Sie wirken sich auch positiv auf die kognitive Entwicklung von Kindern aus. Kinder werden darin geschult, ihren Hund sehr genau zu beobachten, auf die differenzierte Körpersprache des Hundes achtzugeben. Tun sie dies nicht, gibt es Probleme mit der Kommunikation, die bis zu schmerzhaften Kneif- und Bißerfahrungen reichen können. Kinder lernen so, auch auf nonverbale Signale zu achten und diese zu entschlüsseln, was sich wiederum positiv auf ihr soziales Verhalten auswirkt.

## Lernen durch Spielen

Hunde regen zum Spielen an – und Spielen heißt lernen. Wie Hundebabies, so lernen auch Kinder die Welt im Spiel kennen und meistern. Spielen heißt auch, die Phantasie anzuregen. Auf gemeinsamen Streifzügen von Kind und Hund kann das Kind sich die wildesten Situationen aus-

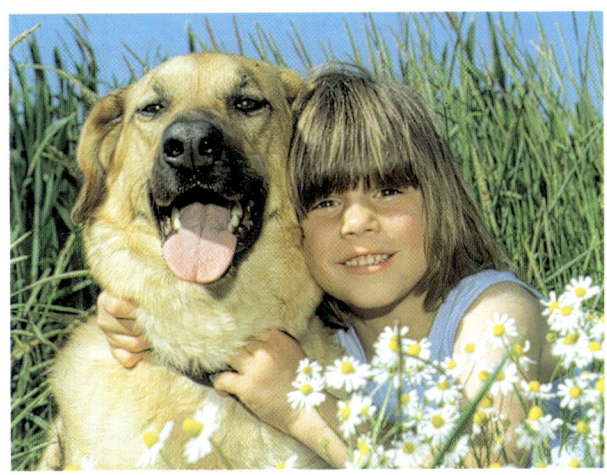

denken, die es mit seinem Hund in seiner Phantasie meistert. Am Hund kann das Kind Dinge der Natur lernen, z.B. in bezug auf Sexualität. Warum kleckst die Hündin zweimal jährlich ins Haus, warum wird der Rüde sporadisch so sehr aufgeregt, jault, verweigert Futter und möchte ausbrechen? Kinder, die mit Tieren leben, haben dadurch eine realistischere Auffassung von der Tierwelt. Die Gefahr, daß sie tatsächlich glauben, alle Kühe seien lila, ist bei ihnen geringer – auch wenn sie keine Kuh im Garten, sondern nur einen Hund im Haus haben. Viele Kinder werden durch den Hund auch zum Lesen und Nachforschen angeregt, weil sie mehr über den Hund wissen möchten. Schließlich bedeutet für viele Kinder das Leben mit einem Hund auch die Auseinandersetzung mit dem Tod: wenn der Hund stirbt. Dieses Tabuthema müssen die Eltern so zwangsläufig mit ihrem Kind bearbeiten.

Daß Kinder, die aktiv mit ihrem Hund leben, auch einfach dadurch in ihrer geistigen, aber auch motorischen

**Keine Chance für Stubenhocker – draußen ist es viel schöner.**

## Was ist beim Zusammenleben Kind – Hund zu beachten?

- Hund aus Freude am Hund, nicht als Hund für das Kind anschaffen
- Auswahl der Rasse / des Rassemixes sorgfältig überdenken
- Hund und Kind nie unbeaufsichtigt allein lassen
- Hund und Kind nicht allein spazierengehen lassen
- Eltern tragen letztlich die alleinige Verantwortung für den Hund
- Eltern müssen dem Kind den artgerechten Umgang mit dem Hund vorleben
- Eltern müssen für die konsequente Gehorsamserziehung des Hundes sorgen
- Eltern müssen für die artgerechte physische und psychische Auslastung des Hundes Sorge tragen
- Eltern müssen dem Kind beibringen, wie man die Körpersprache des Hundes versteht und wie man entsprechend reagiert
- Eltern müssen beim Kind Verständnis für das Lebewesen Hund schaffen

- Eltern dürfen im Hund nicht ein pädagogisches Lernspielzeug für das Kind sehen
- Eltern müssen das Kind lehren, daß es den Hund nicht an seinem Ruheplatz stören darf
- Der Hund ist vor bewußter wie unbewußter Mißhandlung durch das Kind zu schützen
- Spielzeug des Kindes ist für den Hund zu tabuisieren
- Spielzeug und Futter des Hundes müssen für das Kind tabuisiert bzw. außer Reichweite untergebracht werden
- Zur Vorsicht sollten Eltern Verhalten des Kindes unterbinden, welches hundliches Dominanzverhalten insbesondere in der Pubertät des Hundes provozieren kann: Kampfspiele, dem Hund starr in die Augen blicken, über den Hund steigen, ihn unter einer Bank herauszerren zu wollen.

Entwicklung angeregt werden, weil sie viel mehr Zeit draußen verbringen, anstatt vor Fernseher, Gameboy oder PC zu sitzen, dürfte ebenfalls auf der Hand liegen. Mit einem Hund zu spielen, den Nachmittag gemeinsam zu verbringen, fördert eine aktive Freizeitgestaltung im Gegensatz zum bloß passiven Konsumieren von Medienangeboten.

Der Einfluß von Hunden auf die emotionale Entwicklung von Kindern ist ebenfalls nicht zu unterschätzen, wobei dem Hund in unterschiedlichen Altersphasen des Kindes jeweils eine spezifische Bedeutung zukommt. So ist für das Kleinkind ganz besonders die Sicherheit und Geborgenheit, die der Hund schenkt, von Bedeutung. Jeder kennt Kinder, die immer ihr Stofftier dabei haben müssen. Diese Stofftiere haben einen Vermittlerstatus zwischen dem Kind und der „feindlichen" Außenwelt. Ein echtes Tier wie der Hund hat natürlich einem Stofftier da noch einiges voraus. Im Grundschulalter sieht sich das Kind mit vermehrten Problemen und Aufgaben konfrontiert, die es bewältigen muß. Der Hund ist dabei ein stabiler, berechenbarer Kumpel, der das Kind nicht wegen einer schlechten Note ausschimpft, der sein Kind sehr lieb hat, auch wenn es in der Schule die Erfahrung macht, ein Außenseiter zu sein, weil es z.B. keine coolen Sprüche klopft oder nicht die Kleidung trägt, die gerade trendy ist. In der Pubertät ist der Hund das Familienmitglied, mit dem man weiter kuscheln kann und von dem man sich die nötige körperliche Zuwendung holen kann, während das Schmusen mit den Eltern in dieser Phase für die Jugendlichen meist verpönt ist. Dieser Aspekt wird besonders in bezug auf Jungen hervorgehoben. In der schwierigen Orientierungsphase der Pubertät ist der Hund der stabile Partner, dem man alles anvertrauen kann, die geheimsten Wünsche und Hoffnungen.

Das Kind lernt in seinem Umgang mit dem Tier, Gefühle zuzulassen und offen zu zeigen. Es kann sein Bedürfnis nach Zärtlichkeit und Körperkontakt voll ausleben.

## Der Hund als Verbündeter

Wenn über Kinder und Tiere/Hunde geredet und geschrieben wird, steht mir immer viel zu sehr die instrumentelle Funktion des Hundes als Miterzieher im Vordergrund. Überspitzt formuliert: Dank des Hundes wird ein Kind ein besseres Mitglied der Gesellschaft. Unterbelichtet bleibt dabei die Wirkung des Hundes, die das Kind selbst empfindet: Auch und gerade Kinder leiden unter Einsamkeit. Eltern haben weniger Zeit, Geschwister sind oft nicht vorhanden, anonyme Wohnsiedlungen laden weder zum Spielen, noch zum Kontaktknüpfen ein. Kinder haben z.T. Stundenpläne wie Manager und hetzen nach der Schule von Termin zu Termin. Zeit, um beim Spielen tragfähige Kontakte zu knüpfen, bleibt da oft wenig. In einer solchen Situation kann der Hund zum wichtigen Partner werden. Wenigstens er wartet zuhause, wenn man von der Schule in die ansonsten leere Wohnung kommt. Man kann sich bei ihm all den Frust von der Seele reden, den man den Tag über erlebt hat. Reinhold Bergler stieß in seiner Studie immer wieder auf die Funktion von Hunden als Gesprächspartner, wobei kein Gesprächsstoff ausgelassen wird. Im Vordergrund steht aber, daß Kinder ihren Hunden Geheimnisse anvertrauen – oder sich bei ihnen über die ungerechte Behandlung durch ihre Eltern beklagen können.

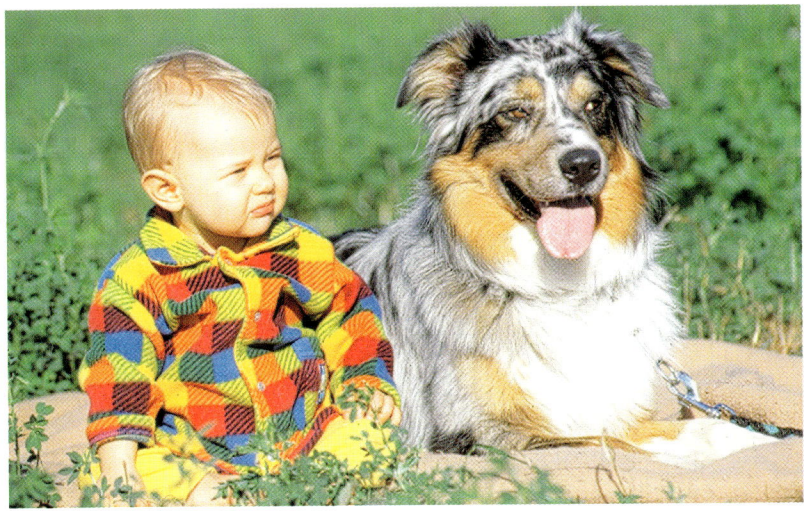

**Sehr kleine Kinder genießen bei vielen Hunden noch Narrenfreiheit.**

Das Kind kann im Hund seinen Komplizen sehen, bei dem man sich über die Schandtaten der Eltern ausschimpfen und ausweinen kann. Eine Mutter erzählte beispielsweise:

*„Das sehe ich bei meiner Tochter, wenn ich mich mit ihr in der Wolle habe, ruft sie sich den Hund, geht damit ins Zimmer und weint sich über mich aus. Und das hilft ihr auch meistens, wenn sie dem Hund so erzählt hat, wie grausam Mama ist oder so. Also, da denke ich schon, daß das hilft. Und da haben sie dann eben so einen Freund drin, in so einem Tier."*
(Frau R.., 30 J., Besitzerin einer 15 Monate alten Labradorhündin)

## Der Hund als Tröster

Hunde reagieren, wie bereits gesagt, meist intuitiv richtig auf die Stimmungslagen ihrer Menschen. So trösten sie ein trauriges Kind, und das Kind fühlt sich von seinem Hund oft besser verstanden als von den Erwachsenen um es herum. Hunde fügen selten Enttäuschungen zu – Eltern oder Spielkameraden dagegen nur allzu oft. Ein Kind fühlt sich von seinem Hund akzeptiert, auch wenn es keine falsch herum aufgesetzte Baseballmützen mag. Der Gedanke, Hunde seien die „besseren Menschen", der in diesem Buch schon mehrfach aufgegriffen worden ist, spielt für Kinder eine wichtige Rolle: Sie werden von ihrem Hund nicht unter Druck gesetzt, keinem Leistungszwang ausgesetzt, als Person mit all ihren Fehlern akzeptiert, sie werden nicht belogen, auf später vertröstet etc. Ein Hund hört immer zu – das Kind erhält keine Abfuhr.

Auch Kinder müssen Probleme bewältigen – sei es, daß sie Streit mit den Eltern haben, oder daß die Eltern sich untereinander streiten, sei es, daß sich ein Kind der Schule nicht gewachsen fühlt, daß es keine Freunde hat oder aber mit denen ständig im Streit liegt. Auch daß der Jugendliche unglücklich verliebt ist oder darunter leidet, als einziger in der Klasse noch keine Freundin zu haben, ist problematisch, ebenso, daß er mit sich selbst nicht im reinen ist, nicht weiß, wer er sein möchte. So, wie bereits beschrieben, helfen Hunde natürlich auch Kindern und Jugendlichen bei der Bewältigung ihrer Probleme: indem sie sie emotional stabilisieren, Streß abbauen helfen, durch ihre Art und das gemeinsame Spiel ablenken.

*„Und mit Kindern, also gerade wenn sie so Probleme mit anderen Kindern haben, und jemanden aber brauchen, wo sie einen festen Halt haben können, denke ich mir, ist ein Hund besser als vielleicht eine Katze oder ein Meerschweinchen, weil der auch was wiedergibt, finde ich. Und bei unseren Kindern merke ich das also auch. Die holen ihn sich erst morgens erstmal*

**Dir kann ich alles erzählen!**

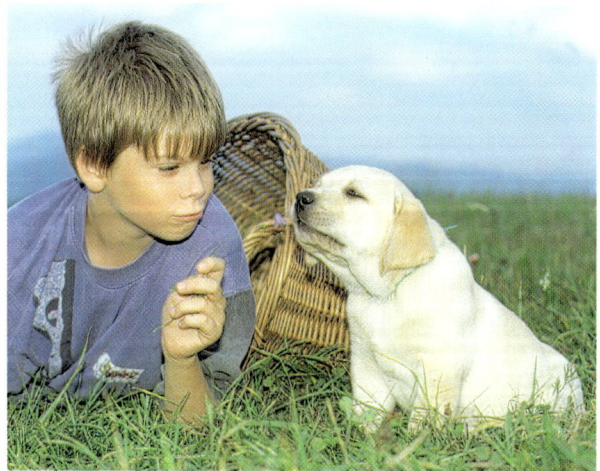

## Die spezielle Bedeutung von Hunden für Kinder

- **sind dem Kind**
  - verläßliche Freunde
  - ,Verbündete' gegen die ,böse' Erwachsenenwelt
  - nicht nörgelnde Zuhörer
- **ermöglichen**
  - engen Körperkontakt
  - Nähe zur Natur
- **fördern**
  - das Sozialverhalten, indem Kinder lernen: Empathie, Rücksichtnahme, Akzeptanz von Grenzen, Zurückstellung eigener Bedürfnisse, nonverbale Kommunikation
  - kontaktfreudiges Verhalten
  - das Selbstwertgefühl

  - die kognitive Entwicklung
  - die motorische Entwicklung

- **lindern Einsamkeit**
- **enttäuschen Kinder nicht so wie Erwachsene**
- **stützen das Kind bei seiner Bewältigung von Problemen**
- **bieten Spiel- u. Lernmöglichkeiten**
- **stoßen zu einer Auseinandersetzung mit Sexualität, Geburt und Tod an**
- **tragen zu einer realistischeren Auffassung von der Tierwelt bei**
- **motivieren zu einer aktiven Freizeitgestaltung vs. einem passiven Konsumieren**

*und betüddeln den, doch, das hat gute Auswirkungen, so ein Hund"* (Frau C., 35 J., Besitzerin eines zehn Monate alten Foxterriers).

Wer nach all diesen Zeilen betreffs der Wirkung von Hunden auf Kinder den Kopf schüttelt und sich denkt, daß da jemand die rosarote Brille aufgesetzt hat, dem sei an dieser Stelle bereits entgegnet: Das sehe ich auch so. Ich habe hier all die Wirkungen zusammengetragen, die ein Hund idealtypisch auf ein Kind haben kann und die sich auch wissenschaftlich belegen lassen. Doch sämtliche dieser Beschreibungen gehen letztlich davon aus, daß das Kind Interesse für den Familienhund hat, sich um diesen kümmert und ein gutes Verhältnis zu ihm entwickelt hat. Die Realität sieht vielfach aber ganz anders aus. Im vierten Kapitel werde ich mich kritisch mit dem Thema Kind und Hund auseinandersetzen. Nur soviel

sei hier schon angemerkt: Mir tun all die Hunde leid, die von Kindern körperlich und seelisch malträtiert werden, die von Eltern lediglich in ihrer Funktion als pädagogisch wertvolle Miterzieher angeschafft worden sind und die niemals primär als das gesehen werden, was sie sind: als Hund.

# Der alte Mensch und sein Hund – letzter verbliebener Freund?

Neben den Kindern standen und stehen alte Menschen im Mittelpunkt von Forschung und Praxisprojekten zu tiergestützten Therapien. Sämtliche der eingangs genannten physischen, sozialen und emotionalen Wirkungen

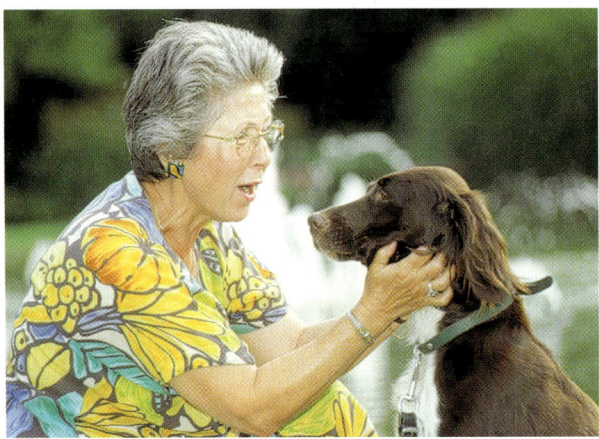

**Der Hund ist oft der einzig verbliebene Gesprächspartner.**

**Schmusen ist ein menschliches Grundbedürfnis, das nicht mit dem Alter abnimmt.**

fremden Personen Kontakt aufzunehmen. Kinder und Enkelkinder sind nicht vorhanden, wohnen in Zeiten großer Mobilität zu weit weg oder kümmern sich nicht oder kaum um ihre Eltern und Großeltern. So, wie Kinder unter der Anonymität der Städte zu leiden haben, so leben auch alte Menschen häufig isoliert. Ein Tier zu haben bedeutet in dieser Einsamkeit, wenigstens einen Freund zu haben.

von Tieren gelten natürlich auch für alte Menschen. Einige Wirkungen werden jedoch besonders hervorgehoben:

An erster Stelle ist der Hund als Linderer von Einsamkeit zu nennen. Viele alte Menschen führen ein recht einsames Leben. Frauen überleben ihre Männer um viele Jahre, alte Männer wiederum haben Probleme, mit

*„Also einmal, daß man, gerade wenn man alt und allein ist, daß man jemanden hat als Gesprächspartner. Ich sehe das bei meiner Mutter, die nun nicht alleine ist, aber die mit ihrem Hund wie mit einem Menschen redet, manchmal vielleicht schon ein bißchen übertrieben, wenn man so außenstehend ist. Aber ich kann das schon nachvollziehen, wenn man den ganzen Tag mit dem Tier alleine ist (…)."*
(Frau C., 35 J., Besitzerin eines zehn Monate alten Foxterrierrüden)

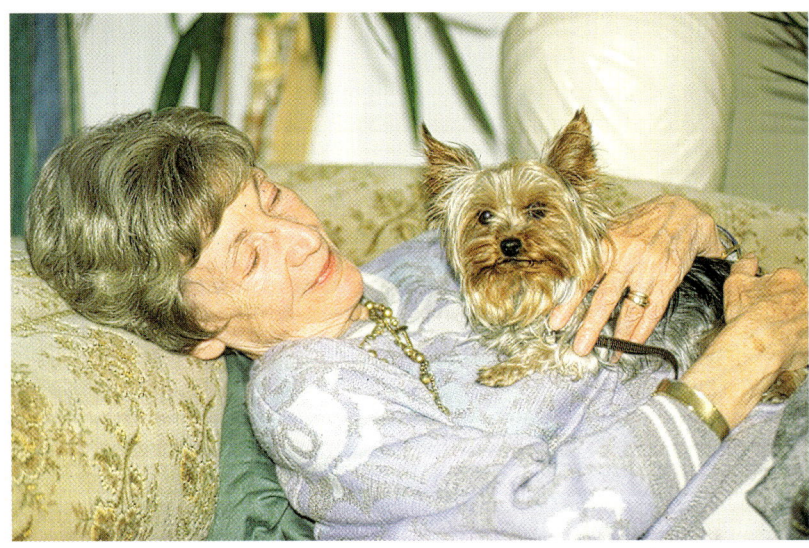

## Auch alte Menschen brauchen Zärtlichkeit

Alten Menschen fehlt häufig ein Mensch, der ihnen Zärtlichkeit spendet, ihnen körperliche Nähe gibt. Zum Teil liegt das daran, daß einfach generell kein Mensch da ist, zum Teil daran, daß man offenbar bei alten Menschen denkt, sie bräuchten keine körperliche Nähe, Sinnlichkeit sei eine Sache der Jugend. Und die Alten selber scheuen sich meist, ein solches Bedürfnis zu offenbaren. Sicherlich spielt aber auch oft ein gewisser Ekel eine Rolle: Alte Menschen riechen häufig ungewohnt, ihre faltige Haut lädt nicht unbedingt zum Streicheln ein, manchen läuft die Spucke aus den Mundwinkeln. Einem Hund ist das alles ganz egal.

Unsere Gesellschaft ist wenig an den Umgang mit alten Menschen gewöhnt. Ihre Pflege obliegt den Kindern und Schwiegerkindern, seltener den professionellen Helfern. Männer, aber auch Kinder und Jugendliche halten sich ganz heraus. Ältere Menschen sind manchmal „unappetitlich" und was noch schlimmer ist: sie erinnern anschaulich daran, daß jedem das Altern und der schließliche Tod bevorsteht

Alte Menschen schwelgen oft in Kindheitserinnerungen, Erinnerungen an frühere, stets bessere Zeiten und erzählen immer dasselbe. Einem Hund macht das nichts aus, weil er es nicht versteht, das menschliche Umfeld jedoch verliert irgendwann die Geduld und hört nicht mehr zu. Mit dem Hund zusammen läßt sich jedoch in schönen Erinnerungen schwelgen, aus denen durchaus Kraft für die Gegenwart gezogen werden kann.

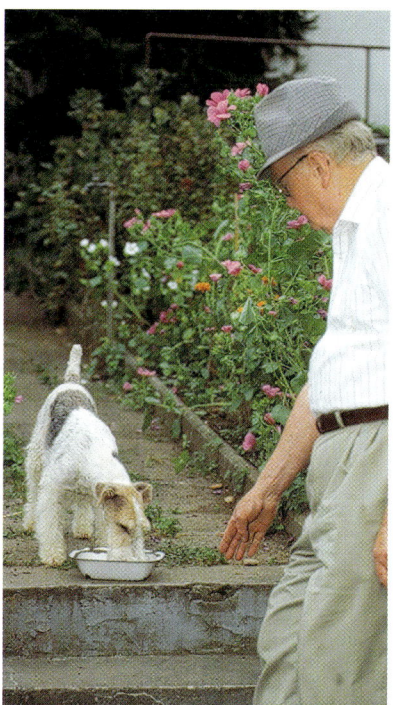

**Wer einen Hund zu versorgen hat, der hat eine Aufgabe.**

## Neuer Sinn im Leben

Alte Menschen erfahren eine Abwertung ihrer Person – das Unwort „Rentnerschwemme" ist dafür nur ein Beispiel. Sie verlieren Rollen: als erwerbstätige Person, die Erfolg hat, als Person, die sich ihren Lebensunterhalt mit ihrer Hände Arbeit verdient, als ein sinnvoller Teil im menschlichen Getriebe, als Kollegin, als Gatte, als aktiver Elternteil. Stattdessen „belasten" sie die jüngere Generation mit ihren Renten, „belasten" den Sozialstaat mit den Ausgaben für ihre Pflege, überfordern ihre Kinder und Schwiegerkinder mit Pflegeleistungen. In Zeiten schnellen technologischen Wandels besitzen sie kaum technisches Know How, das sich lohnen

## Welche Hunde eignen sich für ältere Menschen?
### (hängt natürlich ab von körperlicher und geistiger Mobilität)

- Hunde mit keinem ausgeprägt großen Bewegungsbedürfnis
- Hunde mit keinem ausgeprägt großen Arbeitsbedürfnis
- Hunde mit geringem Dominanzstreben

- eher ruhigere Hunde
- kleine bis mittelgroße Hunde
- evtl. erwachsenen Hund einem Welpen vorziehen

würde, weitergegeben zu werden – es sei denn, sie gehen in Entwicklungsländer. Mit dem Ausbau der Kindertagesstätten sind auch ihre Babysitterdienste nicht mehr in dem Ausmaß gefordert. Mit anderen Worten: Alten Menschen wird das Bild vermittelt, sie seien relativ nutzlos. Hinzu kommt das eigene Erleben des körperlichen Verfalls.

Mit einem Hund bekommt das Leben einen Sinn: Der alte Mensch ist allein verantwortlich für das Wohlergehen dieses Lebewesens, er ist von Nutzen.

Nicht nur verliert der alte Mensch mehr und mehr der angestammten Rollen, auch die Kräfte lassen nach. Vieles ist gar nicht mehr zu schaffen, oder es braucht erheblich mehr Zeit dafür. Eine ehemals vielleicht vorhandene körperliche Attraktivität schwindet immer mehr. Der Hund liebt seinen alten Menschen, auch wenn dieser von der Sozialhilfe lebt, ambulante Pflegedienste in Anspruch nehmen muß, sich nur langsam bewegen kann und in der einen Minute bereits wieder vergessen hat, was er zuvor gerade gesagt hat. Einem Hund ist es egal, ob die Hand, die ihn streichelt, von Falten zerfurcht oder seidenweich und frisch manikürt ist – Hauptsache er

erfährt von dieser Hand nur Gutes. Von daher ist ein Hund als Stabilisator des Selbstwertgefühls von ungeheurer Bedeutung.

Auch alte Menschen haben vielfach das Bedürfnis, sich um jemanden kümmern zu können, versorgen zu dürfen. Ein Hund kann dabei ein dankbarer Empfänger solcher Fürsorglichkeit sein, wenn kein Mensch da ist, auf den sie sich richten könnte.

Die Versorgung eines Hundes hat aber noch aus einem anderen Grund eine große Bedeutung: Sie bringt einen Rhythmus in den Tagesablauf. Der alte Mensch kann sich nicht hängen lassen, muß bestimmte Aufgaben in einer bestimmten Regelmäßigkeit erfüllen. Er steht morgens nicht auf mit der Aussicht auf einen langen, unausgefüllten Tag, sondern hat zumindest die tägliche Routine mit dem Hund als haltgebende Eckpunkte in seinem Tagesablauf. Ein regelmäßiger Tagesrhythmus ist für das Wohlbefinden gerade alter Menschen sehr wichtig.

*„Wir haben eine Oma gehabt, die ist in ein Altersheim gekommen, die hat total abgeschaltet, die hat nur noch auf das Sterben gewartet. Wenn ich sehe, wie sich Menschen um ein Tier kümmern müssen, Vogel füttern, Kaninchen füttern oder sich*

um einen Hund kümmern, dann haben sie eine Aufgabe im Leben. Sie müssen den Hund versorgen, sie müssen mit ihm rausgehen. Und so sitzen sie nur stur da und gucken die Wände an – bringt nichts mehr – und dann warten sie nur noch aufs Sterben und so ein Tier reißt sie immer noch raus, egal ob es ein Hund, Vogel oder Kaninchen. Gibt ihnen den Mut zum Leben, sich um das Tier kümmern zu müssen, ich kann es nicht alleine lassen, ich muß da sein für das Tier." (Frau A., 41 J., Besitzerin einer vierjährigen Briardhündin und eines 20 Monate alten Briardrüden)

Die immer wieder erwähnte Rolle des Hundes als sozialer Katalysator ist natürlich auch für alte Menschen von enormer Bedeutung, gerade für jene, die sonst keinen großen Kontakt zu ihren Mitmenschen haben. Allein dadurch, daß sie viel draußen sind, ergeben sich mehr Kontaktmöglichkeiten. Über ihren Hund werden sie von anderen Menschen eher angesprochen und sie finden Aufnahme in die Gruppe der Hundebesitzer, die zur

selben Zeit ihre Hunde ausführt. Für ihre Enkelkinder – falls welche vorhanden – werden sie ebenfalls attraktiver, weil man bei Oma nicht nur auf dem Sofa still sitzen muß, sondern dort mit einem Hund spielen kann.

## Fit durch Verantwortung

Die Pflege eines Hundes fördert die Motorik. Der Mensch ist natürlich mehr in Bewegung, wodurch der gesamte Bewegungsapparat auf Trab gehalten wird, aber auch Kämmen und Spielen mit dem Hund haben ihre positiven Auswirkungen auf die Förderung der Feinmotorik. Der alte Mensch ist mehr an der frischen Luft. Einige Studien zeigen darüber hinaus, daß alte Menschen, denen die Sorge für ein Tier übertragen wird, ihr gesamtes Gesundheitsverhalten verändern: Sie ernähren sich selbst gesünder, achten mehr auf die Pflege ihres eigenen Körpers und verschaffen diesem ebenfalls mehr Bewegung. Inso-

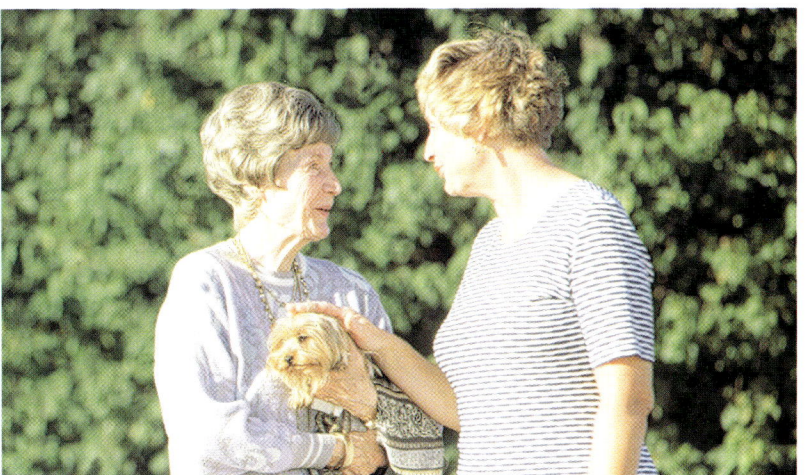

**Mit dem Hund unterwegs kann man öfters mal ein Schwätzchen halten.**

fern haben ältere Menschen mit Hund einen gesünderen Lebensstil.

Die Forschung berichtet ferner darüber, daß auch die kognitiven Leistungen alter Menschen durch den Kontakt mit Tieren gefördert werden. Plakativ formuliert: Tiere/Hunde bringen die grauen Zellen wieder auf Trab. Mentales Training oder – umgangssprachlicher ausgedrückt – „Gehirnjogging" steht hoch im Kurs in der Altenarbeit. Man gibt alten Menschen Anregungen, damit sie ihr Gehirn trainieren. Da vergleiche man die Anregung, die ein alter Mensch durch seinen Hund erfährt, mit z. B. einer gängigen Übung, bei der Bewohner eines Altenheims einen Artikel aus der Tageszeitung lesen und alle Wörter mit einem „u" anstreichen sollen!

## Trübe Gedanken vertreiben

**Die Fellpflege als Stunde inniger Zuneigung.**

Schließlich sollte die Bedeutung des Hundes für die Bewältigung krisenhafter Erfahrungen im Leben alter Menschen bedacht werden. Alt werden heißt auch, zuzusehen, wie nach und nach immer mehr liebe Menschen um einen herum einfach wegsterben. Jahrzehnte alte Freundschaften finden so ihr Ende. Ersetzbar sind die nicht, selbst wenn ein alter Mensch sehr kontaktfreudig ist. Der Kreis derer, die mittrauern und verstehen, wird zugleich auch immer kleiner und jeder neue Verlust führt den eigenen bevorstehenden Tod vor Augen. Zugleich heißt es, immer neue Schreckensmeldungen in bezug auf die Funktionstüchtigkeit des eigenen Körpers zu verarbeiten. Viele Menschen müssen sich entweder in die Abhängigkeit von bekannten Menschen (Kindern) geben oder ambulante Dienste engagieren, denen sie immer mehr jener Aufgaben überlassen müssen, die sie früher allein bewältigt haben. Für nicht wenige alte Menschen kommt zudem der Zeitpunkt, an dem sie ihre gewohnte Umgebung verlassen und in ein Alten- oder Pflegeheim ziehen müssen, in das sie vielfach noch nicht einmal ihre Möbel mitnehmen dürfen.

Auch im Alter gilt es also, kritische Lebensereignisse zu bewältigen – daß Hunde dabei hilfreich sein können, wurde schon mehrfach dargelegt.

Als letzten Punkt möchte ich schließlich noch anführen, daß viele Menschen im Alter verbittert werden: weil ihre subjektive Lebensbilanz ernüchternd ist, weil Ziele nie erreicht wurden, weil sie sich ihren Lebensabend ganz anders vorgestellt haben, weil sie ihren Partner verloren haben, weil die Kinder sich nicht um sie kümmern, weil keine Enkelkinder da sind etc. Ein Hund bringt Abwechslung, Freude, Spaß und kann trübe Gedanken vertreiben.

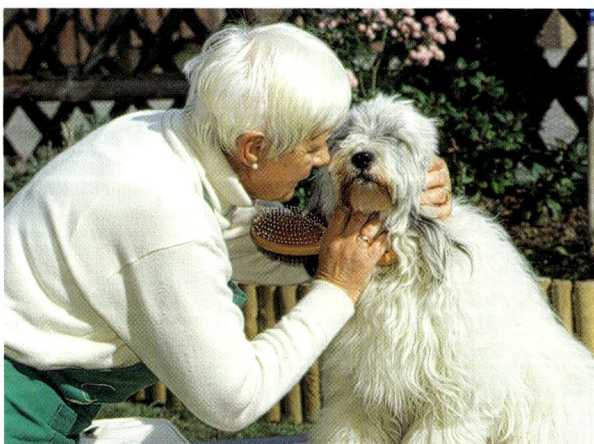

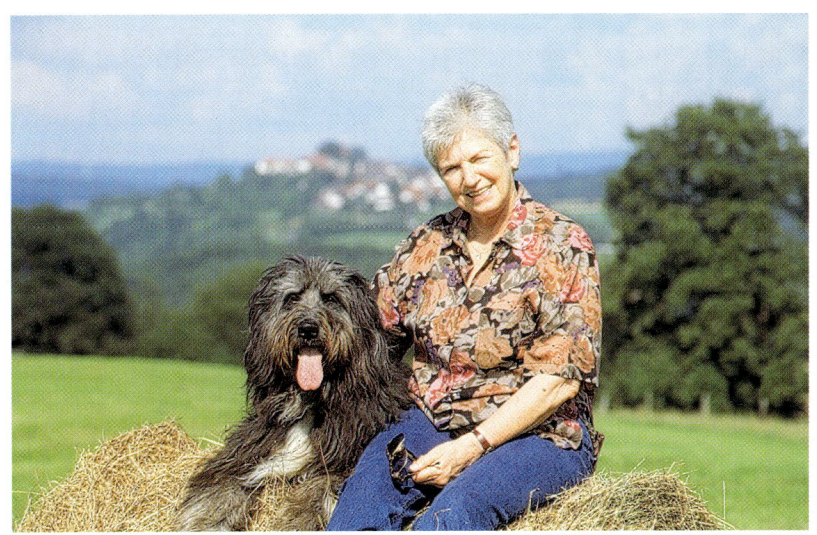

**Auch wenn die Knochen vielleicht zwicken – der Hund braucht einen Spaziergang.**

„Meine Mutter hat vier Monate in einem Pflegeheim gewohnt und ich konnte meinen Hund dort mit reinnehmen. Und er war für diese alten Leuten immer ein schöner Anblick, wenn er kam, wurde er verwöhnt, gestreichelt, er wußte sofort, wo die Küche war. Und die alten Menschen, also meine Mutter auch besonders, die liebten unseren Hund und auch die anderen haben sich immer total gefreut, wenn er nun kam, ich war Nebensache." (Frau P., 46 J., Besitzerin eines sechsjährigen Briardrüden)

Auch hinsichtlich dieser Schilderung der Bedeutung von Tieren für alte Menschen bleibt einiges kritisch anzumerken: So wird ein Negativbild vom Alter entworfen, als ob Alter gleichzusetzen sei mit Verlust, Verfall, Verbitterung. Dies ist sicherlich falsch – aber ebenso falsch ist das Bild, was uns in jüngster Zeit mehr und mehr verkauft wird: jenes von den rüstigen, mobilen, finanziell gut situierten Alten, die fröhlich ihr Leben nach der

endlich erfolgten (Früh-)Pensionierung in vollen Zügen genießen. Auch wenn viele Menschen im Alter ein zufriedenes Leben führen, bleibt doch festzuhalten, daß viele alte Menschen sich tatsächlich in der weiter oben beschriebenen Situation befinden und es von daher legitim ist, über die förderlichen Wirkungen von Tieren auf diese Gruppe nachzudenken. Ob man pauschal bei der Aussage bleiben kann, daß es Hunden egal ist, ob sie mit jungen oder mit alten, gebrechlichen, nicht mehr mobilen Menschen zusammenleben, sei dahingestellt.

# Wem hilft der Hund?

Menschen können immens von einem Leben mit Tieren profitieren, wobei wirklich deutlich bleiben sollte: sie können – müssen aber nicht. Wenn

## Die spezielle Bedeutung von Hunden für alte Menschen

- **lindern Einsamkeit im doppelten Sinn:**
  - sind selbst Sozialpartner und vermitteln Kontakte
  - geben dem Leben einen Sinn
- **vermitteln das Gefühl, geliebt und geachtet zu werden**
- **fördern**
  - Strukturierung des Tagesablaufes
  - die Motorik
- **ermöglichen:**
  - körperliche Nähe
  - Freude, Spaß, Ablenkung von trüben Gedanken

- **bieten:**
  - taktile Reize
  - Anknüpfungspunkte für Gespräche
- **stützen die Erhaltung kognitiver Fähigkeiten**
- **rütteln aus Apathie auf**
- **regen eine stärkere Verantwortungsübernahme für das eigene Wohlergehen an**
- **bieten sich als Empfänger fürsorglichen Verhaltens an**
- **helfen bei der Bewältigung von Krisen**

die Einstellung zum Tier nicht stimmt, wirkt sich das Tier auch nicht so umfassend auf das seelische und körperliche Wohlbefinden des Menschen aus. Ob die Einstellung stimmt, ergibt sich aus einer Biographie, die positive Erfahrungen mit Tieren ermöglicht und in der relevante Bezugspersonen ein positives Modell im Hinblick auf ihr Zusammenleben mit einem Tier abgeben.

Wie bereits gesagt, hat man die unterschiedlichsten Tiere in Forschung und Therapie einbezogen – doch keines kommt an die zwei klassischen Haustiere Hund und Katze heran. Was diese beiden Tierarten betrifft, so hat man zwar Energie auf die Beantwortung der Frage verwendet, warum sich der eine Mensch für einen Hund, der andere für eine Katze entscheidet, wobei offenbar praktische Haltungsfragen nicht im Vordergrund stehen. Aber man hat sich weniger mit möglichen Unterschieden hinsichtlich ihrer Wirkungen beschäftigt. Beide teilen mit dem Menschen eine jahrtausendealte Geschichte, beide können mit dem Menschen in seinem Haus leben, beide erlauben Körperkontakt, beide zeichnet ein ästhetischer Anblick aus, an dem man sich freuen kann und mit beiden kann man kommunizieren, ihre Körpersprache verstehen. Und dennoch vertrete ich die These, daß ein Leben mit einem Hund noch intensivere Auswirkungen haben kann als jenes mit einer Katze. Dabei geht es nicht allein darum, daß der Hund in der Regel viel mehr in das Leben seines Besitzers einbezogen werden kann als eine Katze (welche Katze kommt schon abends mit in die Kneipe oder mit zum Besuch bei Freunden). Auch die größeren Beschäftigungsmöglichkeiten mit einem Hund z. B. bei gemeinsamen Wanderungen, beim Joggen und Radfahren, aber auch im Hinblick darauf, daß man dem Hund sehr viel beibringen kann, sind nicht das entscheidende, sondern: Hund und Katze unterscheiden sich in einem wichtigen Punkt fundamental. Der Hund ist ein soziales Rudeltier – die Katze von Hause aus ein Einzelgänger. Das bedeutet konkret, daß der Hund von sich aus das Bedürfnis mitbringt, sich dem Menschen eng anzuschließen. Erik Zimen spricht von der „doppelten Identität" des Hundes: Auf der einen Seite sieht sich der Hund als Hund, verständigt sich mit seinen eigentlichen Artgenossen, auf der anderen Seite akzeptiert er – sofern die entsprechende Prägung im Welpenalter stattgefunden hat – auch den Menschen als Rudelmitglied. Ja, er geht sogar noch weiter: Er akzeptiert seinen Menschen auch als Rudelchef – sofern dieser sich entsprechend verhält. Der Hund bindet sich an seinen Menschen – ein Leben lang. Das, was der Mensch selbst beim Hund sucht: enger, auch körperlicher Kontakt, Gemeinschaft, Kommunikation, sucht der Hund auch durchaus beim Menschen. Die Katze dagegen führt ein sehr viel selbstbestimmteres Leben als der Hund. Sie kommt und geht wie es ihr paßt (sofern man ihr die Möglichkeit dazu gibt), sie entzieht sich Kontaktangeboten und Schmusereien wesentlich nachdrücklicher als der Hund, sie bindet sich in der Regel nicht so ausschließlich an einen Menschen. Katzen vermitteln bei aller Nähe doch immer auch ein Gefühl der Distanz, der Hund dagegen will Distanz überbrücken. Der Hund vermittelt wesentlich stärker das Gefühl, sozusagen angehimmelt zu werden, etwas ganz besonderes zu sein. Manche Leute nennen dies abwertend eine Sklavenmentalität des Hundes gegenüber dem hoheitsvollen Auftreten der Katze. Genauso gut könnte man auch vom positiven Sozialverhalten des Hundes gegenüber dem arroganten Egoismus der Katze sprechen. Hier kommen die je spezifischen Bedürfnisse verschiedener Menschen ins Spiel. Der eine sucht in seinem Leben tiefe, emotionale, unverbrüchliche Bindungen und tendiert eher zum Hund, der andere bevorzugt bei aller Nähe auch immer wieder die Distanz in seinen Beziehungen, kann „Klammerverhalten" absolut nicht ertragen und bevorzugt die Katze. Für den einen ist tatsächlich der Hund der bessere Kumpan, für den anderen aber die Katze. Man muß Katzenfans nicht mit einem Hund beglücken – es kommt auf die Passung zwischen eigenen Bedürfnissen und Eigenschaften des Tieres an. Dennoch bleibe ich dabei, daß der Hund größere Potentiale mitbringt als die Katze, weil er sich enger anschließt und stärker auf seinen Menschen einläßt – woraus ich aber nicht den Schluß ziehe, daß Hunde die besseren Therapietiere seien.

## Fazit

Was bleibt nun festzuhalten? Hunde können wunderbare Auswirkungen haben – auf den Durchschnittsmenschen im Alltag, auf Kinder wie Alte. Die Zahl der Wirkungen ist vielfältig und beinhaltet direkte wie indirekte Wirkungen auf das körperliche wie seelische Wohlbefinden. Man braucht nicht viel Phantasie zu entwickeln, um sich vorzustellen, daß die verschiedensten in der ein oder anderen Form benachteiligten Menschen von Hunden profitieren könnten.

Im folgenden möchte ich schildern, wie man versucht, die positiven Wirkungen von Hunden zu nutzen.

# Hunde als Co-Therapeuten

## Von den Anfängen

Die Entdeckung der positiven Wirkungen von Tieren auf Menschen hat in verschiedenen Staaten, vor allem aber in den USA, recht bald zu einer praktischen Umsetzung geführt. Man begann, die verschiedensten Tiere in unterschiedlichsten Arbeitsfeldern als Therapietiere einzusetzen. Euphorie und Enthusiasmus, die Hoffnung, eine neue, vielleicht bahnbrechende Therapieform gefunden zu haben, standen im Vordergrund – an eine sorgfältig durchdachte Planung bezüglich des Einsatzes der Tiere wurde zunächst wenig Zeit verwendet. Im Mittelpunkt standen stets die Menschen, denen geholfen werden sollte, die Tiere waren allein ein Mittel zum Zweck, das ausgetauscht werden konnte, wenn es eben diesen Zweck nicht zufriedenstellend erfüllte. Projekte, die Tiere in irgendeiner Form einsetzten, schossen wie Pilze aus dem Boden. Die Begeisterung und das Engagement vieler nicht professioneller Helfer trugen dazu bei, die Idee einer tiergestützen Therapie zu verbreiten.

Das soll nun nicht heißen, daß nicht auch die Pioniere in den angloamerikanischen Staaten gegen Widerstände zu kämpfen gehabt hätten.

Mehrere Untersuchungen beschäftigen sich z. B. ganz gezielt mit der Frage, welche Bedenken von Seiten der Leitung und den Mitarbeitern einer Institution gegen den Einsatz von Tieren vor Beginn eines Projektes bestehen und wie die Einschätzung dieses Personenkreises gelagert ist, nachdem sie einige Wochen und Monate tiergestützter Therapie praktisch erlebt haben. Es bedarf keiner großen Phantasie, um sich vorzustellen, daß gerade hinsichtlich der Verwendung von Hunden als Therapietiere erhebliche Vorbehalte bestanden und bestehen: Hygienische Bedenken werden grundsätzlich geäußert, der Hund wird als Überträger von Krankheiten gesehen, die eine erhebliche Gefährdungsquelle gerade für kranke und geschwächte Personen darstellt – also z.T. gerade für jene Personen, denen mit dem Einsatz eines Hundes geholfen werden soll. Große Ängste bestehen auch hinsichtlich der Unfallgefahren: Sei es, daß ein Hund einen Menschen beißen könnte, sei es, daß Patienten über den Hund fallen oder von seiner ungestümen Begrüßung umgerissen werden könnten. Auch, daß allein das auffordernde Schlagen mit der Pfote bei einem Kranken zu einem Bluterguß führen könnte oder daß die Hundekrallen die welke, trockene und für Risse anfällige Haut alter Menschen aufreißen könnte, wären Kritikpunkte. Mit dem Einsatz eines Hundes wird häufig zudem eine Steigerung des Lärmpegels assoziiert. Zum Lärmen von Kindern in einem Erziehungsheim brauchen die Erzieher und Sozialarbeiter nicht auch noch das Dauergekläffe eines Hundes. Viele Klienten benötigen ihre Ruhe. Der Hund belästigt eventuell nicht nur durch sein Gebell, sondern empfindliche Nasen auch durch seinen Geruch. Man nimmt an, daß er eine Menge Schmutz hereintragen wird. Zusätzlicher Arbeitsaufwand wird befürchtet: der Hund müßte gefüttert, gepflegt, ausgeführt und beschäftigt werden, vielleicht würden Tierarztbesuche nötig, Böden müßten mehr gesaugt und gewischt werden, überall würden Hundehaare herumfliegen. Mitarbeiter müßten darüberhinaus nicht nur ihre u.U. unberechenbaren Patienten im Auge behalten, sondern immer auch noch darauf achten, daß der Hund nichts anstellt.

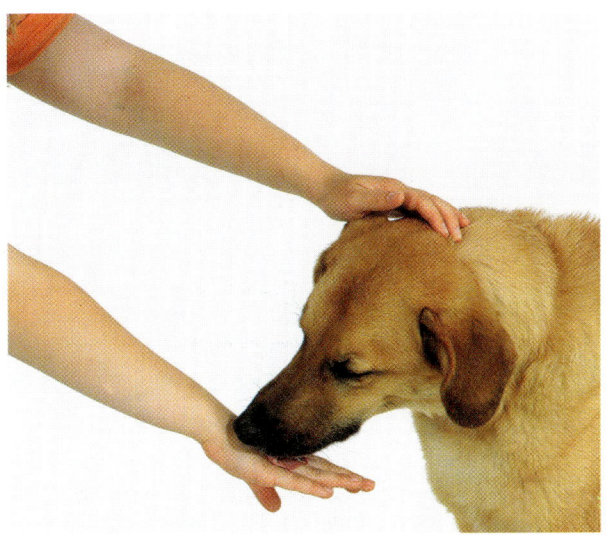

**Das Lecken des Hundes – ein Hygienerisiko?**

## Zweifel contra Erfahrung

Weniger die Zweifel hinsichtlich eines möglichen Nutzens des Hundes stehen im Vordergrund, sondern eher Bedenken hinsichtlich der Anrichtung möglicher Schäden, Belästigungen und möglicher Probleme durch den Hund. Interessant ist nun, daß sämtliche Untersuchungen deutlich zeigen, wie sich die Bedenken der Mitarbeiter im Laufe eines Projektes so wandeln, daß sie sich praktisch in allen Punkten widerlegt sehen. Erst die konkrete praktische Erfahrung vermochte Kritiker davon zu überzeugen, daß anvisierte Ziele einer tiergestützten Therapie tatsächlich erreicht werden und daß dies möglich ist, ohne daß andere Nachteile für die Klientel oder für das Personal dabei in Kauf genommen werden müssen. Ja, es geht sogar noch weiter: Die Mitarbeiter selbst profitieren in hohem Maße. Das Klima auf einer Station ändert sich zum positiven, es ist entspannter, kommunikativer, lustiger. Die Mitarbeiter finden einen leichteren Zugang zu ihrem Klientel, sie müssen einzelne Patienten nicht ganz so dauerhaft betreuen, weil diese entweder mit dem Hund beschäftigt oder generell zufriedener sind, so daß sie nicht ständig nach einem Pfleger klingeln etc. Diese Positiverfahrungen haben sicherlich entscheidend dazu beigetragen, daß die Idee von Hunden als Co-Therapeuten nach anfänglichen Startschwierigkeiten dann doch eine weitere Verbreitung fand.

Die ersten zwei Jahrzehnte tiergestützter Therapie sind in bestimmten Punkten als eher unprofessionell einzuschätzen. So beruhte z.B. die Entscheidung darüber, welche Tiere man einsetzte, häufig weniger auf gezielten Überlegungen hinsichtlich einer Passung zwischen Tier und dem Klienten oder Patienten, bei welchem das Tier zum Einsatz kommen sollte, sondern vielmehr auf räumlichen, organisatorischen, finanziellen und/oder personellen Gegebenheiten: Wieviel Zeit wollte man für die Pflege des Tieres opfern, wieviel finanzielle Mittel standen zur Verfügung, welche Tiere ließ eine Institution überhaupt zu, welches Tier hatte ein ehrenamtlicher oder professioneller Helfer bereits bei sich zu Hause? Streng beurteilt zeichneten sich die ersten Einsätze von Tieren durch eine erstaunliche Blauäugigkeit aus, die zum großen Teil daraus resultierte, daß Menschen mit Tieren arbeiteten, von denen sie nichts verstanden. Ein guter Psychiater muß nicht unbedingt etwas über Haltungsansprüche des Wellensittiches wissen, ein Sozialarbeiter nichts über Wesenszüge der Katze, ein Gefängnisdirektor nichts über Verhaltensweisen des Hundes. Wer sich allein als medizinisch, psychologisch oder pädagogisch interessierter Mensch mit dem Thema Tiere in der Therapie beschäftigt, dem wird bei vielen Therapieprojekten gar nichts merkwürdiges auffallen. Wer sich jedoch mit Wesen, Verhalten und Haltungsansprüchen einer Tierart auskennt, dem werden beim Lesen so mancher Therapieprojekte die Haare zu Berge stehen – und das gilt ganz besonders für den Einsatz von Hunden.

Glücklicherweise hat sich in den gut 25 Jahren des Einsatzes von Tieren im angloamerikanischen Raum vieles zum Besseren hin verändert. Die Auswahl und der Einsatz von Tieren erfolgt mit größerer Überlegung, den Ansprüchen der Tiere wird auch mehr genügt, obwohl meiner Meinung nach noch immer sehr viel im argen liegt – doch dazu näheres im folgenden Kapitel. Weiterhin sind ausgefeilte Konzepte, die klare Zielvorgaben für bestimmte Personengruppen mit gezielten Strategien tiergestützter Therapieformen verknüpfen, Mangelware.

# Begriffs-verwirrung

Deutschland steckt gerade erst in den Startlöchern, und es steht zu befürchten, daß auch hier – gefördert durch eine Überschwemmung mit euphorischen Presseberichten – die gleichen Fehler wiederholt werden. Dabei könnte man aus den Fehlern der anderen lernen. In Deutschland herrscht allein schon Konfusion hinsichtlich der Bezeichnung dessen, was man da tut, bzw. tun will. Alle Hunde, die irgenwie im Dienste des Menschen stehen, werden in einen Topf geworfen.

Deswegen erscheint es angebracht, zunächst einmal eine Ordnung in all die vielen Begriffe und Bezeichnungen zu bringen, die kursieren:

*1. Pet Therapy:* Therapie mit Haustieren. Dies ist die älteste Bezeichnung dafür, daß man (Haus-)Tiere irgendwie in der Therapie einsetzt. Dieser Begriff wurde recht schnell umgewandelt in jenen der

*2. Pet facilitated Therapy (PFT):* (Haus)tiergestützte Therapie. Mit dem Zusatz der „gestützten" Therapie sollte zum Ausdruck gebracht werden, daß Tiere nicht die Therapeuten ersetzen sollten – eine Kritik, die in der

Anfangszeit der tiergestützten Therapie häufig zu hören war –, sondern daß sie lediglich als zusätzliche Helfer neben dem eigentlichen professionellen menschlichen Helfer zum Einsatz kommen sollten.

3. *Pet facilitated Psychotherapy (PFP):* (Haus)tiergestützte Psychotherapie, meint im Grunde das gleiche wie PFT, es wird lediglich herausgestellt, daß es um die Wirkungen der Tiere auf die Psyche der Menschen geht.

4. *Animal facilitated Therapy (AFT):* tiergestützte Therapie. Mit dem Austausch des Wortes „Tier" gegen „Haustier" sollte deutlich gemacht werden, daß nicht nur die klassischen Haustiere therapeutisch eingesetzt werden können, sondern auch andere Tiere, beispielsweise Delphine in der Therapie autistischer Kinder. Dennoch hat weiterhin der Begriff der Pet Facilitated Therapy den Sprachgebrauch beherrscht.

Mit dem Fortschreiten der Entwicklung von Therapiekonzepten schließ-

lich wurde mehr und mehr deutlich, daß man beim Einsatz von Tieren genau genommen zwei Gruppen unterscheiden muß: Da sind zum einen die Tiere, die in verschiedenen Sitzungen anwesend sein können und vor allem durch ihre bloße Anwesenheit die Stimmung sowohl einzelner Personen als auch einer ganzen Gruppe verbessern sollen. Sie vermindern Einsamkeitsgefühle, Ängste und Depressionen, sie bieten Abwechslung, Aufheiterung und Gesprächsanreize. Sie wirken sich allgemein auf das seelische Wohlbefinden und darüber auch auf das körperliche Wohlbefinden aus.

Projekte, in denen Tiere „allein" durch ihre Anwesenheit wirken, werden auf Vorschlag der Delta Society neuerdings mit dem Begriff der

5. *Animal Assisted Activities (AAA)* belegt – Aktivitäten, die mit Tieren gemeinsam durchgeführt werden. Dabei kann es sich um einen aktive oder eine passive AAA handeln: Unter einer aktiven versteht man, daß Mensch und

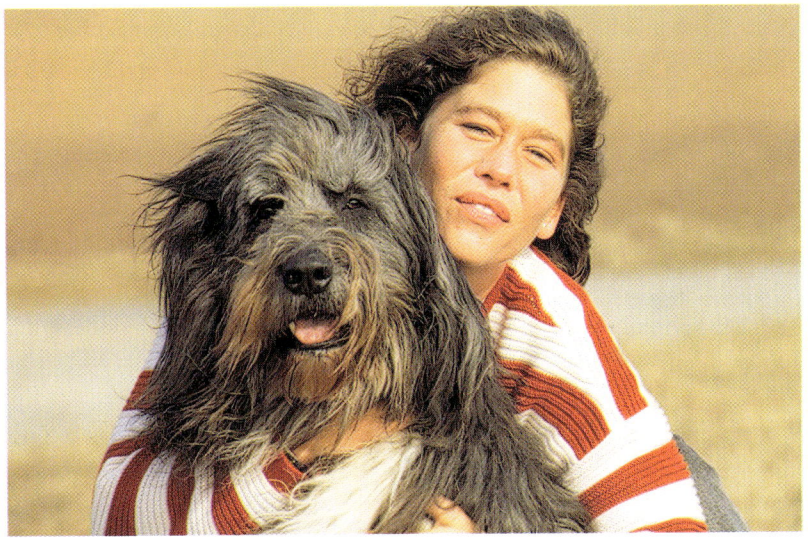

**Die Einsatzmöglichkeiten von Hunden in der Therapie sind vielseitig, erfordern aber klare Konzepte.**

## Das Wichtigste in Kürze

➤ Nach der Entdeckung ihrer positiven Wirkungen sind Tiere im Ausland recht bald therapeutisch eingesetzt worden. Anfängliche Bedenken konnten durch die allgemein positiven Erfahrungen relativ schnell ausgeräumt werden.

➤ Seit Beginn der tiergestützten Therapien steht immer das Wohl des Menschen im Vordergrund, jenes der Tiere ist nachrangig.

➤ Lange Zeit erfolgte die Verwendung von Tieren als Co-Therapeuten und ganz besonders jene von Hunden wenig durchdacht und war geprägt von einer recht erstaunlichen Naivität.

➤ Heute erkennt man mehr und mehr, daß nicht jeder Hund Theraphiehund sein kann und daß besondere Anforderungen an Wesen, Verhalten und Gehorsam eines Hundes zu stellen sind, die die meisten „normalen Hunde" nicht erfüllen.

➤ Zwei prinzipielle Grundformen des Einsatzes von Hunden als Co-Therapeuten sind zu unterscheiden:

– Der Hund ist „lediglich" anwesend, wirkt durch seine bloße Präsenz.
– Der Hund ist Teil eines therapeutischen Konzeptes, in welchem ihm gezielte Funktionen zukommen.

Tier miteinander interagieren. Das ist zum Beispiel der Fall, wenn eine Katze auf der Station eines geriatrischen Krankenhauses gehalten wird, täglich ihre Rundgänge durch die Bewohnerzimmer macht und dort von den Bewohnern gestreichelt wird etc., oder wenn ein Besuchshund einmal pro Woche eine Gruppe von Alten im Altenheim aufsucht und dort Streichelobjekt ist. Unter passiven AAA versteht man z. B., daß Aquarien in einem Aufenthaltsraum eines Behindertenheimes aufgestellt werden oder – was laut Leo Bustad in den USA immer beliebter wird – : indem die Außenanlagen einer Institution gärtnerisch so gestaltet werden, daß sie verstärkt Vögel anziehen. Die Bewohner der Institution können sich am Anblick, aber vor allem auch am Gesang der Tiere erfreuen. Einige Institutionen haben dazu Mikrophonanlagen eingebaut, so daß die Vogelstimmen auch für jene

Patienten zu hören sind, die ihr Zimmer nicht verlassen können und deren Fenster nicht direkt zum Garten hinaus liegt. Von den AAA wird die

*6. Animal Assisted Therapy (AAT)* abgegrenzt, die man als konkret zielgerichtete Intervention begreift, bei der das Tier ein integraler Bestandteil des therapeutischen Konzeptes und des Behandlungsprozesses ist. Mit Hilfe des Tieres sollen erwünschte Verhaltensweisen gefördert, unerwünschte möglichst modifiziert werden. AAT-Projekte zeichnen sich dadurch aus, daß zunächst genaue Richtlinien erarbeitet werden, bevor man mit einem Projekt startet, daß die (menschlichen) AAT-Therapeuten entsprechend geschult werden, daß aber auch die Tiere, je nach Tierart, vor ihrem Einsatz einer genaueren Prüfung und vielfach auch einer gezielten Schulung unterzogen werden.

In Deutschland trifft man meist auf den Begriff der ‚Tiertherapie' im eher umgangssprachlichen Bereich und der ‚tiergestützten Therapie' im eher wissenschaftlichen Bereich. Weitere Feinheiten werden nicht berücksichtigt. Dies scheint mir einer der wesentlichen Gründe dafür zu sein, daß in bezug auf *Hunde* so viele unterschiedliche Bezeichnungen durcheinander geworfen werden.

Therapiehunde sind im Verständnis einer tiergestützten Therapie etwas anderes als Blindenführ- oder Behindertenbegleithunde. Man muß im Bereich der „Dienstleistungstätigkeit" von Hunden zwei große Gruppen unterscheiden:

## Servicehunde

Dies sind Hunde, die für den Menschen bestimmte Dienstleistungen erbringen, für die sie gezielt ausgebildet werden. Unbestritten bleibt dabei, daß sie für ihren Besitzer zusätzlich ähnliche Funktionen wie Therapiehunde haben, aber der wesentliche Unterscheidungspunkt ist der, daß Servicehunde in Hinblick auf ein ganz spezielles Aufgabengebiet hinsichtlich ihrer Rassezugehörigkeit und ihrer Wesensveranlagung ausgewählt und dann (in der Regel) von professionellen Hundeausbildern gezielt ausgebildet werden. Bestimmte Rassen werden bevorzugt: War es in Deutschland früher in der Blindenhundausbildung fast ausschließlich der deutsche Schäferhund, so bevorzugt man auch hierzulande mehr und mehr die Retriever, insbesondere die Labrador Retriever.

Die Wege, auf denen Servicehunde ausgebildet werden, sind sehr unterschiedlich. Vorbildhaft erscheint mir der Weg, den die niederländische Stiftung SAM (Servicehunde für auditiv

und motorisch Behinderte) beschreitet: Z.T. werden Welpen gezielt gezüchtet, z.t. bei anderen Züchtern gezielt ausgewählt. Den späteren Empfänger des Hundes hat man dabei schon im Auge. Es werden nicht aufs Geradewohl Hunde einer Grundausbildung unterzogen, vielmehr melden behinderte Menschen ihr Interesse an einem Hund an, und dann wird gezielt für sie ein Welpe ausgewählt. Ab der siebten Woche wird der Welpe spielerisch auf all die Aufgaben vorbereitet, deren Erledigung *sein* Mensch benötigt. Die Zielformulierung der Ausbildung des Hundes geschieht also in Absprache mit dem zukünftigen Besitzer. Ein Mitglied der Familie, in der der Servicehund leben soll, wird schon vor der Übernahme des Welpen zum sogenannten „Patentrainer" ausgebildet. Es ist in der Folgezeit für das weitere Training des Welpen innerhalb der Familie verantwortlich. Der Besitzer, bzw. eines seiner Familienmitglieder, wird vor der Welpenübernahme geschult, eine Nachsorge im Sinne einer kontinuierlichen Weiterbetreuung ist selbstverständlich.

Vorbildhaft an diesem Modell sind gleich mehrere Punkte: Der Welpe kommt nicht erst in eine Patenfamilie und muß so keinen Besitzerwechsel im Junghundalter verkraften. Die Ausbildung des Hundes erfolgt maßgeschneidert auf die Person hin, bei der er leben wird. Man beginnt bereits so früh mit der Ausbildung, daß dem Hund seine Aufgaben über die Ausnutzung seines Spieltriebs beigebracht werden können und der Hund so freudig arbeitet. Damit beugt man einem häufig anzutreffenden Problem vor: (Ältere) Servicehunde werden über die Ausübung von Druck ausgebildet, mit der Folge, daß sie nicht freudig arbeiten, nahezu ständig unter Streß stehen und so eine verkürzte Lebensdauer haben. Indem schließlich ein Patentrainer in der Familie angeleitet wird, legt man die Voraussetzung dafür, daß eine kontinuierliche Weiterschulung des Hundes gewährleistet ist und kann so das ebenfalls häufige Problem eher umgehen, daß die Servicehunde in ihren neuen Familien schnell ,vergessen', was sie einst gelernt haben.

Die verbreitete Vorgehensweise ist jedoch, daß Welpen und Junghunde zunächst in einer Patenfamilie leben, dort Grunderziehung und Sozialisation erfahren, dann im jugendlichen Alter in eine spezielle Ausbildungschule verbracht werden, wo sie einige Monate verbleiben, um danach erst zu ihren neuen Besitzern zu kommen.

# Einsatzbereiche von Servicehunden

Es gibt heute eine ganze Reihe von Servicehunden, manche ihrer Aufgabengebiete sind in Deutschland noch weitgehend unbekannt:

*Blindenführhunde (guide dogs):* Ihre primäre Aufgabe ist es, die Navigation für den Blinden zu übernehmen, ihn durch die Wohnung und den Straßenverkehr zu führen. Die Ausbildung von Blindenführhunden hat weltweit die längste Tradition.

*Behindertenbegleithunde (assistance dogs).* Diese Hunde erledigen Aufgaben wie z. B. das Öffnen von Türen und Schubladen, das Bedienen des Fahrstuhls und des Lichtschalters, das Aufheben von Gegenständen, die herunter gefallen sind, das Bringen von Gegenständen, aber auch das Tragen von Dingen in Packtaschen, die sie auf dem Rücken tragen. Behindertenbegleithunde werden häufig von Rollstuhlfahrern eingesetzt, bei denen sie z.T. auch noch Zugaufgaben zu übernehmen haben.

In jüngster Zeit wird vorgeschlagen, den Begriff des Behindertenbegleithundes auszutauschen gegen jenen des „LPF"-Hundes. LPF ist ein Begriff, der aus dem Mobilitätstraining für behinderte Menschen stammt. Er steht für „lebenspraktische Fertigkeiten". Dieser Begriff hat gegenüber jenem des Behindertenbegleithundes drei Vorteile: Erstens ist er wesentlich kürzer. Zweitens assoziieren viele Menschen fälschlicherweise mit dem „Begleithund" die reine Gehorsamsausbildung des Hundes, wie sie in Deutschland in der sogenannten „Begleithundeprüfung" geprüft wird. Drittens, und das scheint mir das wesentliche Argument, umgeht man mit dem Begriff des LPF-Hundes den diskriminierenden Charakter, den das „Behinderten…-" trägt.

*Signalhunde (hearing dogs oder alert dogs):* Sie werden für gehörlose Menschen eingesetzt und lernen, diesen Geräusche zu melden wie z.B. das Schellen von Türklingel, Wecker oder Telefon, aber auch das Schreien des Babys im Nebenzimmer.

*Epilepsiehunde (Seizure-alert dogs):* Relativ neu ist die Entdeckung, daß Hunde die Fähigkeit besitzen können, den kommenden epileptischen Anfall ihres Besitzers zu spüren, ja sogar den Schweregrad des Anfalls vorherzuspüren. Diese Fähigkeit der Hunde wird dafür genutzt, daß sie ihren epilepsiekranken Menschen vor dem nahenden Anfall warnen, so daß der sich darauf einstellen kann. Er kann sich

## Soziale Dienstleistungsfunktionen von Hunden:

| | |
|---|---|
| 1. Servicehund: | *Blindenführhunde:*<br>Navigationshunde für Blinde/Sehbehinderte |
| | *Behindertenbegleithunde:*<br>erledigen Alltagsaufgaben für Körperbehinderte (meist Rollstuhlfahrer), manchmal als Zughund oder Lastenträger eingesetzt<br><br>*Signalhunde:*<br>Meldehunde für Gehörlose<br><br>*Epilepsiehunde:*<br>Zeigen bevorstehenden epileptischen Anfall an |
| 2. Therapiehunde: | Sehr menschenfreundliche, nervenstarke Hunde Wirken über: Anblick, Körperkontakt, Kommnikation und Interaktion. Vornehmlich eingesetzt bei Kindern, alten Menschen, verhaltensgestörten Menschen, geistig oder körperlich Behinderten |

also z. B. irgendwo sicher hinsetzen, damit zumindest keine Sturzgefahr besteht, einer anderen Person Bescheid geben, damit diese sich um ihn kümmert und eventuell ein Medikament einnehmen, das den nahenden Anfall im letzten Moment noch abstoppen kann.

In den USA haben diese verschiedenen Servicehunde mittlerweile den Bekanntheitsgrad der Blindenführhunde erreicht. 1990 führte man den Begriff der Service dogs ein, um erstens eine Gleichstellung der verschiedenen Dienstleistungen, die Hunde erbringen können, zu erreichen, und um zweitens die Notwendigkeit zu umgehen, daß die betroffene Person anderen gegenüber offenbaren muß, welcher Art ihre Behinderung ist – beispielsweise um mit ihrem Hund Zutritt zu einem ansonsten für Hunde nicht zugelassenen Restaurant zu erhalten. Schilder auf denen bislang

stand: „Guide dogs only"- also nur für Blindenführhunde zugelassen – sind mittlerweile bereits vielfach ersetzt durch solche, die allen Servicehunden den Zutritt erlauben. Und es geht sogar noch weiter: Eine betreffende Person muß lediglich angeben, ihr mitgeführter Hund sei ein Service dog – sie braucht keine offizielle Plakette, amtliche Beglaubigung oder ähnliches.

Davon sind wir in der BRD noch weit entfernt.

# Therapie- oder Sozialhunde

Der Therapie- oder Sozialhund unterscheidet sich vom Service Dog dadurch, daß er nicht speziell für die Ausführung bestimmter Dienstleistungen ausgebildet wird. Er muß keine Brillen aufheben oder Türen öffnen, sondern er muß – im Prinzip –

einfach nur da sein und mit den Klienten und Patienten kommunizieren. Das heißt jedoch nicht, daß jeder Hund ein Therapie- oder Sozialhund sein kann.

Ich habe bislang immer großzügig den Begriff des Therapiehundes gebraucht. Orientiert man sich jedoch an der obigen Unterscheidung zwischen tiergestützten Aktivitäten und tiergestützter Therapie, so müßte daraus folgen, auch die Hunde, die in der einen oder der anderen Form eingesetzt werden, unterschiedlich zu bezeichnen. Im Klartext: Hunde, die im Rahmen eines Besuchsprogrammes alte Menschen im Pflegeheim besuchen, fallen mehr unter die Kategorie des Sozialhundes. Solche, die gezielt in einer therapeutischen Sitzung mit einer klaren Zielvorgabe eingesetzt werden, wären dann eher als Therapiehunde zu bezeichnen.

Ich persönlich habe meine Schwierigkeiten sowohl mit der Unterscheidung von AAA und AAT, als auch mit der Unterscheidung zwischen Sozial- und Therapiehunden. Auch wenn ein Hund z. B. nur durch seine bloße Anwesenheit zu einer entspannteren Stimmung beiträgt, Freude vermittelt, zum Lachen bringt, würde ich dies als therapeutische Effekte bezeichnen. Im Grunde sticht man mit dieser Begriffsdiskussion in das Wespennest einer Debatte, die im psychologisch-therapeutischen Bereich seit Jahrzehnten geführt wird und auf die es bislang keine Antwort gibt: Ab wann kann man von Therapie sprechen? Wenn man durch eine Maßnahme eine positive Verhaltensveränderung oder eine Veränderung des körperlichen oder seelischen Wohlbefindens bewirkt? Oder kann man erst dann

von Therapie sprechen, wenn man ein klar strukturiertes Konzept im Kopf hat mit ganz bestimmten Zielsetzungen und Verhaltensregeln für den Therapeuten? Oder als Zusatzbedingungen: Man therapiert erst dann richtig, wenn der Klient gar nicht weiß, daß und wie er therapiert wird? Manche therapiekritische Psychologen und Pädagogen sehen das Charakteristikum einer Therapie gar darin, daß sie den Klienten manipuliere.

Für mich ist das entscheidende Kriterium die Erzielung einer Veränderung hin zum Besseren. Wenn ein Patient, der sich konsequent weigert, aus seinem Bett zu kommen, in seinem Zimmer über Mikrophone die Vögel des Krankenhausgartens zwitschern hört und darauf beschließt, doch zu versuchen, im Rollstuhl in den Garten gebracht zu werden, um die Vögel auch sehen zu können, ist dies in meinen Augen ein therapeutischer Effekt, auch ohne daß der Patient nun direkt mit den Vögeln interagiert hätte oder daß eine klare Zielvorgabe nach dem Motto: ‚Patient X soll endlich sein Bett verlassen' bestanden hätte.

Von daher macht es für mich kaum einen Unterschied, ob ein Hund bei seinem Besuch auf der Pflegestation „nur" erreicht, daß einige Patienten für die Zeitdauer des Besuchs schlicht zufrieden sind und mit Vorfreude auf den nächsten Besuch warten oder ob eine magersüchtige Jugendliche dazu angeregt wird, wieder normal zu essen, weil ihr als Belohnung für jedes Essen ein Besuch des Therapiehundes versprochen wird.

Letztendlich bedeutet jeglicher Einsatz eines Hundes das zumindest potentiell mögliche Erreichen einer Vielzahl von Zielen. Wenn z. B. ein

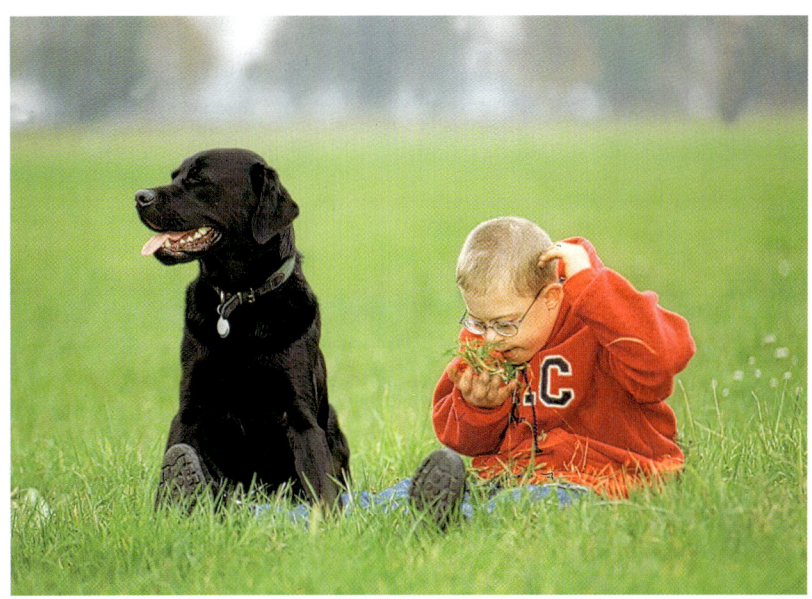

**Das einfache Miteinander hat bereits therapeutische Wirkungen – ohne eigens formuliertes therapeutisches Konzept.**

Kinderpsychotherapeut einen Hund nutzt, um über dessen „Eisbrecherfunktion" ins Gespräch mit dem Kind zu kommen, so kann es durchaus sein, daß er nicht nur dieses Ziel erreicht, sondern auch noch ein anderes, vorher nicht anvisiertes, wie z.B. jenes einer motorischen Förderung, weil das Kind mit dem Hund herumtollt, oder einer kognitiven Förderung, weil das Kind beginnt, über Hunde etwas zu lesen und darüber mit seinen Eltern redet.

Die Zielsetzung des Ganzen kann also genau genommen keinen Aufschluß darüber bieten, ob man nun von einem Sozial- oder einem Therapiehund sprechen sollte. Aber auch das Vorhandensein einer speziellen Ausbildung sollte nicht das ausschlaggebende Kriterium sein. Ich sehe die Gefahr einer Suggestion, wonach manche Hunde, nämlich die Therapiehunde, eine besondere Auswahl und eine besondere Ausbildung erfahren,

während die Hunde, die „nur" Sozialhunde sind, dies nicht benötigen. Dies ist ein folgenschwerer Denkfehler, denn ein wesensmäßig nicht geeigneter, schlecht geprägter und sozialisierter Hund, ein Hund, der in bestimmten Bereichen Verhaltensprobleme zeigt und ein Hund, der nicht über einen ausgezeichneten Grundgehorsam verfügt, hat generell nichts in Therapieprojekten zu suchen – seien diese nun AAA- oder AAT-Projekte.

## Die Ausbildung von Therapiehunden

Wenn ich oben geschrieben habe, daß Therapiehunde im Gegensatz zu Servicehunden keine Ausbildung brauchen, so bezog sich dies auf die Ausbildung hinsichtlich der Erbringung bestimmter *Dienstleistungen*. Doch ein Therapiehund muß in anderer Hinsicht unbedingt ausgebildet werden – was z. B. die Akzeptanz ungewöhnlicher Bewegungen durch Menschen, den Anblick bedrohlicher Gegenstände oder aber – ganz wichtig – das Ertragen ungeschickter körperlicher „Zuwendung" betrifft. Glücklicherweise setzt sich mehr und mehr die Erkenntnis durch, daß man eben nicht jeden Hund einsetzen kann im Vertrauen auf dessen unglaubliche Anpassungs- und Kommunikationsfähigkeiten und im Vertrauen auf sein weiches Fell und seine treuen Augen. Therapiehund zu sein heißt, schwere Arbeit zu leisten und einen enormen Streß verarbeiten zu müssen. Und es heißt – böse formuliert – sich in vielen Situationen nicht als eigentlicher Hund verhalten zu dürfen. Man kann nicht hoffen, zufällig ein Exemplar an der Leine zu haben, das die Therapiearbeit quasi mit der Muttermilch aufgesogen hat. Es bedarf einer sorgfältigen Aufzucht, Haltung und Erziehung des Hundes. Dies ist mittlerweile mehr und mehr erkannt worden und so widmen sich Organisationen der gezielten Ausbildung von Therapiehunden. In Deutschland hat sich zu diesem Zweck der Verband Therapiehunde Deutschland gegründet, dessen Arbeit ich unten näher vorstellen werde.

Wenn man schon Sozial- von Therapiehunden unterscheiden will, so macht das am ehesten einen Sinn in bezug auf die konkrete Art des Einsatzes: Gehören sie einfach so zum Inventar einer Institution dazu? Sind sie in Therapiesitzungen lediglich anwesend? Oder werden sie ganz gezielt in den Behandlungsplan miteinbezogen? Es macht zum Beispiel einen Unterschied, ob ein Beschäftigungsthera-

peut sich die Wirkung von Hunden zunutze macht, indem er seine Gruppentherapie einfach in Anwesenheit eines Hundes durchführt, damit dieser die Stimmung allgemein hebt, die Patienten vielleicht auch einen Anreiz zur Teilnahme haben, oder ob der Hund selbst zum Mittel in der Therapie wird. So kann z. B. eine Person, die gegen ihre Phobie, öffentliche Räume zu betreten, verhaltenstherapeutisch behandelt wird, nun zusammen mit ihrem Therapeuten und dem Hund für diesen Futter kaufen gehen, ihn zu einen Tierarztbesuch begleiten etc. In diesen Fällen ist der Hund konkretes Medium der Therapie.

Eine andere Form ist jene, in der der Hund als Belohnungsobjekt fungiert. Z.B. darf ein normalerweise regelmäßig im Kindergarten randalierendes Kind nur dann zum heißersehnten Hundespaziergang am Nachmittag mitkommen, wenn es am Vormittag auf das Verprügeln der anderen Kinder verzichtet hat.

Ich persönlich bevorzuge weiterhin den Begriff des Therapiehundes unter der Voraussetzung, daß der Hund gezielt ausgewählt worden ist, eine entsprechende Ausbildung erfahren hat und zu therapeutischen Zwecken eingesetzt wird, wobei graduelle Unterschiede bestehen hinsichtlich der Art seines Einsatzes: Ist er direktes Medium in einem konkreten Therapiekonzept oder ist er „lediglich" ein tierischer Begleiter, der durch seine bloße Anwesenheit wirkt?

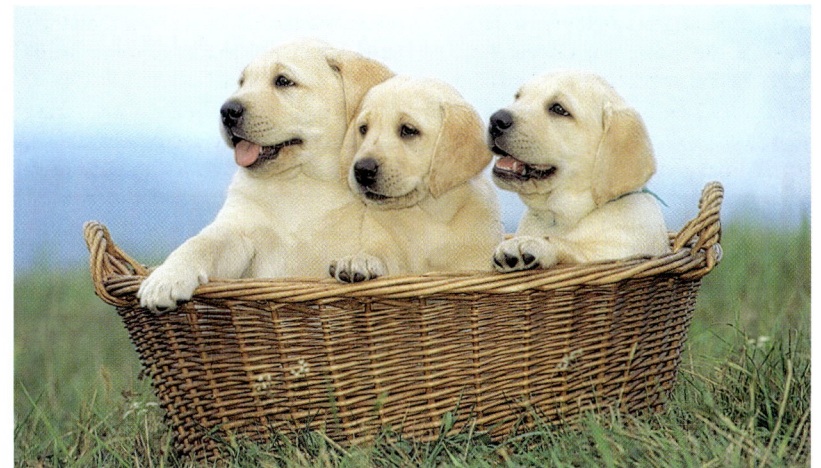

**Bereits beim Welpen kann sich abzeichnen, ob er später für einen therapeutischen Einsatz tauglich ist.**

## Fragen zum Einsatz von Therapiehunden

Hinsichtlich des Einsatzes von Hunden als Co-Therapeuten kann man also in den Ursprungsländern der tiergestützten Therapie eine Entwicklung nachzeichnen: Anfangs waren die Einsätze eher zufällig, man nahm eher die Hunde, die gerade greifbar waren und die einen netten Streichelhund abgaben. Man hoffte allein auf die Wirkungen, die die bloße Anwesenheit des Hundes auslösen sollte. Heute wird die Entscheidung für den Einsatz von Hunden bewußter überlegt, geplant und auf die Bedürfnisse und Anforderungen der Klienten und Patienten zugeschnitten. Der Einsatz von Tierheimhunden geht zurück, man wird sich der Anforderungen, die an Therapiehunde zu stellen sind, immer bewußter. Hunde werden vermehrt ganz gezielt für ihre „Nutzung" als Co-Therapeuten nicht nur ausgewählt und ausgebildet, sondern auch gezüchtet. Früher bemühten sich einige wenige Personen unermüdlich als Einzelkämpfer, die Idee der tiergestützten Therapie voranzutreiben. Heute gibt es ganze Organisationen und Dachverbände, Zusammenschlüsse von Professionellen und Scharen von ehrenamtlichen Helfern, spezielle Zeitungen und Fachkongresse, Richtlinien und Prüfungsanweisungen in der Ausbildung von Therapiehunden. Im allgemeinen gewinnen die Vorgehensweisen zunehmend an Professionalität, doch hinsichtlich zweier Aspekte sind immer noch Defizite zu verzeichnen: Zum einen herrscht ein Mangel an klar durchstrukturierten Arbeitskonzepten, in denen das Fachwissen verschiedenster Professionen gebündelt wird zu eindeutigen Handlungsanleitungen für den Einsatz von Tieren/Hunden in den je spezifischen Institutionen mit je spezifischem Klientel. Zum anderen bleibt die Seite der Tiere, und insbesondere der Hunde, weiter völlig unterbelichtet: Ethische und tierschutzrechtliche Fragen werden nicht nur nicht beantwortet, sondern meist erst gar nicht gestellt. Diesem Thema habe ich im folgenden Kapitel einen besonderen Raum zugestanden, so daß an dieser Stelle der Hinweis darauf, daß leider häufig das Wohl der Hunde vergessen wird, genügen soll.

Nun aber genug mit der Geschichte des therapeutischen Einsatzes und all der Begriffsver- und -entwirrung:

# Wie arbeitet ein Therapiehund?

Heute werden Hunde in den verschiedensten Institutionen eingesetzt: In Psychiatrien, Geriatrien, Krankenhäusern, Alten- und Pflegeheimen, Behinderteneinrichtungen, Erziehungsheimen für Kinder und Jugendliche, in Beratungspraxen niedergelassener Psychotherapeuten, ja selbst in Justizvollzugsanstalten. Ich möchte in einem kurz gehaltenen Überblick verschiedene Einsatzformen von Hunden anhand der Vorstellung einiger Praxisprojekte skizzieren, wobei ich an dieser Stelle bewußt darauf verzichte, eine wertende Stellungnahme abzugeben – diese wird Gegenstand des folgenden Kapitels sein.

Wenn man sich einen Überblick über die verschiedenen Einsatzformen verschafft, kann man grob unterteilt sieben Arten des Einsatzes von Hunden als Therapietiere unterscheiden.

**1. Der Hund lebt ständig innerhalb einer Institution mit den dortigen Bewohnern zusammen.**
Ein Hund wird sozusagen als Heim- oder Stationshund angeschafft und verbringt seinen ganzen Tag in der Institution, gehört sozusagen zum Inventar und ist ganztägig im Einsatz.

Gerald P. Mallon beschreibt 1994 den Einsatz von Hunden in dem Kindererziehungsheim Green Chimney in der Nähe von New York. In diesem Heim leben Kinder, die Verhaltensauffälligkeiten zeigen und/oder Schulschwierigkeiten haben. Der Aufenthalt der Kinder dort ist als ein vorübergehender gedacht, in welchem die Kinder sozusagen „fit für's Leben" gemacht werden sollen, um dann in ihre angestammte Umgebung zurückzukehren. Knapp 90 Kinder, hauptsächlich Jungen im Alter von 6 – 14 Jahren leben dort in sechs Wohngruppen. Green Chimney ist angelegt als eine große Farm, doch die Gebäude der einzelnen Wohngruppen liegen eher separat. Die Kinder mußten erst zur Farm gehen, um dort Kontakt mit den Tieren zu haben. Im Wohnbereich selbst durften sie bislang keine Tiere halten. Nun schaffte man sich für jede der sechs Wohngruppen einen Hund an – leider wird nichts darüber berichtet, um welche Hunde es sich handelt und nach welchen Kriterien sie ausgewählt worden sind. Um die Wirkung der Hunde zu untersuchen, führte Mallon Intensivinterviews mit den Sozialarbeitern und einigen der Kinder durch, ferner beantworteten eine Reihe der Mitarbeiter einen Fragebogen.

Die Hunde hatten einen hohen Stellenwert als Freunde der Kinder gewonnen, Freunde, mit denen man sich unterhalten kann und dabei Dinge erzählen kann, die niemanden etwas angehen – der Hund wird es nicht weitersagen.

Eines der Kinder drückte diesen Vorzug des Hundes so aus:

*„Wenn ich Mist gebaut habe, erzähle ich ihm, daß ich es nicht böse gemeint habe. Ich fühle mich dann besser, weil ich weiß, daß er mich versteht. Er ist nämlich ein guter Zuhörer. Wenn ich ihm etwas sage, dann macht er das auch. Wenn ich traurig bin, sage ich zu ihm: Was passiert hier mit mir? Wieso bin ich hier, warum kann ich nicht einfach nach Hause gehen und bei meiner Familie leben? Ich fühle mich dann besser, weil ich mit jemandem reden kann. Er ist immer da und er ist nie zu beschäftigt, um mir zuzuhören. Wenigstens er hört mir zu."*

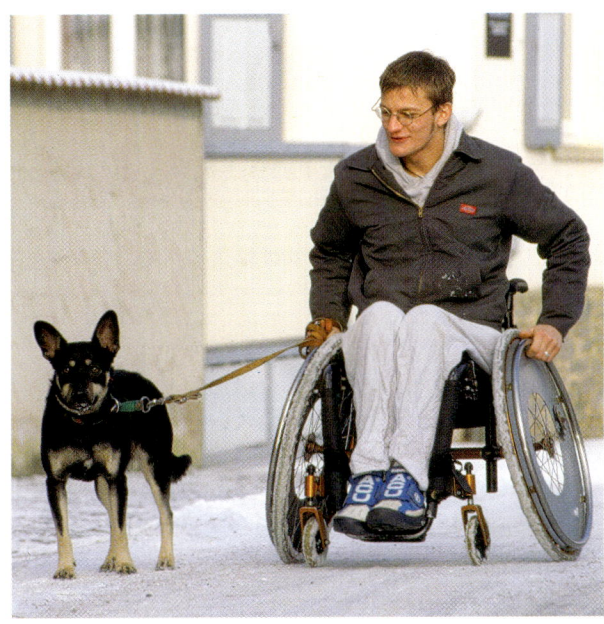

Die ängstlichen Kinder profitierten davon, daß der Hund der Wohngruppe bei ihnen im Bett schlafen durfte – wenn auch nur für kurze Zeit, dann marschierte der Hund zum Bett des nächsten Kindes. Wichtig für die Kinder war, vom Hund bedingungslos angenommen zu werden. Die meisten der Kinder entwickelten eine starke Beziehung zum Hund – auch solche, die als eher beziehungsunfähig galten. Schließlich waren auch klare Effekte im Hinblick auf fürsorgliche Verhaltensweisen der Kinder zu beobachten: Die Kinder kümmerten sich um den Hund und erlebten das Tragen von Verantwortung und Pflichten für sich selbst als Bereicherung.

Allerdings berichtet Mallon auch von Fällen, in denen der Hund durch die Kinder mißhandelt worden ist – meist durch die älteren Kinder, obgleich ein starker Gruppendruck bezüglich korrekten Verhaltens dem Hund gegenüber herrschte.

Mallons Projektbeschreibung kann als typisch für viele tiergestützte Therapieprojekte gelten: Es wird ein Hund angeschafft, der in der Institution lebt, man hegt Hoffnungen in bezug auf das Erreichen bestimmter

Ziele, doch der Hund wird nicht ganz gezielt in der Einzel- oder Gruppenarbeit im Rahmen eines therapeutischen Gesamtkonzeptes eingesetzt. Die Wirkungen des Hundes ergeben sich eher nebenher und können dabei u.U. von tiefgehender therapeutischer Bedeutung sein.

**2. Der Hund gehört einer Institution, lebt aber in einem Zwinger innerhalb der Außenanlage.**
Die Bewohner haben sporadischen Zugang, indem sie entweder zum Zwinger gehen, den Hund dort besuchen, vielleicht auch unter Aufsicht mit ihm spazierengehen, oder aber der Hund wird durch die Mitarbeiter der Institution zeitweilig in die Zimmer der Bewohner, in den gemeinsamen Aufenthaltsraum, oder in Räume, in denen spezielle Therapiesitzungen stattfinden, gebracht.

**Der Hund als unschätzbarer Helfer, den Alltag zu meistern.**

Eine ganz spezielle Form stellt das „People-Pet-Partnership-Program" dar: Hines berichtete 1983 von diesem in einem Hochsicherheitsgefängnis für Frauen in Washington gestarteten Projekt, in dem die Frauen zu Hundetrainern ausgebildet werden und unter Anleitung Servicehunde wie Blindenführ-, Gehörlosen- und Behindertenbegleithunde für andere Menschen ausbildeten. Angestoßen wurde dieses völlig neuartige Projekt von einer

**Das Mitführen von Hunden in Krankenhäusern oder Altenheimen ist in Deutschland leider eine seltene Ausnahme.**

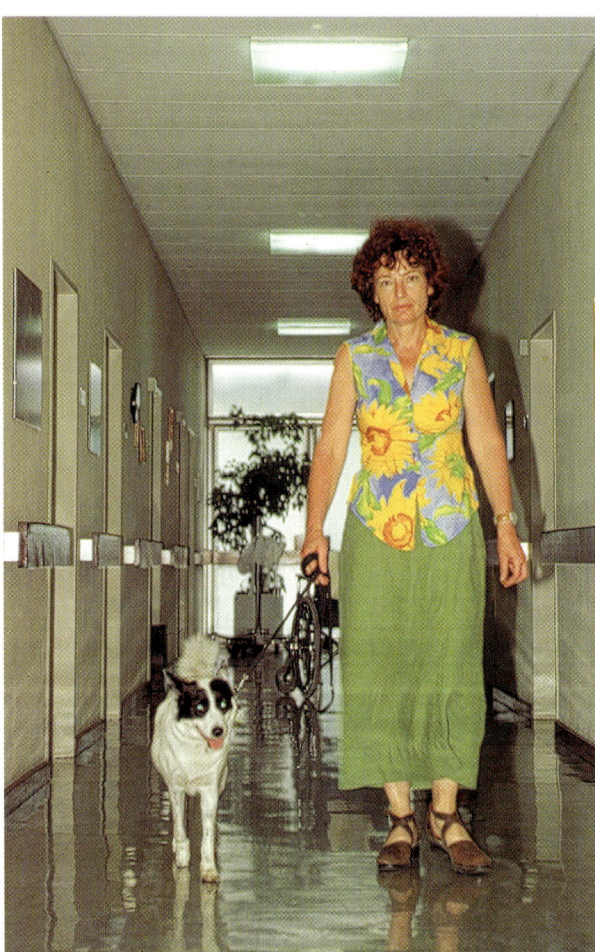

Frau, die selbst 14 Jahre ihres Lebens in diversen Institutionen verbracht hatte und die an sich selber erfahren hatte, wie ihr Umgang mit Hunden sie davor bewahrt hatte, sich immer weiter in sich selbst zurückzuziehen. Sie fand für ihre Idee Unterstützung bei Leo Bustad, einem Tierarzt an der Unitierklinik in Washington. Zusammen mit Linda Hines von der Delta Society stellten sie 1979 das „People-Pet-Partnership Program" auf die Beine und überzeugten die zuständigen Stellen, grünes Licht zu geben. Sponsoren wurden ebenso gefunden wie qualifizierte, erfahrene Hundetrainer, die sich bereit erklärten, mit Gefangenen zu arbeiten. Drei Jahre nach den ersten Planungen konnte es richtig losgehen. Anfangs arbeitete man zunächst mit gestifteten Hunden, meist Welpen von Rassehunden (Dobermänner, Irische Setter, Bassets, Shetland Sheepdogs, Englische Cocker und Springer Spaniel, Golden Retriever, Schipperkes), die von den Ausbildern in die Anstalt mitgebracht wurden (teils in Eigenbesitz, teils als Hunde behinderter Menschen). Mit der Zeit ist das Programm immer stärker ausgeweitet worden. Zunehmend werden auch Tierheimhunde ausgebildet, aber auch mit einer eigenen Hundezucht hat man begonnen. Die Anstalt hat eigene Hundehäuser gebaut, in denen die Hunde nun untergebracht werden, während sie zuvor immer zu den Trainingszeiten in die Anstalt gebracht worden sind. Man hat ferner eine Rennbahn erstellt und einen Hundepflegesalon eingerichtet. Lizenzierte Richter des American Kennel Clubs (der amerikanischen Variante des VDH) kommen in die Anstalt und halten dort ganz normale Prüfungswettbewerbe ab. Die Effekte für die Frauen liegen darin, daß Verantwortungs- und Selbstwertgefühl gestärkt werden. Mit diesem Ansatz erreicht man gleich mehrere Ziele: Die Frauen erhalten eine Ausbildung, die ihnen eine Zukunftsperspektive für die Zeit nach Verbüßung ihrer Haftstrafe gibt. Sie werden aus der Stupidität des Anstaltsalltags herausgenommen und können einer sinnvollen Beschäftigung nachgehen, die darin gipfelt, daß sie für andere, in bestimmter Weise bedürftige Menschen einen Hund ausbilden, der diesen Menschen dann das Leben erheblich erleichtern kann. Die Frauen haben das Gefühl, etwas sinnvolles zu tun, für andere Menschen zu arbeiten, Hunde eventuell sogar vor dem Tod zu retten (indem sie Hunde aus dem Tierheim holen). Die Kommunikation der Frauen untereinander wird gefördert, weil man nicht nur ein gemeinsames Gesprächsthema hat, sondern immer wieder konkrete Anlässe gegeben sind, die eine Verständigung erfordern. Und: Über die Hunde wird der Kontakt zu Menschen außerhalb der Anstaltsmauern geschaffen. Auch ein „erzieherischer" Effekt ist zu beobachten. Die Frauen müssen lernen, sich diszipliniert zu verhalten, ansonsten müssen sie das heißbegehrte Programm, für das eine lange Warteliste besteht, verlassen.

Und so sieht eine Gefängnisinsassin die Arbeit mit den Hunden:

*„Ich habe mich entschlossen, in diesem Arbeitsbereich zu bleiben. Mein größtes Ziel ist es, mein Wissen und mein Interesse so einzusetzen, daß ich die in Armut verstrickten Straßenkinder im Ghetto von Seattle erreichen und ihr Leben verändern kann. Ich möchte schlechtes und un-*

*diszipliniertes Verhalten von Kindern so ändern, daß sie zu anständigen Bürgern werden. Mein Plan ist es, sie in die Arbeit mit Hunden einzubeziehen und ihnen zu helfen, wie man die Hundeausbildung zu einem nützlichen und Freude bringenden Hobby gestalten kann. Vor allem aber möchte ich vermitteln, daß Tiere Geschöpfe Gottes sind. Ich liebe den Kurs, er hat eine positive Veränderung in meinem Leben gebracht. Es funktioniert!"*

In diesem Projekt haben die Hunde sozusagen eine dreifache Rolle. Erstens ermöglichen sie all die positiven Effekte, die aus der bloßen Interaktion zwischen Mensch und Hund bekannt sind. Zweitens sind sie ein Disziplinierungsmittel für die Frauen, da die Teilnahme am Programm vom vorherigen Wohlverhalten im Gefängnis abhängt und die Frauen sofort ausgeschlossen werden, wenn sie sich nicht an die Anstaltsregeln halten. Drittens sind die Hunde „Mittel" beruflicher Qualifizierung, Lernobjekte, Brücken zur Außenwelt. Mittels der Hunde wird eine Resozialisierung im eigentlichen Sinne erreicht: durch Einübung von Sozialverhalten, durch Erwerb beruflicher Qualifikation und auch dadurch, daß die Frauen etwas zum Wohle anderer Menschen beitragen.

**3. Mitarbeiter einer Institution bringen ihren eigenen Hund mit an ihren Arbeitsplatz. In der Regel läuft der Hund selbständig im Heim/auf der Station umher und hat dann zusammen mit seinem Besitzer Feierabend.**
Diese Form findet sich in der Literatur erstaunlicherweise selten beschrieben. Vielleicht spielt sie in anderen Staaten kaum eine Rolle. Bei meinen Recherchen stieß ich in Deutschland immer

wieder auf das Phänomen, daß nur wenige gezielte tiergestützte Projekte zu finden sind, daß aber bei Gesprächen mit Mitarbeitern verschiedenster Institutionen des psychosozialen und Gesundheitssektors immer wieder zu erfahren war, daß einzelne Mitarbeiter den eigenen Hund mitbringen. Meist wurden und werden damit nicht ursprüngliche Therapiezwecke verfolgt, sondern es ist einfach ein Weg, dem Hund das stundenlange Warten auf seinen Besitzer zu ersparen. Die Beobachtung, daß die Patienten und Klienten sehr positiv auf den Hund reagieren, kann dann noch ein zusätzlicher Ansporn sein, den Hund mitzunehmen. Die Leitungsebene der betreffenden Institution toleriert dies meist, ohne sich Gedanken darüber zu machen, inwieweit der gezielte Einsatz dieses einen, oder aber auch anderer Hunde das Betreuungs- und Therapieangebot der Institution sinnvoll ergänzen und bereichern könnte – und zwar so, wie es im nächsten Fall geschildert wird:

**4. Mitarbeiter einer Institution oder freiberuflich Tätige nehmen ihren eigenen Hund mit an ihren Arbeitsplatz und setzen ihn dort konkret in ihrer Tätigkeit ein.**
Im Unterschied zur vorher genannten Variante ist hier nicht die bloße Anwesenheit des Hundes gefragt, der selber entscheidet, zu wem er denn als nächstes marschieren möchte, sondern er wird gezielt eingesetzt.

Die Sozialarbeiterin Yvonne A. Gonski berichtete bereits 1985, wie sie ihre beiden eigenen deutschen Schäferhunde in ihrer Arbeit mit Pflegekindern einsetzt. Gonski entdeckte die Potentiale ihrer Hunde für ihre

Arbeit ebenfalls zufällig: Wenn sie ihren monatlichen Hausbesuch bei den Pflegefamilien unternahm, die eines oder mehrere Kinder bei sich aufgenommen hatten, welche zur Adoption freigegeben waren, hatte sie ihre Hunde Buster und Queto im Auto dabei. Eine Reihe der Kinder nun sah die Hunde im Auto und fragte, ob sie sie streicheln oder mit ihnen spielen durften. Gonski erlaubte es den Kindern und entdeckte dabei, daß in den Dialogen der Kinder mit den Hunden Dinge zur Sprache kamen, die ihr die Kinder niemals erzählt hatten. Sie beschloß, sich diese Wirkung zunutze zu machen und gestaltete fortan ihre Hausbesuche häufig so, daß sie mit Kind und Hunden einen Spaziergang unternahm.

Gonski sieht die Hauptwirkung ihrer Hunde darin, daß das Selbstwertgefühl der Kinder gesteigert werden konnte. Kinder, die entweder von ihren Eltern selbst zur Adoption freigeben werden, oder aber vom Jugend-amt aus den Familien genommen werden müssen (meist weil sie vernachlässigt und/oder mißhandelt werden), haben in der Regel eine lange Geschichte der Ablehnung hinter sich, sie sind nie als Personen akzeptiert und geliebt worden. Nun machen sie die Erfahrung, daß sie Gonskis große Hunde erfolgreich an der Leine führen und ihnen die Ausführung von Befehlen abverlangen können. Sie haben das Gefühl, etwas Großes zu leisten. Dazu kommt dann noch die empfundene Zuneigung der Tiere. Die Entwicklung von Selbstvertrauen ist wiederum ganz entscheidend dafür, daß die Kinder andere Herausforderungen ihrer Lebenssituation besser bewältigen können.

5. Einem Patienten/Klienten wird die Anschaffung eines eigenen Hundes empfohlen, bzw. es wird ihm zunächst für eine begrenzte Zeit die Verantwortung für einen Hund übertragen.

Diese Form des therapeutischen Einsatzes von Tieren betrifft meist eher andere Tiere als Hunde, vorzugsweise Vögel oder andere, in Käfigen zu haltende, kleinere Tiere. Sie geht auf das denkwürdige Experiment von Roger A. Mugford und James G. Mc Comsky zurück, die 1975 untersuchten, welche Auswirkungen es hat, wenn man alten Menschen etwas gibt, das ihre Fürsorge braucht: Eine Gruppe von alten Menschen erhielten eine Topfblume, die andere Gruppe einen Wellensittich zur Pflege. Über fünf Monate hinweg wurden die Teilnehmer der Studie einmal monatlich von einem Sozialarbeiter besucht. Die Ergebnisse waren erstaunlich. Selbst die alten Menschen, die einfach nur eine Topfblume erhalten hatten, blühten sichtlich auf. Besonders auffällige Verbesserungen ihres seelischen und körperlichen Wohlbefindens zeigten jene alten Menschen, die einen Wellensittich bekommen hatten. Sie entwickelten intensive Beziehungen zu ihren Vögeln, schafften z.T. zusätzliches Spielzeug für die Vögel an, ein Mann baute seinem Vogel sogar einen regelrechten Abenteuerspielplatz. Auch 18 Monate nach Erhalt des Vogels waren die alten Menschen noch begeistert von ihrem Tier und freuten sich daran. Es war der Mittelpunkt ihrer Gespräche, wenn sie Besuch erhielten. Nun sind Vögel relativ leicht zu plazieren. Jemandem dagegen einen Hund „zu verordnen" stellt eine ganz andere Dimension hinsichtlich der Anforderungen dar, die damit an den Klienten/Patienten gestellt werden.

Anfang der achtziger Jahre starteten Ellen Netting, Cindy Wilson und John New ein ambitioniertes Projekt in Knoxville/Tennessee, dessen Ziel es war, alte Menschen, die ambulante Pflegedienste in Anspruch nahmen, ein Tier zu vermitteln, um dadurch ihre Lebensqualität zu erhöhen. Die Initiatoren waren Lehrende am Fachbereich Sozialarbeit bzw. Gesundheitswissenschaft an der Arizona State University sowie ein Tierarzt der Veterinärklinik der Universtität von Knoxville. Sie

**Die Liebe zum Hund ist nicht per Rezept zu verordnen.**

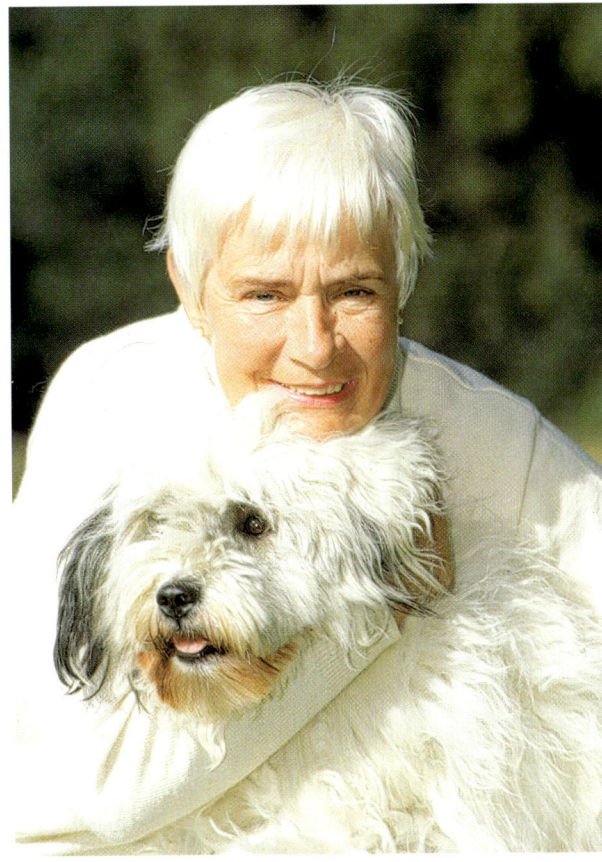

**Dieser Hund vertraut seinem Menschen.**

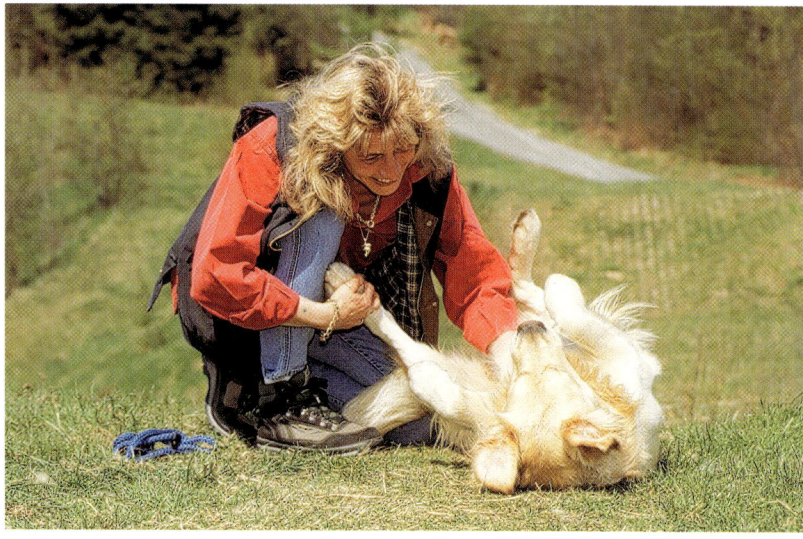

überzeugten einen lokalen ambulanten Hilfsdienst, dessen Schwerpunkt weniger medizinische Pflegeleistungen, sondern die Hilfe im Haushalt war, an dem Projekt teilzunehmen. Diese Hilfsagentur hatte zum Start des Projektes 250 Klienten, wovon zwei Drittel Frauen waren. In einer sehr sorgfältig angelegten Aktion wurden Fragebögen entwickelt, mit denen Studenten die alten Leute zu deren seelischer und körperlicher Gesundheit befragten, aber auch zu gegenwärtigem und früherem Tierbesitz sowie zu ihrer Einstellung zu Tieren. Sie wurden ferner gefragt, ob sie gern ein Tier hätten und welche Tierart sie sich wünschen würden. Von den 103 interviewten alten Menschen äußerten 22 den Wunsch nach einem Tier – die meisten wollten einen Hund, niemand eine Katze. Der Tierarzt besuchte nun in einem zweiten Schritt diese 22 Menschen und zeigte ihnen Fotos von jenen Tieren, die er zu vermitteln hatte. Es handelte sich dabei sämtlich um erwachsene Tiere eines Tierheimes, die einer speziellen Verhaltensuntersuchung, vor allem aber medizinischen Tests unterworfen wurden, bevor sie den Befragten auf Fotos vorgestellt wurden. Die Sorge um die medizinische Unbedenklichkeit der Hunde ging soweit, daß sie nicht nur untersucht, ordnungsgemäß geimpft und auf mögliche Parasiten hin behandelt wurden, sondern daß sie sogar 3- 4 Wochen in Quarantäne verbringen mußten. Die Anleitung der neuen Besitzer richtete sich zwar auch auf die Erziehung des Hundes, schwerpunktmäßig jedoch auf seine richtige Ernährung und Gesundheitsversorgung. Die Lebensbedingungen der 22 Interessenten wurden näher betrachtet: Durften sie überhaupt ein Tier halten? Lebten schon andere Tiere im Haushalt? Wie alt waren diese? Wollte ein Interessent z. B. ein junges Tier, weil sein alter Hund nicht mehr lange leben würde und er hoffte, mit dem jungen Hund den Schmerz überwinden zu können? Hatte der Interessent früher Probleme mit Haustieren? Bestanden gesundheitliche Probleme, die die Haustierhaltung erschweren könnten, wie z. B. Allergien? Waren die Interessenten ökonomisch und physisch zur Sorge für das Tier in der Lage? Waren Familienmitglieder der Person eventuell gegen die Anschaffung eines Tieres? Welche Wünsche hegte ein Interessent an das Tier? Nach einem Tag, einer Woche und einem Monat wurden die Tiere in ihrem neuen Zuhause besucht. Gab es keine Beanstandungen, ging das Tier in das Eigentum des neuen Besitzers über, womit dieser auch selbstverantwortlich für sein Tier wurde – was dessen Erziehung, Pflege, Gesundheitsvorsorge und alle finanziellen Angelegenheiten betraf. Die alten Leute konnten die Tiere jedoch jederzeit zurückgeben, wenn sie ihre Meinung geändert hatten.

## Ernüchternde Erfahrungen

All diese verschiedenen Prüfprozesse führten letztlich dazu, daß nur an fünf (von 103 befragten Personen) ein Tier vermittelt wurde. Entweder legte es die bisherige Tierhaltung des Interessenten nahe, diesem nicht nochmals ein Tier zu geben, oder er durfte gar kein Tier halten, oder er hatte so große gesundheitliche Probleme, daß er nicht für das Tier sorgen konnte.

Die Initiatoren des Projektes machten alles in allem eine ernüchternde Erfahrung. Der überwiegende Teil der alten Menschen wollte gar kein Tier – nicht mal einen Vogel und schon gar keinen Hund. Die Angst und die Ungewißheit, was an Verantwortung auf sie zukommen würde, stellte für die meisten Befragten einen Streßfaktor dar. Am ehesten interessierten sich die alleinlebenden Frauen für ein Tier – zumeist für einen Hund. Ein Drittel dieser Frauen hatte gerade im Laufe des letzten Jahres ihren Hund verloren. Allerdings zeigte sich bei diesen Frauen ein anderes Problem. Sie suchten einen Hund, der ihrem alten möglichst ähneln sollte. Nicht einmal die fünf Personen, die schließlich ein Tier erhielten (um welche Tiere es sich handelte, wird von den Autoren nicht berichtet), waren alle restlos zufrieden. Es gab auch solche, deren Einstellung zum Tier ambivalent blieb.

In ihrem offenen Bericht ziehen die Initiatoren daher den Schluß, daß sie ihre Zielgruppe falsch anvisiert hatten. Wenn man sich auf ein Klientel bezieht, das bereits Pflegedienste in Anspruch nehmen muß, so ist absehbar, daß dieses entweder aktuell gar nicht in der Lage ist, ein Tier, zumal einen Hund zu versorgen, oder in Zukunft diese Fähigkeit nicht mehr haben wird. Tatsächlich verlor das Projekt in recht kurzer Zeit viele Interessenten durch eine Verschlechterung des Gesundheitszustandes oder gar durch den Tod der alten Menschen. Von daher schlagen die Autoren vor, sich eher an jene alten Leute zu wenden, die noch recht mobil und rüstig sind. Schließlich stellen sie selbst die Frage, ob es nicht angemessener wäre, jene Menschen zu unterstützen, die bereits ein Tier haben, um ihnen die weitere Haltung des eigenen Tieres zu ermöglichen, als tierlosen alten Menschen ein Tier geben zu wollen. In ihren Interviews stießen die Autoren immer wieder auf die Ängste jener, die ein Tier – vor allem einen Hund – besaßen, daß sie sich von diesem würden trennen müssen, wenn sie in ein Pflegeheim umziehen müßten.

Den Initiatoren des Programmes kann man nicht vorwerfen, einfach vorschnell irgendwelche Klientel mit irgendwelchen Tieren/Hunden versorgt zu haben. Der Vorlauf war lang und ausführlich, die angehenden Tierhalter wurden sorgfältig ausgewählt – und dennoch muß das Projekt insgesamt als gescheitert angesehen werden.

**6. Ein Hund wird zum Zwecke seines gezielten therapeutischen Einsatzes von außerhalb für spezielle Therapiesitzungen in die Institution gebracht.**

Dabei handelt es sich in der Regel um speziell ausgebildete Therapiehunde, wie ich sie oben beschrieben habe. Sie werden sozusagen als „freiberufliche Mitarbeiter" von Fall zu Fall engagiert. Entweder geht der Halter des Tieres mit in die Therapiesitzung, oder aber die Therapeuten übernehmen während der Sitzung den Hund.

Mary R. Burch berichtet 1995 vom Fallbeispiel des dreijährigen Kevin, bei dem es Mitarbeitern einer Beratungsstelle für entwicklungsgestörte, verhaltensauffällige Kinder durch das Hinzuziehen eines speziell ausgebildeten Therapiehundes gelungen ist, sowohl die motorische Fähigkeiten des Kindes zu verbessern, als auch einige seiner Verhaltensauffälligkeiten in den Griff zu bekommen. Kevin, dessen Mutter während der Schwangerschaft Kokain und Heroin genommen hatte, wurde in der Beratungsstelle vorgestellt, weil er häufig Wutanfälle bekam und sich vehement gegen jegliche körperliche Berührung sperrte, was soweit ging, daß seine Mutter ihn nicht einmal baden konnte. Zudem hatte er mit seinen drei Jahren noch

kein Wort gesprochen und nie versucht zu gehen, obwohl er bereits stehen konnte. Der Physiotherapeut war der Ansicht, daß es Kevin an der Motivation zu laufen fehle. Sämtliche Versuche, ihn mit erprobten kindgemäßen Reizen wie Spielzeug, Musik oder Süßigkeiten zu locken, waren bereits fehlgeschlagen. Man entschloß sich, einfach einen Ortswechsel vorzunehmen und machte mit ihm einen Strandspaziergang. Als Kevin dort Möwen sah, deutete er auf sie, machte Geräusche und zeigte damit zum ersten Mal Anzeichen expressiven Kommunikationsverhaltens. Endlich hatte man etwas gefunden, das Kevins Aufmerksamkeit erregte und so wurde seinen Eltern vorgeschlagen, sich einen Vogel anzuschaffen. Jedesmal, wenn Kevin sich ohne Wutausbruch hatte baden lassen, durfte er zu dem Vogel. Nach einigen Wochen konnte seine Mutter ihn problemlos baden und in seiner siebten Therapiestunde sagte er sein erstes Wort – und das war „Vogel". Nachdem die Therapeuten diese dramatischen Veränderungen Kevins festgestellt hatten, entschieden sie sich, Kevin mit einem Therapiehund zusammenzubringen. Kevin war sofort sehr interessiert, initiierte von sich aus den Kontakt, streichelte den Hund. Das Prinzip der Therapie bestand nun darin, den Hund als Verstärker einzusetzen – so, wie man es zuvor mit dem Vogel erfolgreich versucht hatte. Man entwickelte ein 10-Stufenprogramm steigender Anforderungen an Kevin. Es begann damit, daß Kevin zum Hund krabbeln mußte, um ihn streicheln zu können und endete auf seiner höchsten Stufe darin, daß Kevin ohne Hilfe durch den Therapeuten oder seine

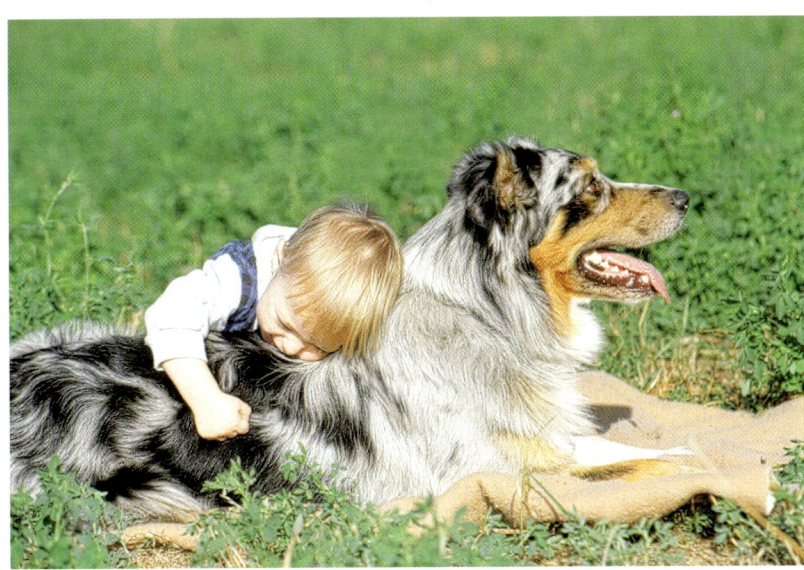

**Dieser Hund hat die Ruhe weg – und das ist keine Selbstverständlichkeit.**

Eltern zum Hund laufen sollte. In der elften Sitzung schaffte Kevin seine ersten zwei Schritte in Richtung des Hundes, zum Ende der Sitzung überwand er zwei Meter gehend.

Diese Form des Therapieeinsatzes ist eine von der eher simplen Art: Man unterdrückt unerwünschtes Verhalten (hier die Weigerung zu laufen und sich anfassen zu lassen) und fördert erwünschtes Verhalten (das Erlernen des Laufens und das Tolerieren des Gebadetwerdens) durch den Entzug, bzw. die Gabe eines positiven Verstärkers, sprich einer Belohnung. Dies ist ein uraltes Schema innerhalb der Verhaltenstherapie, nur daß in Kevins Fall die Belohnung im Kontakt zum Hund bestand.

## 7. Hundebesuchsprogramme

Im Rahmen der sogenannten Hundebesuchsprogramme besuchen ehrenamtliche Helfer mit ihrem Hund ihre Patienten/Klienten – entweder in deren Zuhause (seltener) oder aber in einer Institution (was meist der Fall ist). Meist haben diese Hundehalter keine pädagogische/psychologische oder medizinische Ausbildung, sondern sie wollen sich einfach im karitativen Bereich engagieren. In der Regel handelt es sich um Besuche bei einer Gruppe von Patienten/Klienten, die sich anläßlich des Besuchs der Hunde in einem Raum versammeln, oder aber die Hunde gehen die Patienten auf deren Zimmern besuchen. In dieser Form des Einsatzes geht es nicht um die Integration des Hundes in ein Therapiekonzept, sondern einfach um die bloße Anwesenheit des Hundes.

Die Sozialarbeiterin Irene J. Muschel schrieb 1984 über ihre Erfahrungen mit dem Einsatz von Katzen und Hunden (erwachsenen und jungen Tieren) auf der Krankenstation eines New Yorker Krankenhauses, in dem Krebspatienten im Endstadium stationär oder ambulant versorgt wurden. Vier bis sechs Freiwillige, u.a. auch Muschel, brachten ihre Hunde und Katzen zu Gruppensitzungen mit, zu denen z.T. auch Kranke kamen, die in dem Krankenhaus nur ambulant versorgt wurden. Während der Besuche hielten die Kranken die Tiere auf dem Schoß, streichelten und beobachteten sie, spielten mit ihnen oder sangen ihnen etwas vor. Muschel konnte nachweisen, daß der Kontakt zu den Tieren Angst und Verzweiflungsgefühle der todkranken Patienten lindern konnte. Sie berichtet von einer besonders erstaunlichen Beobachtung: Der Kontakt zu den Tieren stieß bei einer Reihe der Kranken einen positiven Entwicklungsprozeß in ihrer Auseinandersetzung mit dem Tod an. Man weiß seit der Arbeit von Elisabeth Kübler Ross, die Gespräche mit Sterbenden führte, daß Menschen in der Regel verschiedene Stufen durchlaufen, an deren Ende dann die Akzeptanz des Todes steht, was ein Sterben in Frieden ermöglicht. Doch viele Menschen erreichen diese letzte Stufe nicht, bleiben sozusagen vorher stecken. Muschel beobachtete nun,

**Hundebesuchsprogramme sind ein idealer Weg, der Mensch und Hund gerecht wird.**

daß bei einigen Ihrer Klienten dieses Stocken aufgebrochen wurde und sie in ihrer Auseinandersetzung mit dem Tod zu einer akzeptierenden Einstellung fanden. Diejenigen Patienten profitierten am meisten, die eher warme, kreative, humorvolle Menschen waren, welche sich in andere Lebewesen hineinfühlen konnten. Es steht zu vermuten, daß diese Menschen deshalb am stärksten profitierten, weil sie sich auf eine enge gefühlsmäßige Beziehung zu den Tieren einlassen konnten und so das, was Tiere geben können, auch für sich empfangen konnten. Schließlich ist noch ein anderer Aspekt wichtig: Gerade die Arbeit mit todkranken Menschen ist für deren Pfleger oft sehr schwer, weil eigene Ängste vor dem Tod unweigerlich auch eine Rolle spielen. Zu leicht wird versucht, Gespräche des Kranken über den nahenden Tod abzuwehren, so daß der Sterbende nicht über das, was ihn stark beschäftigt, sprechen kann und es ihm so schwerer gelingt, langsam zu einer Akzeptanz seines Todes zu gelangen und in Frieden zu sterben. Viele Menschen scheuen auch den Körperkontakt zu einem sterbenden Menschen. Tiere lehnen sterbende Menschen per se nicht ab, sie haben kein Problem mit dem Körperkontakt. Sie hören zu, wenn der Kranke vom nahenden Tod sprechen will, sie genießen es, vom Kranken umsorgt zu werden.

Der Durchführung von Hundebesuchsprogrammen werde ich mich im fünften Kapitel noch spezieller widmen, da ich in ihnen eine Form des Einsatzes von Hunden als Co-Therapeuten sehe, die noch am ehesten den Bedürfnissen von Hunden Rechnung trägt – aber dazu später.

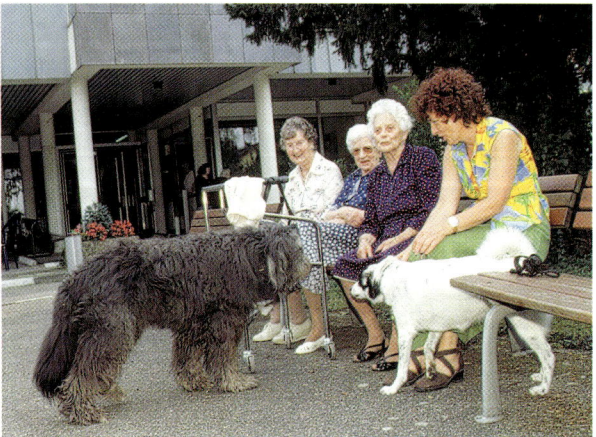

# Tiergestützte Therapie in Deutschland

Sämtliche der hier vorgestellten Beispiele verschiedenster Formen eines therapeutischen Einsatzes von Hunden stammen nicht aus deutschen Projekten. Wie schon erwähnt, hinkt Deutschland hinsichtlich der Nutzung tiergestützter Therapien der Situation in Staaten wie den USA, Großbritannien, Australien, Kanada, aber auch den Niederlanden weit hinterher. Dennoch gibt es auch in Deutschland zunehmend mehr Aktivitäten in diesem Bereich, wobei die Situation hierzulande daran krankt, daß keine gemeinsame Plattform besteht, auf der ein Austausch stattfinden könnte. Oft erfährt man nur durch Zufall, daß in irgendeiner Stadt in irgendeiner Institution Versuche einer tiergestützten Therapie unternommen werden, daß sich ein Förderkreis gebildet, daß interessierte Fachleute an der Entwicklung eines breitgefächerten Konzeptes arbeiten. Die wenigen Personen, die über die Medien dafür bekannt sind, sich mit diesem Thema auseinanderzusetzen, werden in jüngster Zeit von Anfragen geradezu überschüttet. Doch bislang findet kein Erfahrungsaustausch, keine Zusammenarbeit statt – häufig allein deswegen nicht, weil man einfach nichts voneinander weiß. Je mehr man in die Szene eintaucht, desto offensichtlicher wird, daß es auch in Deutschland mehr tiergestützte Arbeit gibt, als man meinen mag. Nur handelt es sich dabei in der Regel um das Engagement von Einzelpersonen, die häufig im psychosozialen Sektor tätig sind und sozusagen auf eigene Faust (meist) das eigene Tier einfach an ihre Arbeitsstelle mitbringen. Seltener scheinen die Fälle zu sein, in denen engagierte Tierhalter von sich aus an eine Institution herantreten, versuchen, dort Überzeugungsarbeit zu leisten und (ebenfalls in der Regel mit dem eigenen Tier) sich zumindest in Form von Besuchsprogrammen zu engagieren. In Deutschland als Land der Bürokratie, strenger Vorschriftenauslegung, pedantischer Hygienevorstellungen, als Land, dessen Stärke nicht gerade Phantasie, Kreativität und Innovationsfreudigkeit ist, laufen Personen, die tiergestützte Projekte initiieren wollen, immer noch vor Mauern, und es bedarf eines langen Atems, verantwortliche Stellen für die Idee zu gewinnen.

Dennoch haben es drei Vereine geschafft, den Widerständen zu trotzen und eine richtungsweisende Arbeit auf die Beine zu stellen: Der Verein ‚Tiere helfen Menschen', Der Verein ‚Leben mit Tieren', und der Verband ‚Therapiehunde Deutschland' (Adressen siehe Anhang).

Die Arbeit dieser drei Vereine möchte ich im folgenden näher vorstellen, auch wenn zwei der drei Vereine nicht ausschließlich mit Hunden arbeiten.

# Tiere helfen Menschen

Im Mittelpunkt dieses 1987 gegründeten Vereins stehen Besuchsprogramme – mit Hunden, aber auch mit Kaninchen oder Meerschweinchen. Die Vereinsmitglieder besuchen ein Altenheim, ein Behindertenheim oder ein Kinderheim. Die Tiere werden entweder in die Zimmer der Bewohner gebracht, oder man geht mit den Hunden zusammen spazieren. Heimkinder dürfen die Betreuung eines Besuchshunds eigenverantwortlich übernehmen. Die Vereinsmitglieder nehmen die Kinder mit zum örtlichen Tierheim und führen dort gemeinsam Hunde aus oder man führt Feiern oder Ferienwochenenden gemeinsam mit Kindern und Hunden durch. Der Verein setzt dabei u.a. Hunde erfolgreich ein, die eigentlich nicht als geeignete Therapiehunde bekannt sind wie Doggen, Huskys oder Dackel.

Neben diesen Besuchsprogrammen, in deren Mittelpunkt der Einsatz von Hunden steht, arbeitet der Verein noch in drei weiteren Projekten: Therapeutisches Reiten, erstens in Form der klassischen Hippotherapie für behinderte Kinder, zweitens in Form des heilpädagogischen Voltigierens bei verhaltensauffälligen und/oder lern- und geistigbehinderten Kindern und drittens in Form des Behindertenreitens als sportlicher Aktivität.

Im Projekt „Tiere im Schulzimmer" leben kleine Heimtiere im Klassenzimmer, am Wochenende nehmen die Kinder die Tiere mit nach Hause. Schließlich ist in Zusammenarbeit mit Studenten der Fachhochschule Würzburg, Fachbereich Sozialwesen, die Einrichtung eines Streichelzoos in einem Altenheim geplant, in dessen Aufbauphase Besuchsdienste mit Hunden durchgeführt werden. Als kleiner Vorlauf kann die Aufstellung eines Aquariums in einem Altenheim gewertet werden.

Der Verein verfügt über einen wissenschaftlichen Beirat, der sich aus einem Humanmediziner, einer Veterinärmedizinerin und einem Professor für Psychologie gebildet hat.

Der ursprünglich in Würzburg gegründete Verein hat mittlerweile Ortsgruppen in Erlangen, Frankfurt, Ostfriesland und auch in der Schweiz. Seine Basis ist eindeutig die Arbeit engagierter, ehrenamtlicher Helfer, die eigene Tiere, zumeist Hunde, in diversen Besuchsprogrammen einsetzen. Eine genaue Prüfung der Hunde, wie sie Bestandteil der beiden gleich noch vorzustellenden Vereine sind, hat der Verein lange Zeit nicht vorgenommen. In jüngster Zeit zeigt sich jedoch eine Entwicklung, den Einsatz der Hunde stärker zu überdenken. So wird z.B. in Frankfurt der Kontakt zu geschulten Hundetrainern gesucht, die beratend und helfend zur Seite stehen.

Der Verein „Tiere helfen Menschen" ist der Prototyp eines Ansatzes, in dem engagierte und couragierte Menschen sich in ihrer Freizeit für ihre Idee – Menschen mit Tieren zu helfen – einsetzen und enorme Öffentlichkeitsarbeit leisten. Dem Verein ist es sehr wichtig, die Mensch-Tier-Beziehung allgemein zu fördern und dies nicht nur unter dem Aspekt der heilenden Wirkungen von Tieren. Er will mit seiner Arbeit zugleich ein größeres Verständnis der Menschen für die Tierwelt erreichen und für den Umgang mit Tieren sensibilisieren. Dementsprechend arbeitet er auch mit den ehrenamtlichen Helfern, die sich an ihn wenden, um mit ihrem Tier anderen Menschen eine Freude zu bereiten. Ich persönlich würde mir in der Arbeit des Vereins eine genauere Prüfung der eingesetzten Hunde wünschen.

# Leben mit Tieren

Der Berliner Verein „Leben mit Tieren"
existiert seit 1988 und hat seit 1996
auch eine Filiale in Linden (Hessen)
sowie seit 1997 eine in Cottbus. Er leistet eine Arbeit, die jenen Projekten,
die im Ausland gestartet worden sind,
nicht nur in nichts nachsteht, sondern
die eine geradezu wegweisende, neue
Perspektive aufzeigt. Er engt sich nicht
ein auf den alleinigen therapeutischen
Einsatz von Tieren und ihrer Nutzung
in der Therapie. Sein Ziel ist ein größer gefaßtes: Ihm geht es um die
Beziehung des Menschen zu seiner
Umwelt als ganzer und den Tieren
im speziellen. Tiere sind nicht allein
Zweck zur Erreichung therapeutischer
Ziele, sondern man möchte zugleich
eine Verbesserung der Stellung der
Tiere erreichen, woraus sich notwen-
digerweise ergibt, daß tierschutzrecht-
lichen Fragen beim therapeutischen
Einsatz ein großer Wert beigemessen
wird. Dies findet z. B. seinen Ausdruck
darin, daß die Tiere nicht nur von
Tierärzten untersucht werden, sondern daß ihre Pflege entsprechendem
Fachpersonal (Tierpflegern) übertragen wird. Nicht der Mensch, der
Nutzen aus der Begegnung mit Tieren
ziehen soll, steht im Mittelpunkt,
sondern die Mensch-Tier-Beziehung
als solche. Das Wohl der eingesetzten
Tiere ist nicht einfach eine Nebenbe-
dingung, die gegeben sein muß, damit
das Projekt funktioniert, sondern
hat einen Selbstzweck, indem z. B.
bedrohte Nutztierrassen gefördert
und Modelle artgerechter Tierhaltung
geschaffen werden.

Hauptauslöser der Vereinsgründung
war die Beobachtung, daß sich gerade
in den Städten der Mensch immer
mehr von den ökologischen Kreisläu-
fen und damit auch von der Tierwelt
entfremdet hat. Die Haustierhaltung
wird als Versuch gesehen, diesen Verlust des Kontaktes zur Natur auszu-
gleichen, doch ist die Heimtierhaltung
eben gerade auch in den Städten häufig schwierig und wird mit der ständi-

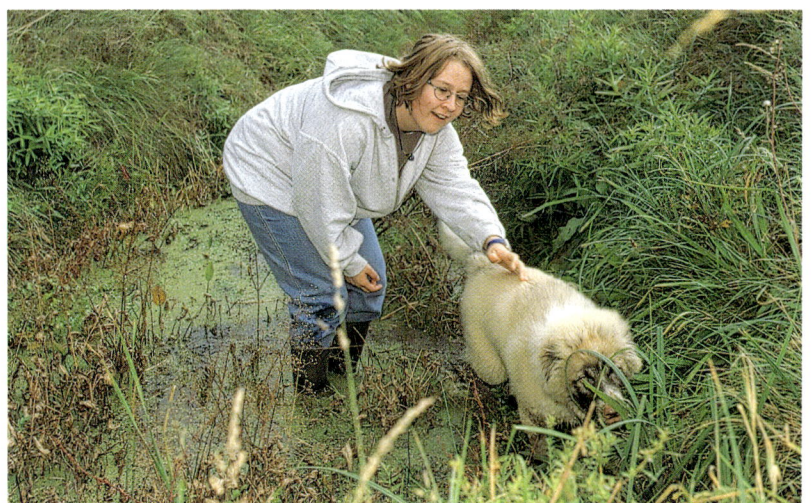

**Mit dem Hund
die Natur neu
entdecken.**

gen Verdichtung der Lebensräume zusehens schwieriger. Der Verein hat sich zum Ziel gesetzt, Menschen ihre Eingebundenheit in natürliche Zusammenhänge wieder bewußt zu machen und ihn mit der Tierwelt zusammenzubringen. Er versteht sich als ein kompetenter Ansprechpartner für jene Menschen, die Tiere als einen notwendigen Bestandteil ihrer Umwelt begreifen und ist beratend tätig. Er leistet entsprechende Öffentlichkeitsarbeit durch Publikationen, Beratung einzelner Personen, aber auch von Institutionen und führt Fortbildungsveranstaltungen durch. Ein Hauptziel war es dabei von Beginn an, verschiedenste Institutionen des sozialen und medizinischen Sektors dafür zu gewinnen, sich für ihre Patienten Tiere zuzulegen und interessierte Institutionen entsprechend tatkräftig in Planung und Durchführung zu unterstützen. Parallel dazu unterstützt und fördert er Forschungsarbeiten zur Mensch-Tier-Beziehung. Ein Ansatz dabei ist der, landwirtschaftliche Nutztiere in die Stadt zu integrieren und Personen, die kein Haustier hal-

**Auch andere Haustiere lassen sich zu therapeutischen Zwecken einsetzen.**

ten können, den Kontakt zu Heimtieren zu ermöglichen. Dabei wendet der Verein sich vor allem an Institutionen, in den Menschen gemeinsam leben oder arbeiten wie Schulen, Krankenhäuser, Behinderteneinrichtungen sowie Alten- und Pflegeheime .

Der gemeinnützige Verein wurde 1988 gegründet. Von Anfang an ist er multidisziplinär orientiert gewesen: Praktiker wie Wissenschaftler sind vertreten, Menschen aus den verschiedenen psychosozialen, medizinischen, aber auch tierspezifischen Berufen. Der Verein hat einen wissenschaftlichen Beirat, der ebenfalls interdisziplinär besetzt ist. Somit ist die begleitende Forschung immer auch Bestandteil der Arbeit gewesen: Die verschiedenen Projekte sind zugleich Gegenstand wissenschaftlicher Untersuchungen, z. B. in Form von Diplom- oder Doktorarbeiten. Der wissenschaftliche Beirat gibt ein Feedback, gleichzeitig stoßen die praktischen Erfahrungen in der tiergestützten Arbeit wieder neue Konzepte an. Wo ansonsten oft eine etwas blauäugige und wenig vorausschauende Naivität herrscht, hat der Berliner Verein seine Ziele sehr durchdacht und professionell angegangen: Er setzt in seinen Projekten an verschiedenen Stellen gleichzeitig an. Die eingesetzten Tiere werden nicht nur medizinisch versorgt, sondern es wird großer Wert auf ihre artgemäße Haltung gelegt, wobei der Verein kreative Ideen hervorgebracht hat (s.u.). Nicht nur mit der Leitung der jeweiligen Institution wird zusammengearbeitet, sondern auch mit dem verschiedenen Fachpersonal wie Ärzten, Psychologen und Therapeuten, gleichzeitig aber auch mit dem technischen und gärtnerischen

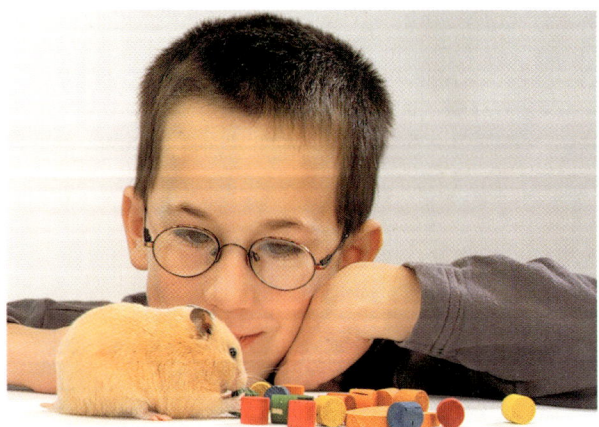

Personal, da dies in die Arbeit involviert werden muß. Zu den Patienten und Bewohnern soll Kontakt gehalten werden. Der Verein bemüht sich um eine Zusammenarbeit mit zuständigen Regierungs- und Verwaltungsstellen des Gesundheitswesens. Man arbeitet mit der Ärzte- und Tierärztekammer zusammen, mit dem örtlichen Tierheim und mit Tierschutzvereinen. Die Arbeit wird so auf eine breite Basis gestellt, zu der nicht zuletzt auch ein guter Medienkontakt gehört. Der Verein hat schnell erkannt, daß es nicht genügt, den Leiter eines Krankenhauses zu überzeugen. Das reicht nicht, wenn z. B. die übergeordnete Gesundheitsbehörde Bedenken aufgrund hygienischer Vorschriften anmeldet. Die Unterhaltung der Mensch-Tier-Begegnungshäuser, die ich gleich noch näher schildern werde, tangiert nicht nur das Pflegepersonal, sondern z. B. auch das Arbeitsfeld von Gärtnern oder technischem Personal.

Der Verein unterhält zur Zeit drei Arten von Projekten:

# Mensch-Tier-Begegnungshäuser

Angefangen hat der Verein mit dem Bau sogenannter Mensch-Tier-Begegnungshäuser. In den Außenanlagen von Krankenhäusern, Altenheimen etc. wird ein separates Gebäude erstellt, das zum großen Teil aus einem ca. 25 m² großen „Wohnzimmer" besteht, in dem bis zu acht Rollstühle Platz finden können. Der Raum ist beheizbar und so eingerichtet, daß Patienten es sich dort eine Weile gemütlich machen können. Auch eine Waschgelegenheit ist vorhanden. Ein

Teil des Raumes ist abgeteilt. Dort finden Esel, Ziegen und Schafe einen Unterstand. Menschen und Tiere sind durch einen Zaun voneinander getrennt, durch den einerseits der „Menschenbereich" sauber bleibt, andererseits die Patienten die Tiere aber auch sehen und streicheln können. Das schräg heruntergezogene Dach des Hauses ist mit Gras bepflanzt, so daß z. B. die Schafe auch darauf weiden können. Ferner gibt es einen überdachten Bereich im Freien, der als Kontaktzone außerhalb des Gebäudes dient. Die Tiere können selbst entscheiden, ob sie sich im Haus selbst aufhalten, zur Terrasse im Außenbereich kommen oder lieber auf ihrer Weidefläche bleiben wollen. Ein Tierpfleger kümmert sich um das Wohl der Tiere.

Die Bewohner der Institution kommen entweder selbständig zum Haus oder werden vom Personal oder von ihren Besuchern dorthin gebracht. Benachbarte Schulen und Kindergärten besuchen diese Häuser ebenfalls, so daß für die Bewohner zugleich ein Kontakt zur „Welt draußen" ermöglicht wird. Der Verein hat es sich zum Ziel gesetzt, die Mensch-Tier-Begegnungshäuser nicht nur in ihrem Freizeitwert für die Bewohner und in ihrem Potential zur Schaffung sozialer Kontakte zu sehen, sondern die Institutionen anzuregen, die Tiere verstärkt ganz direkt in die Therapie einzubeziehen, in dem z. B. eine Beschäftigungstherapie im Wohnbereich des Hauses stattfindet, anstatt in den Räumlichkeiten des Krankenhauses. Der Bau der Mensch-Tier-Begegnungshäuser hat auch dazu geführt, daß verschiedene Abteilungen einer Institution wie Pflegepersonal, Verwaltungsangestellte, Techniker und Gärtner besser zusammenarbeiten. Aus der Not der Frage: Wohin mit dem Exkrementen der Tiere? hat man eine Tugend gemacht, indem man eine ökologisch wertvolle Gartenabfall-Mist-Kompost-Anlage entworfen und errichtet hat.

Interessierte Institutionen erhalten nicht nur die Baupläne für das Haus, sondern werden in der Planungsphase aktiv beraten und auch nach Fertigstellung des Hauses weiter unterstützt, z.B. durch Engagement der vom Verein angestellten Tierpfleger.

Zur Zeit gibt es in Berlin fünf solcher Mensch-Tier-Begegnungshäuser: zwei an Altenwohnheimen angeschlossene, zwei an gerontopsychiatrischen Kliniken und eines an einem geriatrischen Krankenhaus.

Die Resonanz auf diese Häuser war und ist groß, jedoch hat nicht jede Institution den Platz und/oder die Mittel, sich ein Mensch-Tier-Begegnungshaus zu errichten. Das regte die Idee zu einer kleingefaßten Form an: der Kaninchenvilla.

## Die Kaninchenvilla

Dabei handelt es sich um einen Ministreichelzoo. Auf einer ca. 20 qm großen Fläche baut man eine Unterkunft, die sich speziell an den Bedürfnissen von Kaninchen und Meerschweinchen orientiert. An diese grenzt ein Garten mit Sitzgelegenheiten für die Patienten. Der Grünflächenbereich und ein Teil des Patientengartens sind überdacht. Der niedrige Zaun zwischen Kaninchengehege und Patientengarten sowie die erhöhten Sitzmöglichkeiten für die Tiere in ihrer Villa ermöglichen es auch Roll-

stuhlpatienten, die Tiere zu füttern und zu streicheln. Diese Ministreichelzoos fördern eindeutig soziale Kontakte: zwischen den Patienten untereinander, zwischen Patienten und Personal, aber auch zwischen Patienten und Besuchern.

Vier Kaninchenvillen gibt es mittlerweile in Berlin, angesiedelt an einem Seniorenheim, einem Seniorenzentrum und zwei Fachkrankenhäusern für Psychiatrie.

## Der (ehrenamtliche) Hundebesuchsdienst

Seit 1994 organisiert der Verein auch einen Hundebesuchsdienst, in dem ein Hundebesitzer zusammen mit seinem Hund ein in seiner Nähe liegendes Krankenhaus oder Altenheim besucht. Die Besuche finden einmal wöchentlich statt und werden je nach Gegebenheiten der Institution und der interessierten Patienten entweder in einer Gesprächsrunde mit mehreren Patienten in einem Raum oder auf den Zimmern als Einzelbesuche durchgeführt. Zur Zeit werden vier Krankenhäuser und sechs Altenheime besucht; zwischenzeitlich waren sogar 14 Institutionen beteiligt.

Angestoßen wurde das Besuchsprogramm durch ein Forschungsprojekt des Psychologischen Instituts in Zusammenarbeit mit dem Verein. Eine Hundebesitzerin besuchte einmal wöchentlich für ca. eine Stunde eine Gruppe von vier bis sechs Seniorinnen und wurde dabei von Psychologiestudenten begleitet, die die Besuche dokumentierten und analysierten.

Der organisatorische Weg der Durchführung eines Besuchsprogrammes sieht heute folgendermaßen aus: Heime und Krankenhäuser, die Interesse haben, melden sich beim Verein, gleichzeitig wirbt der Verein um interessierte Hundehalter. Zur Zeit ist die Situation die, daß mehr engagierte Hundehalter zur Verfügung stehen als Heime, die den Kontakt wünschen.

Der Verein schickt nicht einfach interessierte Hundehalter ins nächste Altenheim. Die Hundehalter werden zunächst zu einem Vorgespräch geladen, in dem sie über das aufgeklärt werden, was sie in einer Institution erwarten kann. In der Regel hospitieren die Hundebesitzer zunächst bei einem erfahrenen Besucher, bevor sie allein mit ihrem Hund einen Besuch durchführen. Die ursprüngliche Planung, wonach eine Psychologin des Vereines die ersten Besuche begleiten sollte, um z. B. über Kommunikationsprobleme und Unsicherheiten auf seiten der Hundehalter hinwegzuhelfen, läßt sich mangels personeller und zeitlicher Ressourcen zur Zeit leider nicht aufrecht erhalten. In Abständen von zwei bis drei Monaten treffen sich alle Hundehalter zum Erfahrungsaustausch, bei dem z.T. auch die das Projekt koordinierende Tierärztin und eine Psychologin anwesend sind.

Die Hunde werden vor ihrem Einsatz von einer Vereinstierärztin auf ihre Eignung hin überprüft. Dies betrifft zum einen die körperliche Verfassung des Hundes. Die Hunde müssen selbstverständlich entsprechend geimpft und entwurmt sein. Alle drei Monate findet eine parasitologische Untersuchung statt. Aber der Verein führt zum anderen auch eine Verhaltensuntersuchung des Hundes hinsichtlich folgender Aspekte durch: Aggressivität, Vertrauen zu Menschen,

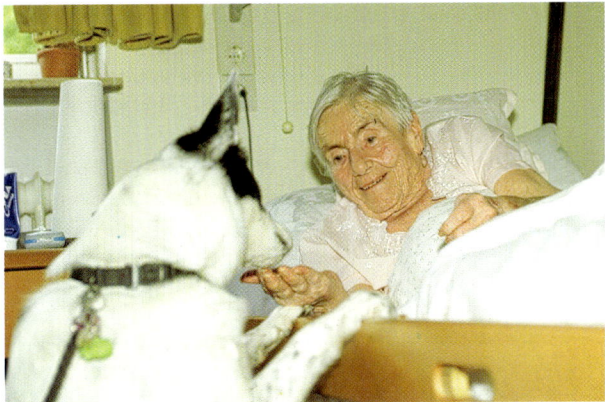

Angst vor unbekannten Dingen, Dominanz, Temperament, aufmerksamkeitsforderndes Verhalten, körperliche und seelische Sensibilität. Geeignete Hunde erhalten eine Plakette: Ich bin geprüfter Therapiehund.

Auch mit der interessierten Institution wird ausführlich gesprochen. Es gilt, die Bedürfnisse und Erwartungen der Institution zu erörtern. Abzuklären ist ferner, ob ein Mitarbeiter bereit ist, die wöchentliche Zusammenstellung der Gruppe vorzunehmen, beim Besuch des Hundehalters anwesend zu sein, um z. B. in Situationen auch helfend einzugreifen zu können. Auch muß geprüft werden, ob es sich nicht um ein von der Heimleitung dem Pflegepersonal aufoktroyiertes Projekt handelt, sondern ob das Pflegepersonal als direkt Involvierte hinter der Idee steht und über alle relevanten Einzelheiten ausreichend informiert ist.

Manche Heime hängen Fotos vom Hundebesitzer mit Hund plus Angabe des Besuchstages in ihren Aufenthaltsräumen auf – in diesen Heimen ist der Hundebesuch fester Bestandteil des Alltags so wie z. B. das wöchentliche Chorsingen.

**Ein glücklich machender Besuch am Krankenbett.**

Der Verein übernimmt ferner den Kontakt zu den zuständigen Amtsärzten und Amtstierärzten, um dort die Zustimmung für die Durchführung des Hundebesuchsdienstes zu erhalten. Dabei ist er bislang immer auf offene Ohren gestoßen.

· Die Erfahrungen mit den Hundebesuchen sind bislang sehr ermutigend: Die Besuche verringern die Langeweile im Heimalltag, die Bewohner können sich auf einen festen Termin freuen und reden Tage davor und Tage danach über den Hundebesuch – und kommen so verstärkt ins Gespräch mit dem Personal, aber auch mit anderen Bewohnern. Die Bewohner fühlen sich nicht einfach als Objekt, sondern sie handeln selber, werden selber im Umgang mit dem Hund aktiv. Eindeutig regt der Hund das Erinnern der Bewohner an. Sie erzählen fast ausnehmend positive kleine Begebenheiten aus ihrer Vergangenheit, die irgendwie mit Hunden oder Tieren im allgemeinen zusammenhängen. Dieses Erinnern an schöne Seiten der eigenen Biographie führt zu einer allgemeinen Stimmungsverbesserung gerade der alten Menschen. Und beim Streicheln und Spielen mit dem Hund lassen sich auch viele Alltagssorgen vergessen, weil sich die Aufmerksamkeit weg richtet von nach innen gerichteten Grübeleien und man einfach Spaß und Freude am Hund empfinden kann. Je länger sich beide Seiten kennen, desto mehr wird auch über andere Themen als nur über den Hund geredet, der vor allem in der Anfangszeit der Besuche immer ein wesentlicher Gesprächskatalysator ist. Im Laufe der Zeit ist für die Bewohner nicht mehr nur der Hund, sondern auch die Person am anderen Ende der Leine wichtig. Die

Hundehalter auf der anderen Seite gehen z.T. auch außerhalb des üblichen Besuchstages zu „ihren" Leuten, z.B. wenn ein Geburtstag ansteht.

Insgesamt überzeugt der Hundebesuchsdienst des Berliner Vereins durch seine durchdachte Planung, wobei ich persönlich mir noch eine stärkere Auseinandersetzung mit der Frage nach dem Wohl der Hunde wünschen würde. Der Verein zeichnet sich durch eine wirkungsvolle Öffentlichkeitsarbeit in Sachen „Tiere helfen heilen" aus, durch seine Anstrengungen, übergeordnete Stellen in der Stadt einzubeziehen, Menschen verschiedenster Professionen zur Mitarbeit zu gewinnen, neue Wege einer artgerechten Tierhaltung in der Stadt aufzuzeigen sowie forscherische Tätigkeiten anzustoßen, die die Bedeutung von Tieren wissenschaftlich untermauern und so u.a. Argumente für den Einsatz von Tieren zu liefern.

Der Ansatz des Vereins in seinem Hundebesuchsprogramm ist somit der, ehrenamtliche Helfer anzuwerben, deren (erwachsene) Hunde auf Tauglichkeit hin zu überprüfen und als beratende Koordinationsstelle zwischen Ehrenamtlichen, die mit ihren Hunden gerne helfen würden, und interessierten Institutionen zu fungieren.

# Therapiehunde Deutschland

Anliegen des Vereines ist es, Therapiehunde, bzw. Mensch-Hund-Teams, die therapeutisch arbeiten sollen, gezielt auszubilden. Hinter diesem Ziel steckt die Auffassung, daß nicht jeder

## Das Wichtigste in Kürze

> *Therapiehunde* sind von den sogenannten *Servicehunden* wie Blindenführ-, Behindertenbegleit-, Gehörlosenhunde oder Hunde für epilepsiekranke Menschen zu unterscheiden. Sie erfahren keine Ausbildung auf die Erbringung spezieller Dienstleistungen hin. Ihre „Ausbildung" besteht eher in einer gezielten Auswahl bezüglich ihres Wesens und ihrer gezielten Aufzucht, Prägung, Sozialisierung und Vorbereitung im Hinblick auf ihre späteren möglichen Einsatzfelder.

> Sieben Formen des therapeutischen Einsatzes von Hunden sind zu unterscheiden:

- Der Hund wird als Institutions-/Stationshund gehalten, „arbeitet" sozusagen selbständig und ganztägig, lebt in den Räumlichkeiten der Institution.
- Der Hund wird ebenfalls als Institutionshund gehalten, lebt jedoch im Zwinger, aus dem er zeitweise zwecks therapeutischem Einsatz herausgeholt wird.
- Mitarbeiter einer Institution bringen ihren eigenen Hund mit an ihren Arbeitsplatz, wo er quasi „mitläuft", also keine gezielte Funktion zu erfüllen hat.
- Mitarbeiter einer Institution (bzw. selbständig Tätige) setzen ihren eigenen Hund (stundenweise) gezielt in ihrer Tätigkeit ein
- Einem Patient/Klient wird ein Hund zur (stundenweise) Pflege überlassen.
- Ausgebildete Therapiehunde werden von außerhalb in eine Institution für gezielte therapeutische Sitzungen gebracht.
- Ehrenamtliche Helfer besuchen mit ihren eigenen Hunden Institutionen.

menschenfreundliche Hund auch automatisch ein guter Therapiehund sein muß, sondern daß auch er einer Ausbildung bedarf, die sich aber nicht primär wie bei den Servicehunden auf die Erfüllung bestimmter Dienstleistungen richtet, sondern auf eine besondere Sozialisierung und Umweltgewöhnung der Hunde.

Der Verein möchte perspektivisch ein Netzwerk interessierter und praktisch arbeitender Menschen über ganz Deutschland errichten, das einen gegenseitigen Erfahrungsaustausch und einen Qualitätsnachweis ermöglicht, der dann den Zugang zu den diversen Institutionen erleichtern könnte.

Er setzt in seiner Arbeit bereits bei gezielten Sozialisierung von Welpen im Hinblick auf deren spätere Einsatzfähigkeit als Therapiehunde an.

Zentralfigur ist bislang die Vorsitzende Barbara Puhl, eine pensionierte Seelsorgerin, die beim Verein „Therapiehunde Schweiz" eine Ausbildung zur ersten Therapiehundeausbilderin Deutschlands absolviert hat. Die Ausbildung fand unter dem Dach der Delta Society statt, die ein Ausbildungsprogramm für Therapie- und Behindertenbegleithunde entwickelt hat. Der Hund muß dabei einen standardisierten Basis- und Fähigkeitstest, der Besitzer einen umfangreichen schriftlichen Test bestehen. Seit November 1996 ist der Verein ‚Therapiehunde' Deutschlands offiziell Mitglied der Delta Society.

Frau Puhl hat in Sachen Therapiehunde in Deutschland viel ins Rollen gebracht und dem Thema eine größere Aufmerksamkeit in diversen Medien verschafft. Sie bildet heute Hunde und deren Halter zu Mensch-Hund-Therapieteams aus und züchtet auch gezielt Hunde (Collies und Golden Retriever) im Hinblick auf ihre Tauglichkeit als Therapiehunde. Sie gibt die Welpen nach vollendeter 8. Lebenswoche in ihre neuen Familien und ist dann bei der Aufzucht und Erziehung der Welpen beratend tätig. Auch eigene Welpenspieltage werden veranstaltet. Frau Puhl wendet sich ausdrücklich dagegen, Hunde zunächst in Patenfamilien und dann erst in die ihnen zugedachten Familien zu geben. Wenn der Hund sofort zu der Person kommt, mit der er sein Leben verbringen soll, hat das den Vorteil, daß er an die dort herrschenden speziellen Lebensbedingungen und Anforderungen optimal angepaßt wird. Außerdem wird von frühester Kindheit an eine enge Bindung zwischen Mensch und Hund aufgebaut, was u.a. den Gehorsam entscheidend verbessert. Die bislang von Frau Puhl konkret zu therapeutischen Zwecken vergebenen Hunde leben bei Herzinfarktpatienten, schwerstbehinderten Menschen sowie bei verhaltensauffälligen und behinderten Kindern und erfüllen dort z.T. neben ihrer Aufgabe als Therapiehunde auch zusätzliche Serviceleistungen wie das Tragen von Packtaschen oder das Aufheben von Gegenständen – je nach Bedarf des Klienten.

Sämtliche Hunde werden bis zur Begleithundeprüfung ausgebildet. Parallel dazu findet die Ausbildung zum Behindertenbegleithund statt, sofern dies für eine betreffende Familie nötig ist.

Neben der Ausbildung von Therapiehunden ist es ein zweites Ziel des Vereins, wiederum Trainer auszubil-

den, die dann an anderen Orten Deutschlands diese Arbeit fortführen können. Diese Ausbilder müssen selber mit dem eigenen Therapiehund erfolgreich die erforderlichen Prüfungen absolviert haben und sie müssen nach Abschluß ihrer Schulung die Ausbildereignungsprüfung der IHK, wie sie in der Meisterprüfung im Handwerk verlangt wird, ablegen.

Schließlich versucht der Verein, Multiplikatoren zu schulen, die dann die Idee der tiergestützten Therapie weitertragen können und selbst in ihren Berufen Hunde gezielt einsetzen. Zur Zeit läuft ein Kurs, in dem angehende Multiplikatoren (Psychotherapeuten, Heilpädagogen, Lehrer, Heilpraktiker, Sozialarbeiter, Pastoren) für den Einsatz von Hunden in ihren Berufen in Blockseminaren über ein Dreivierteljahr geschult werden. Personen, die in entsprechenden Arbeitsfeldern tätig sind und die ihren eigenen Hund an ihrem Arbeitsplatz therapeutisch einsetzen möchten, erfahren also eine spezielle Grundausbildung. Die Hunde werden auf Herz und Nieren geprüft. Menschen, die einen Welpen mit dem Ziel, ihn später als Therapiehund einzusetzen, gekauft haben, oder die mit ihrem erwachsenen Hund in die Therapie einsteigen wollen, können geschult werden. Erfahrungsgemäß sind die Erfolgsaussichten bei bereits erwachsenen Hunden, die dann als Therapiehunde ausgebildet werden, längst nicht so groß wie bei Welpen, die von Anfang an mit dem Ziel eines späteren therapeutischen Einsatzes gezielt großgezogen werden, indem sie z.B. ganz andere Umwelterfahrungen sammeln können als „normale" Hunde.

Die Schulung ehrenamtlicher Helfer hat fast gar keinen Stellenwert in der Arbeit des Vereins.

In Planung sind weitere Zentren über die Bundesrepublik verteilt, in denen Therapiehunde und/oder Hundeführer ausgebildet werden sollen.

# Hunde – die besseren Therapeuten?

1996 veranstaltete der Verband für das Deutsche Hundewesen (VDH) ein Symposium zum Thema ‚Hunde in der Therapie', das einen breiten Zuspruch fand. In der auf die beiden Vorträge folgenden Diskussion meldete sich ein Psychologe empört zu Wort: Nach dem, was er den Vorträgen entnommen habe, müsse man ja annehmen, daß Hunde über Qualitäten verfügten, die professionell geschulten, ja studierten Menschen fehle – das könne doch wohl nicht angehen, das disqualifiziere geradezu die Ausbildung in diesem Berufsfeldern.

Der Mensch als die Krone der Schöpfung muß doch alles besser können als die untergeordnete Tierwelt. Wofür studiert man fünf Jahre Psychologie, schließt eine aufwendige Zusatzausbildung z. B. in Verhaltenstherapie an, um sich dann sagen zu lassen, daß ein Hund nicht nur das gleiche kann wie man selbst, sondern vielleicht einiges auch noch besser?

Hierzu sind verschiedene Dinge anzumerken:

Der Einsatz von Tieren in der Therapie war nie als Ersatz für die menschliche Zuwendung gedacht. Deswegen wandelte man, wie bereits gesagt, den Begriff der Tiertherapie bald in jenen der tiergestützten Therapie um und sprach, bzw. spricht von Hunden als

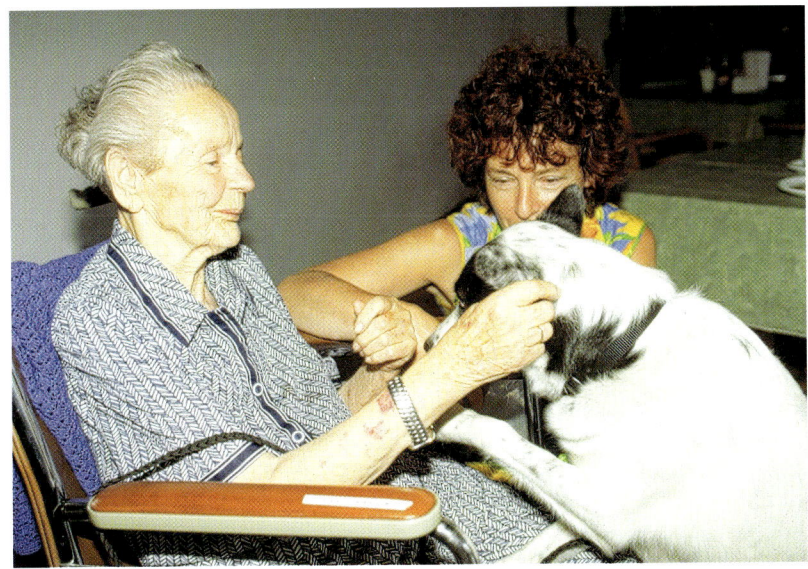

**Hunden ist es egal, wie faltig die Hand ist, die sie streichelt.**

Co-Therapeuten, was zum Ausdruck bringt, daß Hunde eine sinnvolle *Ergänzung*, nicht aber Ersatz für den Menschen sein können. Menschen haben ihre ganz eigenen Qualitäten – und Hunde haben ihre ganz eigenen Qualitäten. Unter gar keinen Umständen darf in der tiergestützten Therapie ein Ansatz zur Kostendämpfung im Gesundheitswesen gesehen werden, indem die Arbeit des qualifizierten Fachpersonals zwischenzeitlich von ehrenamtlichen Helfern übernommen wird, die Patienten und Klienten mit ihren Tieren besuchen. Genauso kann es nicht angehen, daß Klienten durch die „Bereitstellung" eines Tieres ruhig gestellt werden, indem man sein Gewissen dadurch entlasten kann, daß Frau X auch ohne das morgendliche kurze Gespräch bei Verabreichung ihrer Insulinspritze nicht allzu traurig sein muß, weil sie sich ja mit ihrem Wellensittich unterhalten kann. Tiergestützte Therapien sind stets gedacht als Ergänzung. Kein Psychiater muß um seinen Arbeitsplatz fürchten – aber vielleicht könnte er einmal ins Nachdenken geraten und einen neuen Weg ausprobieren, von dem seine Klienten profitieren könnten.

Hunde sind keine besseren Therapeuten – sie sind andere Therapeuten, die bestimmte Dinge leisten können, die wir Menschen nicht leisten können, auch nicht jene Menschen, die speziell für den Umgang mit anderen Menschen geschult sind.

Was den Hund so ganz und gar vom Menschen unterscheidet, ist die Form, in der er mit dem Menschen kommuniziert. Er spricht andere Schichten der Persönlichkeit an und die Signale, die er aussendet, sind stimmig.

# Hunde kennen keine Verdrängungs- mechanismen

Menschen können sich häufig nicht davon frei machen, sich vor „andersartigen Menschen" zu ekeln, oder zumindest verunsichert darüber zu sein, wie sie sich diesen gegenüber verhalten sollen. Hunde akzeptieren Menschen so wie sie sind.

Menschen können nicht permanent mit menschlichem Leid konfrontiert werden, ohne irgendwann abzustumpfen oder selbst so sehr zu leiden, daß ihre Hilfemöglichkeit eingeschränkt wird. In den sozialen Berufen ist dieses Phänomen als das ‚burn out Syndrom' bekannt.

Menschen können sich vom Kopf her vornehmen, auf behinderte, alte, kranke Menschen respektvoll zuzugehen und ihnen Zuwendung entgegenzubringen. Stehen sie diesen Menschen aber in der Realität gegenüber, ist nicht spontane Zuwendung die Regel, sondern häufig nicht nur ein Zögern, sondern eine Aversion, die umso stärker ist, je mehr der Betreffende vom Leid seines Gegenübers berührt wird. Olbrich führt einige Erklärungen für dieses Phänomen an: Vielleicht ist das Ausweichen des Menschen angesichts des Leids anderer biologisch programmiert, da das Beobachten des Leidens eines Mitlebewesens zur Erfahrung eigenen Schmerzes führt, den man abblocken will, indem man diese Erfahrung erst gar nicht an sich herankommen läßt. Kognitionspsychologisch betrachtet könnte ein Grund darin liegen, daß uns das Erleben des Leides anderer Menschen eigene Leiden antizipieren läßt. Gerade der Anblick des möglichen Verfalls im Alter kann für Menschen höchst bedrohlich sein, wissen sie doch, daß sie selber altern und eventuell ebenfalls die von ihnen beobachteten Leiden werden hinnehmen müssen. Ein Hund denkt sich beim Anblick eines alten Menschen, der nicht mehr gehen kann, nicht: oh je, wenn ich alt werde, kann ich nicht mehr hinter Bällen herjagen. Er reagiert anders als der Mensch, der sich lieber nicht länger mit diesem Menschen befassen möchte, um so unangenehmen Gedanken an eine mögliche Zukunft zu entkommen.

Menschen wehren bedrohliche Gedanken und Gefühle als Teil ihrer Strategie zur Bewältigung des Lebens ab. Offenbar kann man nicht alles an sich heranlassen, die eigene Psyche muß geschützt werden. Hunde kennen diese Abwehrstrategien nicht.

Menschen in sozialen und medizinischen Berufen erleben häufig die eigene Hilflosigkeit, nehmen oft auch die Probleme ihrer Patienten und Klienten mit nach Hause. Ein Hund, der von seinem Altenheimbesuch nach Hause kommt, wird kaum in seinem Körbchen sitzen und darüber grübeln, daß Frau S. nun im Rollstuhl sitzen muß, wo sie doch so gerne Spaziergänge im Park unternommen hat. Ein Hund, der sich auf dem Schoß einer krebskranken Frau zusammenringelt, weiß nicht, daß ihr eine Brustamputation bevorsteht. Ein Hund, der mit den Kindern eines Heimes auf der Wiese herumtollt, weiß nicht, daß sein elfjähriger Spielkamerad aufgrund seines Alters, seiner Vorgeschichte und seiner Verhaltensauffälligkeiten kaum eine Chance haben wird, eine neue Familie zu finden. Menschen wissen all dies und werden von den Gedanken daran belastet.

## Das Tabu der Zärtlichkeit

Hunde haben menschlichen Therapeuten noch in anderer Hinsicht etwas voraus: Ob am Kiosk, im Kino, im

## Das Wichtigste in Kürze

➤ Hunde sollen therapeutische Maßnahmen nicht ersetzen, sondern ergänzen.

➤ Hunde sind keine besseren Therapeuten, sondern andere Therapeuten mit besonderen Qualitäten.

➤ Hunde wirken nicht, weil sie die „besseren Menschen sind", sondern gerade aufgrund ihrer besonderen tierischen Qualitäten.

➤ Die besonderen Stärken der Hunde liegen darin, daß:

– sie stimmig kommunizieren: das, was sie zum Ausdruck bringen, meinen sie auch so.

– sie nichtverbale Kommunikationsformen des Menschen verstehen und sensibel darauf reagieren.

– sie kein „Burn out Syndrom" erleben: Sie kennen keine Selbstschutzmechanismen, wehren die Konfrontation mit Krankheit, Behinderung und Tod nicht ab, werden nicht durch erlebtes Leid selbst psychisch belastet.

– ihre körperliche Zuwendung unverfänglich ist.

Fernsehen oder beim Surfen im Internet: Sex ist immer frei verfügbar, hinsichtlich offener Zärtlichkeit zwischen Menschen herrscht jedoch ein Tabu. Wildfremde Menschen können sich nicht einfach streicheln und umarmen. Einen Hund zu umarmen und zu herzen stellt keinen Tabubruch dar, Körperlichkeit kann zugelassen werden. Ganz anders sieht das z.B. beim Verhältnis Psychotherapeut und Patientin aus. Die jüngsten Berichte über Mißbräuche psychisch kranker Frauen durch ihre Therapeuten haben – zu Recht – gerade wieder den Ruf nach verschärften Gesetzen laut werden lassen. In einem gesellschaftlichen Klima, in dem sexueller Mißbrauch an der Tagesordnung ist und zugleich eine Mißbrauchshysterie herrscht, begibt sich jeder im psychosozialen Sektor Tätige auf eine Gratwanderung zwischen körperlicher Zuwendung und sexuellem Mißbrauch. Ein Streetworker, der eine 13jährige in den Arm nimmt, um sie über deren Streit mit den Eltern hinwegzutrösten, steht mit einem Bein im Gefängnis. Doch Menschen brauchen körperliche Zuwendung, gerade jene, die krank sind, die aus den verschiedensten Gründen in Institutionen hospitalisiert sind oder die auf andere Art und Weise am Rande der Gesellschaft stehen. Ihre professionellen Helfer müssen sich mit körperlicher Zuwendung jedoch zurückhalten – Hunde kennen dieses Problem nicht.

Hunde sind nicht die besseren Therapeuten, aber sie sind andere Therapeuten mit ganz bestimmten Qualitäten. Sie sind dies gerade aufgrund ihrer tierischen Natur – und nicht, wie manche denken, weil Hunde die ‚besseren Menschen' seien. Jürgen Körner:

*„Ihre Wirksamkeit beruht paradoxerweise darauf, daß sie außerhalb des menschlichen Lebensraumes stehen: Gerade weil sie anders als Menschen denken und fühlen, weil sie unbeirrbar nur ihren eigenen Instinktmustern folgen, helfen sie solchen Menschen, die direkt oder indirekt an der menschlichen Zivilisation Schaden genommen haben – sei es, daß sie die hochgezüchteten Erwartungen an Jugendlichkeit und Gesundheit nicht erfüllen können, sei es , daß sie mit sich selbst und den eigenen Idealen im Zwiespalt leben, oder sei es, daß sie als Außenseiter abseits der Gesellschaft leben. Die so enttäuschten dürfen hoffen, daß sich ein Tier ihnen ohne all diese Voraussetzungen zuwenden wird, denn es steht außerhalb jeden zivilisatorischen Zwanges. Der Hund des Obdachlosen unterläuft die Verachtung, die seinem Herrn entgegenschlägt, er liebt ihn so, als könne er alle soziale Deklassierung wieder aufheben."*

Hunde haben ein spezifisch tierisches und spezifisch hundliches Therapiepotential – finden wir uns doch damit ab, daß Hunde uns in manchen Bereichen etwas voraus haben.

# Hundebesuchs-programme – ein möglicher Weg

Im vorherigen Kapitel sind die verschiedenen Formen des therapeutischen Einsatzes von Hunden beschrieben worden. Mit einer Form möchte ich mich nun in diesem Kapitel intensiver beschäftigen: den Hundebesuchsprogrammen. In ihnen sehe ich – im Unterschied zu anderen Formen wie z.B. der Haltung von Stationshunden – eine Möglichkeit, den Bedürfnissen von Mensch *und* Hund gerecht zu werden.

Ich werde mich mit jener Form von Hundebesuchsprogrammen beschäfti-gen, bei der ehrenamtliche, ganz „normale" Hundehalter mit ihrem Hund einer Institution einen Besuch abstatten. Viele der angeschnittenen Aspekte sind natürlich auch relevant in Fällen, in denen Mitarbeiter einer Institution ihren eigenen Hund in der Arbeit einsetzen, oder in denen geschulte Mensch-Hund-Teams ganz konkret für einzelne Therapiesitzungen angefordert werden und somit der Institution auch einen Besuch abstatten.

Verschiedene Punkte werden angesprochen, die sich auf beide Seiten des

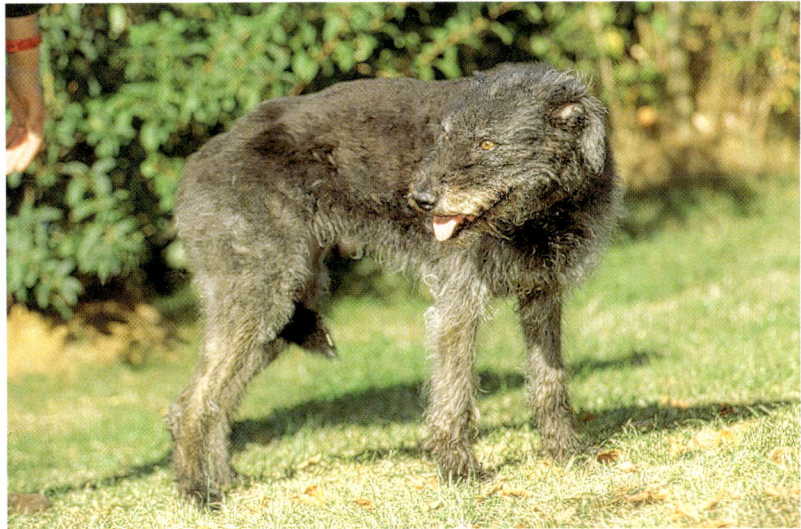

**Dieser ängstliche Hund ist mit Sicherheit nicht geeignet.**

Therapieteams – also auf Mensch und Hund –, auf die Institution, in der der Einsatz stattfindet, und auf konkrete Fragen der praktischen Durchführung beziehen. Ziel ist es, interessierten Hundehaltern bzw. Institutionen und deren Mitarbeitern einen praxisnahen Leitfaden an die Hand zu geben.

# Therapiehund = Streichelhund?

**Wenn mehrere Hunde eine Institution gemeinsam besuchen, sollten sie vorher genügend Gelegenheit zum gemeinsamen Spielen gehabt haben.**

Viele gutmeinende Hundehalter glauben, sie könnten mit ihrem Hund die nächstbeste soziale Einrichtung aufsuchen, weil ihr Hund eine zentrale Voraussetzung erfüllt: Er läßt sich streicheln. Natürlich ist dies eine ganz wesentliche Voraussetzung, denn eine der wichtigsten „Aufgaben" des Therapiehundes ist es, Menschen körperliche Nähe zu geben, die seelisches wie körperliches Wohlbefinden fördert. Bleiben wir zunächst bei diesem Aspekt des „Streichelhundes": Für

einen Therapiehund reicht es nicht aus, Streicheleinheiten über sich ergehen zu lassen. Er muß diese regelrecht genießen und dies auch zeigen, indem er wedelt, sich noch enger anschmiegt, zufrieden brummt etc. Stoisches Aushalten ist zwar besser als gar nichts, doch eine größere Freude löst ein Hund aus, welcher der ihn streichelnden Person deutlich zeigt, wie wohl er sich unter ihren Händen fühlt – Mensch und Hund treten in eine Kommunikation zueinander. In diesem Zusammenhang ist es ebenfalls von Bedeutung, daß ein Hund von sich aus auf Menschen zugeht, Körperkontakt fordert, indem er Blickkontakt aufnimmt, anstupst, den Kopf auf den Schoß legt, eine Pfote hebt etc. Ein Hund, der mit seinem Besitzer auf diese Art und Weise kommuniziert, muß noch lange nicht das gleiche Verhalten bei Fremden zeigen. Aber auch ein Hund, der sich über jeden Fremden freut, jeden gleich auffordert, ihn doch bitte zu streicheln, sich wohlig grunzend am Bein schurbelt oder auf den Rücken wälzt, kann in einer Situation, in der er es plötzlich mit vielen Fremden zu tun bekommt, weniger angetan reagieren. Hinzu kommt, daß das Streicheln sich meist erheblich von seinen gewohnten Streichelerfahrungen unterscheiden dürfte. Behinderten, alten oder kranken Menschen fehlt oft die motorische Koordination, so daß das Streicheln grob ausfallen kann. Kinder sind oft sehr ungestüm und umhalsen den ganzen Hund. Menschen, die nicht an Hunde gewöhnt sind, wissen nicht, wo ein Hund gerne gestreichelt werden mag und wo nicht. Ein typisches Beispiel: Dem Hund wird ständig mit den Händen über den Kopf gefahren,

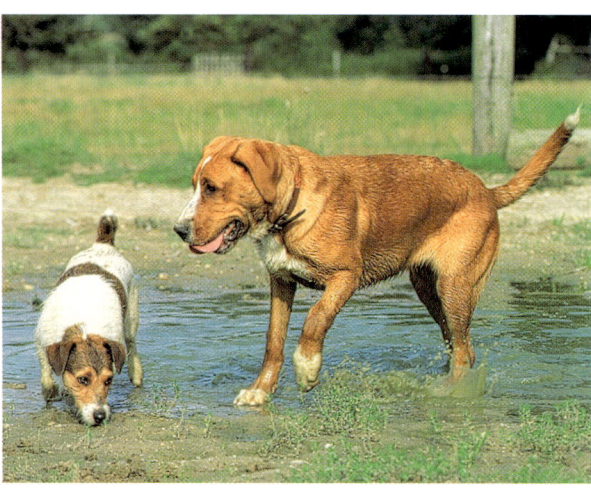

die Person beugt sich häufig dabei über ihn und blickt ihm auch noch in die Augen. In der Sprache der Hunde ist dies eine deutliche Dominanzgeste von seiten des Menschen, die ein Hund durchaus als Bedrohung erleben kann. Je nach Naturell des Hundes reagiert dieser mit Gelassenheit, Rückzug oder Abwehr. Schließlich passiert es auch immer wieder, daß der Hund nicht nur durch die körperliche „Zuwendung" arg in Bedrängnis gebracht wird, sondern daß ihm konkrete Schmerzen zugefügt werden: beispielsweise wenn Kinder fasziniert von den großen Nasenlöchern einen Finger hineinstecken, an der Rute ziehen, um zu gucken, wie lange diese in entkringeltem Zustand ist oder wenn geistig behinderte Menschen den Hund gänzlich umarmen und dabei immer fester zudrücken.

Hunde müssen also körperliche Zuwendung aktiv einfordern, genießen und bei ungewohntem bis eventuell sogar schmerzhaftem Körperkontakt die Ruhe bewahren. Sie dürfen weder panisch flüchten noch mit Abwehrschnappen reagieren. Diese Anforderung bedingt neben einer generellen positiven Menschenbezogenheit ein ausgeglichenes Wesen mit einer hohen Reizschwelle und einer absolut niedrigen Aggressionsneigung.

Dieses ausgeglichene Wesen braucht der Hund auch aus anderen Gründen. Vielfältige, zumeist ungewohnte optische, akustische und olfaktorische Reize strömen auf ihn ein. Der beste Streichelhund taugt nicht zum therapeutischen Einsatz, wenn ihn ungewöhnliche Anblicke, Geräusche oder Gerüche aus dem Gleichgewicht werfen. Angst ruft Flucht oder

Aggression hervor – beides Verhaltensweisen, die für alle Beteiligten gefährlich werden. Ein Hund, der beim Anblick eines Rollstuhls oder beim Geräusch einer herunterfallenden Krücke in Panik die Flucht ergreift, kann dabei einen Menschen umrennen und verletzen. Ein Hund, den der Körpergeruch eines Schwerkranken so verunsichert, daß er drohend knurrt, kann den kranken Menschen zutiefst erschrecken. Ein Hund, der sich plötzlich in eine Ecke ohne Fluchtmöglichkeit abgedrängt sieht, kann einem Menschen durch Abwehrschnappen eine Verletzung zufügen.

Deswegen darf ein Therapiehund sich durch nichts aus der Ruhe bringen lassen. Um sich durch solch ein Verhalten auszuzeichnen, muß ein Therapiehund eine sehr gute Sozialisation erfahren haben, in der er an die vielfältigsten Umweltreize und möglichst auch an die Personengruppe gewöhnt worden ist, mit der er es später zu tun bekommt.

## Wichtige Wesenseigenschaften

Für jeden Welpen, der geboren wird, besteht die Welt aus vielen angsterregenden optischen und akustischen Reizen. Durch gezielte Heranführung an all das, womit ein Hund in unserer Zivilisation fertig werden muß, entwickelt der Hund, unterstützt durch seine Bindung an seine Bezugsperson, Sicherheit im Umgang mit diesen Reizen – eine Sicherheit, die ihn auch in der zukünftigen Konfrontation mit für ihn neuen Reizen vor Panikreaktionen bewahrt. Idealerweise hat ein zukünf-

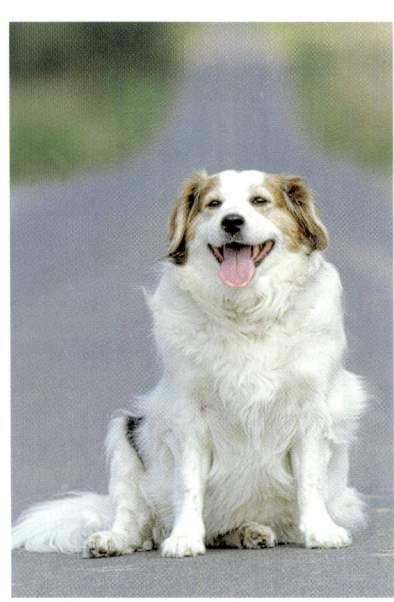

tiger Therapiehund schon von Kindheit an Bekanntschaft mit den Dingen
und Menschen gemacht, die ihn später erwarten, die jedoch ein „normaler
Hund" nicht unbedingt zu seinem Er-
fahrungsschatz zählt. Dazu gehören:
Krücken, Rollstühle, Unterarmstützen,
Rollatoren, Gehstöcke, Schiebetüren,
die sich per Bewegungsmeldung von
selbst öffnen, sowie Menschen, die
sich unrhythmisch bewegen, zucken,
schaukeln, hinken, auf allen Vieren
kriechen, wippen, lallen, sabbern,
kreischen etc. Hunde müssen vor
ihrem ersten Einsatz als Therapiehund
gezielt mit gestellten Situationen konfrontiert werden, um beurteilen zu
können, wie sie auf die vielfältigsten
ungewöhnlichen Reize reagieren.

Sozialisation bezieht sich aber auch
darauf, wie gut ein Hund das Be-
nimmverhalten unter Hunden gelernt
hat. Hunde, die auf ihre Artgenossen
aggressiv oder ängstlich reagieren,
eignen sich in der Regel nicht als Therapiehunde. Dies gilt insbesondere für
Hundebesuchsprogramme, in denen
eine Gruppe von Hundehaltern gemeinsam eine Institution aufsucht.
Aber auch bei einem Einzelbesuch
können brenzlige Situationen entstehen, so z.B. bei einem Spaziergang
mit einem Kranken in Grünanlagen,
in denen andere Hunde herumlaufen.

Auch das Temperament des Hundes ist von Bedeutung. Hyperaktive,
sehr agile Hunde, die hektisch ständig
den Platz wechseln und stets neugie-
rig alles inspizieren müssen, verkör-
pern viel Unruhe und sind damit sehr
anstrengend in ihrer Beaufsichtigung.
Die Hunde sollten in der Regel besser
ein niedriges bis mittleres Aktivitätsniveau zeigen. Werden sie bei Kindern
und Jugendlichen eingesetzt, können
sie aufgeweckter sein, bei behinderten, kranken oder alten Menschen ist
jedoch ein ruhiger Hund vorzuziehen.
Je nach Einsatzort eines Hundes sind
die Anforderungen, die an ihn zu
stellen sind, auch unterschiedlich.

Therapiehunde sollten eine sehr
niedrige Kläffneigung besitzen. Erstens deuten viele Menschen Bellen
(auch begeistertes Spielbellen) als
Bedrohung, zweitens stellt es schlicht
und einfach eine Lärmbelästigung dar,
die soweit gehen kann, daß ein Gespräch nicht mehr möglich ist.

Des weiteren ist entscheidend,
daß ein Therapiehund nicht eifersüchtig seinen Besitzer bewacht. Es gibt
Hunde, die es aus Eifersucht nicht tolerieren, wenn ihr Besitzer sich einem
anderen Hund oder einem anderen
Menschen zuwendet. Im günstigsten
Fall drängeln sie sich nur aufdringlich
dazwischen, im ungünstigsten Fall
versuchen sie ihren Nebenbuhler in

die Flucht zu schlagen – auch mittels ihres Gebisses.

Ebenso ungeeignet sind Hunde mit einem stark ausgeprägten Schutztrieb. Solche Hunde können eine zu ungestüme Umarmung ihres Besitzers durch eine andere Person als Angriff auf ihren Besitzer deuten mit der Folge, diesen verteidigen zu wollen. Und/oder sie sehen das Besuchszimmer sehr schnell als ihr Territorium an, in das demzufolge keine Menschen mehr hineinkommen dürfen.

Auch Hunde mit ausgeprägtem Futterneid sind zumindest in solchen Einsätzen eine Gefahr, in denen mehrere Hunde zusammenkommen. Das Füttern der Hunde gehört meist zu einer der größten Freude der besuchten Personen. Hier kann es sehr schnell zu brenzligen Situationen kommen, wenn einer der Hunde sehr gierig ist und sich nicht scheut, per kleinem Kampf mit seinen Artgenossen an das beste Leckerchen heranzukommen.

## Wie gut muß ein Therapiehund erzogen sein?

Ich habe mich bislang ganz bewußt nur den *Wesenseigenschaften* zugewendet, die Therapiehunde besitzen sollten. Bewußt deshalb, weil gutmeinende, aber hundeunerfahrene Menschen diese Aspekte meist nicht bedenken, sondern eher an die (nachfolgend geschilderten) Faktoren wie Gesundheit, Versicherung und Erziehung denken. Es reicht nicht, einen gut erzogenen, gesunden, haftpflichtversicherten und menschenfreundlichen Hund zu haben. Therapiehund

zu sein – selbst wenn es nur für eine Stunde die Woche sein sollte – bedeutet für den Hund einen stressigen Job zu haben. Um diesen Job selbst unbeschadet zu überstehen und um das Wohlbefinden anderer Menschen wirklich fördern zu können und es nicht etwa kontraproduktiv noch zu beeinträchtigen, muß ein Hund sich als wesensfest zeigen.

Dennoch ist ein stabiles Wesen natürlich nicht alles. Ein Therapiehund muß sehr gut erzogen sein, wobei es nicht ausreicht, anständig an der Leine zu gehen, die Hörzeichen Sitz und Platz zu kennen – Kriterien, bei denen viele Hundehalter schon meinen, ihr Hund sei äußerst gehorsam, weil er diese beherrsche. Ein Therapiehund muß auf Zuruf sofort kommen, er muß die Hörzeichen „Sitz", „Platz", „Steh" auch auf Entfernung von seinem Besitzer sofort ausführen.

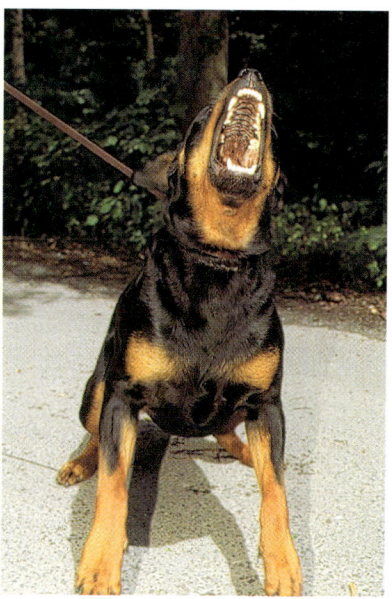

**Aggressive Hunde sind ungeeignet.**

## Anforderungen an einen Therapiehund
### Anforderungen hinsichtlich seines Wesens und Verhaltens

- muß nicht nur generell menschenfreundlich eingestellt sein, sondern:
  – aktives Herstellen von Kontakt zum Menschen
- muß körperliche Zuwendung nicht nur ertragen, sondern:
  – regelrechtes Genießen von Streicheln, Schmusen
- darf auf eventuelle Schmerzzufügung beim Körperkontakt nicht mit Schnappen reagieren
- ausgeglichenes Wesen
- hohe Reizschwelle
- hohe Sicherheit gegenüber optischen und akustischen Reizen
- absolut niedrige Aggressionsneigung

- friedfertig gegenüber Artgenossen und anderen Tieren
- niedriges bis mittleres Aktivitätsniveau
- keine Kläffneigung
- kein eifersüchtiges Bewachen des Besitzers
- möglichst geringer Schutztrieb
- kein ausgepräger Futterneid
- wünschenswert, aber nicht Bedingung: früh sozialisiert an die Personen der Zielgruppe, die besucht werden soll (z. B. behinderte Kinder)
- wünschenswert, aber nicht Bedingung: gut über Futteranreiz ansprechbar

Er muß das Hörzeichen „Bleib" unbedingt akzeptieren: sich nicht von der Stelle rühren, bis ihm sein Besitzer etwas anderes sagt – auch dann, wenn er seinen Besitzer nicht mehr sieht. Ein Therapiehund muß auf die Hörzeichen „Pfui" und „Aus" entsprechend reagieren. Schließlich muß er auch die Freifolge beherrschen, also unangeleint dicht neben seinem Besitzer herlaufen. Sehr von Nutzen ist ferner, wenn der Hund sowohl auf Hörzeichen (also z. B. das gesprochene „Sitz") reagiert, als auch auf Handzeichen (z. B. die hinab gedeutete Hand für das Platz).

Das klingt nun für viele Menschen sicherlich recht anspruchsvoll, doch im Punkte des Gehorsams sollten ebensowenig Abstriche gemacht werden wie in bezug auf die Wesensfestigkeit des Hundes. Warum? Daß ein

Hund nicht an der Leine zerren soll, ist noch sicherlich jedem einsichtig. Ein solcher Hund wird nicht voll von seinem Besitzer kontrolliert, stellt deswegen eine Gefahr da. Dadurch wird das unmöglich, was bei Besuchen so besonders beliebt ist, nämlich den Hund einmal an die Leine zu nehmen und einen kleinen Gang zu machen – eine gebrechliche Person oder ein Kind würden sehr leicht hinfallen. Leinenführigkeit meint aber nicht nur, daß der Hund nicht an der Leine zerren soll, sondern daß er unaufgefordert jeder Bewegung seines Menschen folgt. Bewegt man sich z. B. mit dem angeleinten Hund durch eine Gruppe von behinderten Menschen, kann man sich nicht ständig damit aufhalten, das Verhalten des Hundes zu kontrollieren. Wichtig ist auch, daß der Hund gelernt hat, anzuhalten (vorzugsweise mit einem Sitz), wenn sein Mensch stehenbleibt und sich beispielsweise mit einer der besuchten Personen unterhält. Der Hundehalter kann sich auf diese Weise mehr auf die Personen konzentrieren, und er muß sich sicher sein können, daß sein Hund solange ruhig sitzen bleibt, bis beide weiter gehen.

Die Bedeutung des „Sitz" ist sicherlich vielen auch noch aus einem anderen Grunde einleuchtend: der Hund sitzt da und läßt sich streicheln. Doch auch das „Steh" ist wichtig: Menschen, die in einem Rollstuhl sitzen, kommen oft nicht an den ganzen Hund heran, es ist einfacher für sie, wenn dieser neben ihnen steht. Das „Platz" ist ebenfalls hinsichtlich des Streichelns wichtig, vor allem aber als Möglichkeit, den Hund sozusagen „aus dem Verkehr zu ziehen", indem er an einer geeigneten Stelle abgelegt wird. Hier kommt auch die Bedeutung des „Bleib" zum tragen. Ein Therapiehund muß exakt an der Stelle bleiben, an der ihn sein Besitzer hingesetzt oder gelegt hat. Das kann z.B. in einer Situation notwendig werden, in der der Hundehalter sich ausschließlich auf eine Person konzentrieren muß und den Hund nicht ununterbrochen beaufsichtigen kann. Auch kommen Situationen vor, in denen der Hundehalter seinen Hund kurz allein lassen muß, um z.B. die Toilette aufzusuchen oder um für einen Kranken aus der Stationsküche etwas zu trinken zu besorgen – Orte, an denen Hunde nicht mitgeführt werden dürfen.

Unabdingbar ist ferner, daß der Besitzer seinem Hund auch über Entfernungen hinweg Zeichen geben kann, auf die der Hund sofort angemessen reagiert. Ein Beispiel: Hund und Besit-

zer befinden sich an entgegengesetzten Seiten des Besuchsraums, die Tür öffnet sich plötzlich, und ein Pfleger kommt mit einem Tablett herein. In dieser Situation muß sich der Hund auf Zuruf sofort hinlegen, um nicht dem Pfleger, der durch das Tablett nur eine eingeschränkte Sicht hat, vor die Füße zu laufen.

In vielen Situationen ist es zwar angebracht, den Hund gar nicht erst von der Leine zu lassen, in anderen dagegen läuft der Hund frei herum, um beispielsweise eine Begrüßungsrunde zu drehen. Man kann den Hund natürlich nur dann laufen lassen, wenn man sich sicher ist, daß der Hund auf Zuruf sofort kommt und sich davon auch nicht abhalten läßt,

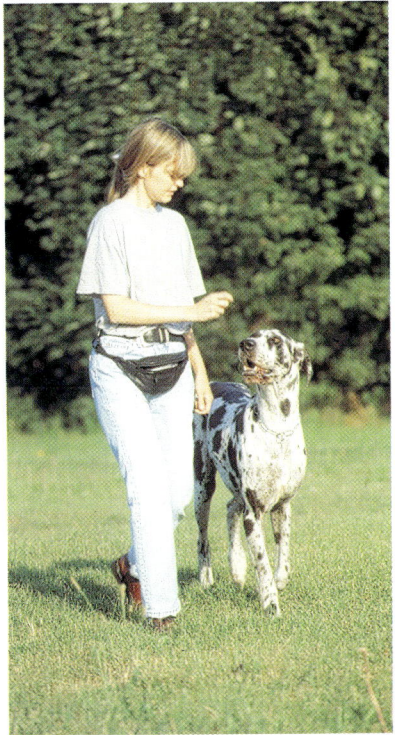

**Vernünftig an der Leine zu gehen, ist nur eines von vielen Dingen, die ein Therapiehund aus Sicherheitsgründen beherrschen sollte.**

wenn ihm z.B. ein Kind gerade einen Hundekuchen unter die Nase hält. Dies erfordert eine gehörige Portion Gehorsam.

Für den Hundehalter ist es in jedem Fall praktischer, wenn der Hund ihm auch unangeleint perfekt folgt. Stützt man z.B. auf einem Spaziergang eine gebrechliche Person, ist das Führen des Hundes an der Leine eher hinderlich.

## Erziehung als Selbstschutz

Bislang wurde die Frage der Erziehung und des Gehorsams der Hunde vor allem hinsichtlich einer Gefahrenabwehr in bezug auf die beteiligten Menschen behandelt, wobei sämtliche der angesprochenen Punkte natürlich auch dem Schutz des Hundes dienen – wenn man ihn z.B. durch rechtzeitiges Heranrufen vor den Zudringlichkeiten eines bekanntermaßen groben Patienten einer Institution schützen kann. Zwei weitere Hörzeichen, die der Hund unbedingt beherrschen muß, dienen seinem Schutz. Er muß mit einem „Pfui" daran gehindert werden, etwas in seinen Fang zu nehmen, bzw. per „Aus" dazu veranlaßt werden können,

etwas bereits Aufgenommenes sofort wieder herzugeben. Daß beispielsweise Medikamente in Reichweite des Hundes oder sogar auf dem Boden liegen, ist kein allzu seltener Fall. Die Folgen des Schluckens einer Menschenmedizin können für den Hund tödlich sein. Gleiches gilt z.B. auch für die verführerisch bunten Kleinteile, wie sie in Spielzimmern in Kinderheimen etc. herumliegen. Unzählige Hunde in Familienhaushalten verenden Jahr für Jahr an verschluckten Plastikteilen.

Die Anforderungen an den Ausbildungsstand eines Therapiehundes in puncto Gehorsam mögen auf den ersten Blick sehr anspruchsvoll erscheinen, doch sie wirken nur deshalb so anspruchsvoll, weil die wenigsten Hunde, die man kennt, sich durch einen solchen Gehorsam auszeichnen. Genau genommen jedoch sollte jeder ganz normale Familienhund zwecks möglichst großer Gefahrenminimierung für ihn selbst und für seine Umwelt entsprechend erzogen werden.

Wenn jemand diese Zeilen liest, der anderen Menschen mit seinem Hund eine Freude bereiten will und einen wesensmäßig geeigneten Hund besitzt, der aber diese Kriterien des Grund-

**Ein Therapiehund muß diesen Versuchungen widerstehen können.**

## Anforderungen hinsichtlich seiner Gehorsamsausbildung

- Beherrschen der Leinenführigkeit und der Freifolge
- Reaktion sowohl auf Hör- wie Sichtzeichen
- Befolgen der Zeichen: „Sitz", „Platz", „Steh"
- sofortiges Befolgen der entsprechenden Zeichen
- mehrere Minuten langes Absitzen und Abliegen – auch

- wenn der Hundehalter außer Sicht ist
- Unterlassen der Aufnahme von Gegenständen auf entsprechendes Zeichen
- sofortige Freigabe von Gegenständen aus dem Fang
- sofortige Reaktion auf erteilte Hör- oder Sichtzeichen auch auf Entfernung vom Hundehalter

gehorsams nicht beherrscht, so muß er deshalb von seinen Zielen keinen Abstand nehmen. Jedem Hund können die angeführten Grundregeln in einer liebevoll motivierenden und konsequenten Erziehung beigebracht werden – zum Gewinn auf beiden Seiten, denn ein solch gut erzogener Hund kann in seinem Alltag neben seinem Therapiejob viel mehr Freiheiten genießen als ein weniger gut erzogener Hund. Der Wunsch, den eigenen Hund zu therapeutischen Zwecken einzusetzen, kann so zur Motivation werden, sich noch gezielter als bisher mit dem Hund zu beschäftigen und ihm Dinge beizubringen, die er bislang einfach nur noch nicht erlernt hat. Wessen Hund zusätzlich noch kleine Kunststücke wie Pfötchen geben oder Apportieren vorführen kann, der kann sich sicher sein, daß sein Besuch zudem noch etwas attraktiver ausfällt. Das Beibringen kleiner Kunststücke sollten sich jedoch im Rahmen dessen halten, was Hunde von sich aus gerne häufig machen und nicht in eineVermenschlichung und reine Instrumentalisierung des Hundes führen.

## Versicherung und Gesundheit des Hundes

Ganz bewußt erst nach der Schilderung wesens- und gehorsamsmäßiger Anforderungen, die an Therapiehunde zu stellen sind, möchte ich nun noch auf zwei Selbstverständlichkeiten eingehen.

Erstens: Ein Therapiehund muß mit einer ausreichenden Deckungssumme (mindestens zwei Millionen bei Personenschäden, 500 000 DM bei Sachschäden) haftpflichtversichert sein.

**Ein Therapiehund kommt natürlich nur bestens gepflegt zum Einsatz.**

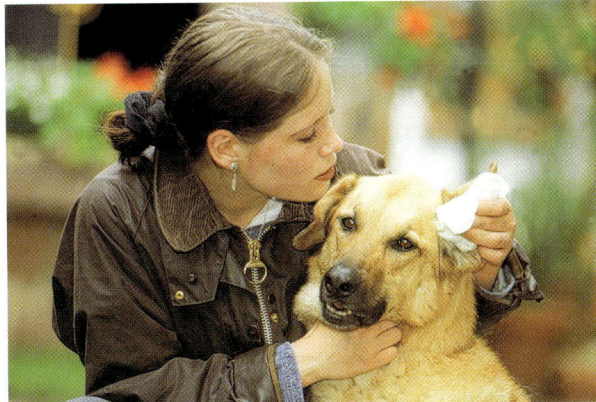

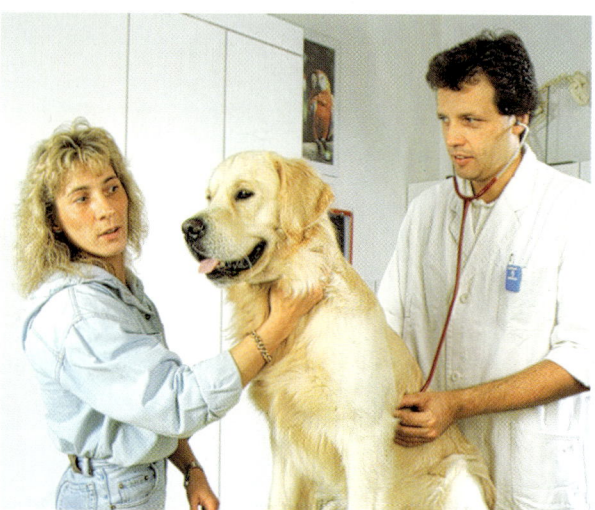

Hunden den Zutritt gewährt, die über keine Versicherung verfügen.

Zweitens: Ein Therapiehund muß gesund sein. Er ist jährlich gegen Tollwut, Staupe, Hepatitis, Leptospirose, Parvovirose zu impfen, auch die Impfung gegen Zwingerhusten ist zu empfehlen. Mindestens zweimal pro Jahr sollte der Hund mit einem geeigneten Mittel entwurmt, bzw. Kotproben auf Wurmbefall untersucht werden. Der Hund sollte regelmäßig auf Parasitenbefall hin kontrolliert werden. Selbstverständlich muß er stets in bestem Ernährungs- und Pflegezustand sein (was die Pflege des Haarkleides, aber auch Ohren und Zähne sowie die Säuberung der Analregion betrifft). Die Krallen müssen nachgesehen und eventuell gekürzt werden. Ein Tierarzt sollte den Hund regelmäßig von Kopf bis Fuß untersuchen.

Wenn die Gesundheit von Therapiehunden gefordert wird, so glauben die meisten Menschen, dies sei deshalb wichtig, weil der Hund so viele Krankheiten auf den Menschen übertrage. Leider spukt auch heute noch bei verantwortlichen Stellen beispielsweise in der Leitung von Krankenhäusern die Vorstellung herum, der Hund sei eine unhygienische Bakterienschleuder, vor der besonders Kinder und kranke Menschen zu schützen seien. Es stimmt: Hunde können Bakterien, Viren, Hautpilze, Einzeller und äußerliche Parasiten übertragen. Neuere wissenschaftliche Forschungen belegen jedoch eindeutig, daß Zoonosen, also Krankheiten, die von Tieren auf den Menschen übertragen werden, von verschwindend geringer Bedeutung sind. Einfachste Vorsichtsmaßnahmen wie die regelmäßige Entwurmung und das Impfen des

**Der regelmäßige Gesundheitscheck beim Tierarzt ist ein absolutes Muß.**

Auch mit einem hervorragend geeigneten Hund und einem sehr sorgsamen Halter kann es durch ein Aufeinandertreffen unglücklicher Umstände zu Unfällen kommen. Es kann z.B. passieren, daß auf dem Flur eines Kinderheimes ein Kind plötzlich um eine Ecke herangeflitzt kommt und über den Hund stürzt, sich komplizierte Verletzungen an der Wirbelsäule zuzieht und für sein Leben gelähmt bleibt. Das menschliche Schicksal ist schon schlimm genug, was aber, wenn noch nicht einmal die Kosten für eine optimale Behandlung und Betreuung aufgebracht werden können? Hundehalter und Kind, bzw. der zukünftige Erwachsene werden zum Sozialfall und dem Kind wird nicht die bestmögliche Behandlung zuteil werden.

Jeder Hundehalter trägt das Risiko, daß sein Hund menschlichen und/oder materiellen Schaden verursacht, Halter von Therapiehunden sind dabei nicht unbedingt gefährdeter. Doch dürfte klar sein, daß kein verantwortungsvoller Leiter einer Institution

Hundes sowie seine konsequente Sauberhaltung lassen das Risiko praktisch gegen Null tendieren. Jüngste Studien machen deutlich, daß eher der Mensch eine Infektionsquelle für seinen Hund ist. Was die Übertragung von Infektionskrankheiten angeht, so steht zweifelsfrei fest, daß der Mensch der größte Ansteckungsherd des Menschen ist – und nebenbei auch noch seinen Hund infiziert.

Die Gesundheit des Therapiehundes ist nicht allein hinsichtlich seiner Rolle als möglicher Überträger von Krankheiten von Bedeutung, sondern vor allem aus zwei weiteren Gründen:

Erstens im Hinblick auf den Schutz des Hundes. Wie im vorherigen Kapitel bereits beschrieben, bedeutet der Therapieeinsatz immer auch Streß für den Hund. Einen kranken Hund zusätzlich diesem Streß auszusetzen wäre unverantwortlich, da Streß den Krankheitsverlauf verschlimmert bzw. den Genesungsprozeß behindert.

Zweitens im Hinblick auf den Schutz der Menschen. Ein kranker Hund, der Schmerzen hat, verhält sich u.U. in unvorhersehbarer Weise. Er kann durchaus mit Schnappen reagieren, wenn ihn z.B. eine Person an einer schmerzenden Stelle berührt. Er kann auch einfach seine gewohnte

Selbstsicherheit eingebüßt haben und sich plötzlich in Situationen bedroht fühlen, die er bislang völlig gelassen gemeistert hat.

Nun ist natürlich zwischen akuten und chronischen Krankheiten zu unterscheiden. Ein Therapiehund, der sich z.B. eine Magen-Darm-Verstimmung zuzieht, bleibt für die Dauer seiner Erkrankung und bis zur völligen Wiederherstellung zu Hause. Gleiches gilt im Normalfall für Hunde, die eine Operation hinter sich oder einen Unfall erlebt haben. Sie werden erst dann wieder eingesetzt, wenn der Tierarzt dies befürworten kann und der Halter das Empfinden hat, daß es seinem Hund wieder gut geht. Dennoch muß der Halter bei den darauf folgenden Therapieeinsätzen seinen Hund besonders genau beobachten, da es möglich ist, daß der Hund nach der Erfahrung einer Operation oder eines Unfalls ein verändertes Verhalten zeigt, beispielsweise plötzlich vor fremden Menschen zurückschreckt.

Etwas anderes ist es aber, wenn bei einer Untersuchung festgestellt wird, daß ein Hund unter einer chronischen Erkrankung leidet. Hunde, die z.B. an einer schweren Hüftgelenksdysplasie leiden, sind häufig im Bereich der Hüftgelenke und der Kruppe sehr

## Anforderungen an den Gesundheitszustand von Therapiehunden

- optimaler Ernährungszustand
- jährlicher umfassender Gesundheitscheck durch den Tierarzt
- jährliche Impfungen
- mindestens zweimal jährliches Entwurmen, bzw. Kotprobenuntersuchung

- regelmäßige Pflege ( Fell, Ohren, Augen, Zähne, Krallen)
- stetige Kontrolle im Hinblick auf Parasitenbefall
- genaues Beobachten des Hundes im Hinblick auf sein Wohlbefinden

schmerzempfindlich, so daß sie dort Berührungen nicht mögen und darauf mit Abwehrschnappen reagieren könnten. Nicht selten entpuppen sich sogenannte bissige Hunde als Hunde, die Schmerzen an einem bestimmten Körperteil haben und auf Berührung von diesem mit Knurren, Schnappen oder gar Beißen reagieren. Auch ein Hund, der infolge einer Augenerkrankung nur noch über ein eingeschränktes Sehvermögen verfügt, kann sich plötzlich in unvorhersehbarer Weise verhalten, weil er eine bestimmte Sache oder eine Bewegung nicht richtig wahrnimmt und sich heftig erschreckt.

Hunde, die aufgrund einer Krankheit unter dauerhaften Schmerzen leiden, sollten nicht als Therapiehunde eingesetzt werden – zu ihrem Schutz und zum Schutz der Umwelt.

## Groß oder Klein?

Ganz zum Schluß schließlich möchte ich mich noch der Frage widmen, die interessierte Hundehalter häufig zuerst stellen: Wie sollte der Hund denn aussehen? Kann man auch einen großen Hund einsetzen? Fakt ist, daß Hunde aller Größen und Formen erfolgreich eingesetzt werden.

Zunächst zur Frage der Größe. Größere Hunde lösen naturgemäß eher Ängste aus als kleinere. Größere Hunde nehmen mehr Platz weg und sie lassen sich schlecht auf den Arm nehmen, um aus einem Gefahrenbereich hinausgetragen zu werden. Bellt ein großer Hund, klingt das bedrohlicher als bei einem kleinen Hund. Größere Hunde haben mehr Fell, in welchem sie Schmutz hereintragen können und sie haben mehr Kraft, jemanden umzurennen. Sie lassen sich

schlecht auf den Arm oder auf den Schoß nehmen.

Dennoch kann man nicht sagen, daß kleine Hunde grundsätzlich die geeigneteren Therapiehunde seien. Verschiedene Gründe sprechen dagegen. In bezug auf die Streichelbarkeit haben mittelgroße Hunde den Vorteil, daß Menschen, die im Rollstuhl sitzen oder generell in ihrer Bewegungsfreiheit eingeschränkt sind, leichter zum Streicheln an sie herankommen. Auch zeigt die Erfahrung, daß die wenigsten Menschen den Hund gleich ganz eng bei sich auf dem Schoß haben möchten, sondern es vorziehen, daß dieser vor oder neben ihnen sitzt. Zwar nehmen größere Hunde mehr Platz weg, doch auf der anderen Seite kann man sie auch schlechter übersehen, so daß die Gefahr von Stürzen über den Hund, aber auch von versehentlichem Treten geringer ist. Kinder, die häufig sehr ungestüm sind oder aber auch Hunde gezielt necken, haben vor größeren Hunden mehr Respekt; kleine Hunde stehen eher in der Gefahr, schmerzhaft gedrückt oder in Puppenkleider gesteckt zu werden etc. Der wichtigste Grund dafür, daß in der Praxis in der Mehrzahl mittelgroße Hunde eingesetzt werden, liegt jedoch in der Koppelung von Größe und Wesenseigenschaften. Sehr viele Kleinhunderassen sind für einen therapeutischen Einsatz nicht ruhig und gelassen genug, sondern zu quirlig bis nervös, neigen zum Kläffen und haben eine zu niedrige Reizschwelle.

Was also die Größe betrifft, so sind mittelgroße Hunde zwar eher vorzuziehen, doch können auch kleine Hunde – so sie die erforderlichen Wesenseigenschaften mitbringen – sehr gut geeignet sein. Bei sehr

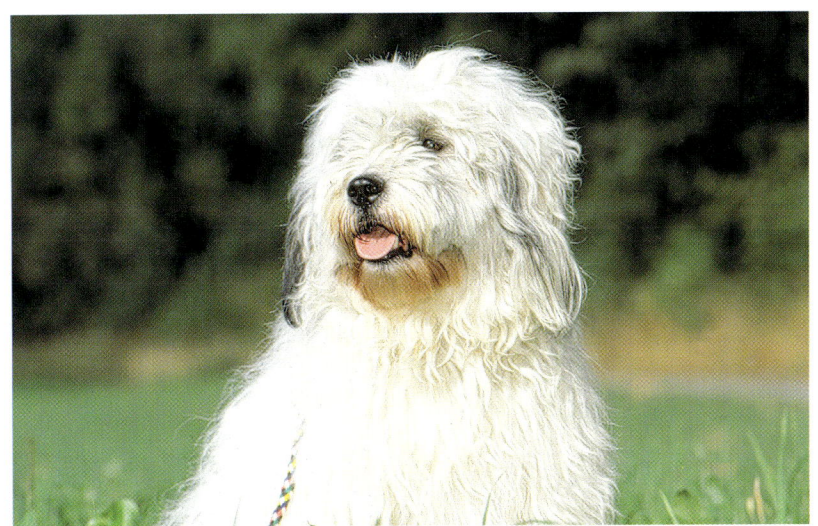

großen und schweren Hunden wäre ich eher vorsichtig. Hunde, die einer sitzenden Person quasi direkt ins Auge schauen können, wirken eher bedrohlich. Wenn ein 60 Kilo-Hund einer gebrechlichen Person auffordernd die Pranke auf den Oberschenkel legt, kann der Patient einen Bluterguß davontragen.

Letztendlich ist neben dem Wesen des Hundes die Frage entscheidend, wo er eingesetzt werden soll. Kleinsthunde sind z. B. auf einer Psychiatriestation aus Gründen ihres eigenen Schutzes in der Regel eher unangebracht, sehr große Hunde können bei Besuchen in Krankenhäusern eher hinderlich sein.

## Wie soll der Hund aussehen

Fast wichtiger als die Größe des Hundes scheinen mir hinsichtlich seines Aussehens zwei weitere Merkmale zu sein: der Gesichtsausdruck und die Fellbeschaffenheit. Die meisten Menschen möchten den Hunden in die Augen sehen können, was bei Rassen, die naturgemäß einen Schleier vor den Augen haben, nicht möglich ist. Durch das Binden eines Zöpfchens ist dieses Problem leicht zu umgehen. Nicht kaschieren kann man jedoch den Ausdruck. So können die schräg gestellten Augen einiger Rassen oder ihr eher wolfsähnliches Aussehen auf manche Menschen bedrohlich wirken. Die bei manchen Rassen zum Rassestandard gehörenden blutunterlaufenen Augen samt der hängenden Lider oder aber auch die extreme Faltenbildung rund um den Fang mit dem häufig verbundenen starken Sabbern schreckt viele Menschen verständlicherweise eher ab.

Bei der Frage des Fellbeschaffenheit bleibt festzuhalten, daß Hunde mit seidigem, etwas wuscheligen Fell eher Streichelimpulse auslösen und sich für viele Menschen einfach besser

## Ideale äußere Merkmale des Hundes (keine Vorbedingung)

- mittelgroß
- Augen gut sichtbar
- längeres, seidiges, leicht wuscheliges Fell
- helle Fellfarbe

Sonstiges:
- haftpflichtversichert. Deckungssumme: Mindestens 2 Millionen DM bei Personenschäden, 500 000 DM bei Sachschäden

anfühlen. Bei kurzhaarigen Rassen kann man dagegen nicht mit den Händen im Fell herumwühlen.

Als letzter Aspekt ist schließlich noch die Farbe des Hundes zu nennen: Gänzlich schwarze Hunde wirken eher bedrohlich.

Alles zusammengenommen kommt man in der Skizzierung des Aussehens eines idealen Therapiehundes dem Hund, wie er – eben nicht zufällig – in der Werbung eingesetzt wird, sehr nahe: knuffig mit eher hellem Fell, gewitztem Augenausdruck – und nicht sabbernd.

Doch ich möchte nochmals betonen: Letztlich bezaubern die Hunde durch ihr Wesen und ihr Verhalten. Aussehen und Größe des eigenen Hundes sollten keinen Hundehalter, der seinen Hund zu therapeutischen Zwecken einsetzen möchte, per se von diesem Vorhaben abhalten. Jene Personen jedoch, die im Bereich des Sozial-, Erziehungs und Gesundheitswesens arbeiten und daran denken, sich einen Familienhund anzuschaffen, den sie dann auch in ihrem Berufsfeld einsetzen möchten, sollten bei der Wahl der Rasse ganz gezielt vorgehen. An erster Stelle steht selbstverständlich das typische Verhaltensprofil einer Rasse. Danach sollte man in seiner Auswahl auch äußere Kriterien berücksichtigen.

## Die Tauglichkeit

In Deutschland ist der Einsatz tiergestützter Therapie erst langsam und mit großer zeitlicher Verzögerung zu anderen Staaten im Kommen. Dies bedeutet aber auch eine besondere Chance: Fehler, die andernorts gemacht wurden, können hier von vornherein vermieden werden. Der entscheidende Punkt, an dem sich Erfolg oder Mißerfolg einzelner Programme entscheidet, ist die „Tauglichkeit" der Hunde. Niemand gewinnt, wenn bei den Anforderungen an die Hunde Abstriche gemacht werden. Der erste Hund, der ein Kind, einen Patienten, einen Heimbewohner beißt, weil er von der Situation überfordert ist oder panisch auf einen Vorfall reagiert, kann die gesamte Idee zu Fall bringen. Kritiker werden sich darauf stürzen nach dem Motto: „Wir haben es ja schon immer gewußt. Hunde gehören nicht in Krankenhäuser oder Kinderheime". Bereits jetzt ist so viel an Überzeugungsarbeit zu leisten, will man Hunden Zutritt zu diesen Institutionen verschaffen. Ein einziger Unfall wird diese gesamte Arbeit weit zurückwerfen. Deshalb kann ich nur an gutmeinende Initiatoren von Programmen und an die engagierten Hundehalter appellieren: Wenn nach

Prüfung eines Hundes Zweifel an dessen Eignung bestehen, sollte auf seinen Einsatz verzichtet werden.

# Welcher Hund eignet sich?

Es wurde nun so viel über Anforderungen an Verhalten und Wesen des Hundes gesprochen, daß sich zwingend die Frage anschließt: wie kann man dieses testen? Reicht die Aussage eines Hundebesitzers, sein Hund sei sicher, freundlich und äußerst gehorsam? Die Frage ist mit einem eindeutigen „Nein" zu beantworten. Engagierte Hundebesitzer kennen ihre Hunde natürlich recht gut, doch ist es schwer, den eigenen Hund objektiv einzuschätzen. In meiner Beratungspraxis erlebe ich immer wieder, daß Hundehalter ihre Hunde z.T. völlig falsch beurteilen. Mangelnde Objektivität ist nur der eine Grund, der andere scheint in fehlendem Wissen über die Natur des Hundes generell zu liegen. Schließlich ist zu bedenken, daß die wenigsten Hundebesitzer die Gelegenheit haben, ihren Hund in den Situationen zu erleben, die im therapeutischen Einsatz Alltag sind.

Die bereits angesprochenen deutschen Vereine, die sich für die Förderung des therapeutischen Einsatzes von Tieren einsetzen, verlassen sich nicht auf das Urteil der Hundebesitzer:

Der Verein „Therapiehunde Deutschland", der gezielt Mensch-Hunde-Teams für einen therapeutischen Einsatz schult, prüft Hund und Mensch anhand von Tests und Aufgaben, wie sie von der Delta Society entwickelt worden sind.

Der Berliner Verein „Leben mit Tieren" hat für Interessenten an seinem Hundebesuchsdienst einen Fragebogen entwickelt, in dem Hundehalter, die gerne mit ihrem Hund an diesen Programmen teilnehmen wollen, vorab u.a. zu Herkunft, Haltung, Verhalten und Gesundheit des Hundes befragt werden. Daran schließt sich eine Verhaltensuntersuchung des Hundes durch eine Tierärztin an.

In beiden Fällen beurteilen also Fachleute Wesen und Verhalten des Hundes vor dessen erstem Einsatz. Ein solches Vorgehen ist dringend zu empfehlen. Wer auch immer ein regelrechtes Programm initiieren oder einfach seinen Hund mit an seinen Arbeitsplatz nehmen möchte, sollte Fachleute hinzuziehen, die über entsprechendes kynologisches Wissen *und* praktische Erfahrung mit Hunden verfügen. Das können Tierärzte, Hundeausbilder oder Hundeverhaltenstherapeuten sein.

## Wesenstest auf dem Prüfstand

Doch möchte ich hier vor einer Gefahr warnen: Ein solcher Test darf nur von Personen durchgeführt werden, die über entsprechendes kynologisches Wissen und praktische Erfahrung im Umgang mit Hunden verfügen. Die Durchführung verlangt die Fähigkeit, einen Hund genau beobachten und sein Verhalten deuten zu können. Und dies nicht in erster Linie deshalb, um zu einem korrekten Ergebnis zu kommen, sondern um dem Hund in der Testphase keinen

Schaden zuzufügen. Der Hund kann durch ein einschneidendes Erlebnis beim Test ebenso traumatisiert werden wie bei seinem Einsatz als Therapiehund. Ein erfahrener Hundekenner erkennt die ersten Anzeichen einer möglichen Überforderung und holt den Hund aus dessen Streßsituation heraus, bricht den Test eventuell ganz ab.

Wenn sich also irgendwo eine Gruppe sozialengagierter Hundebesitzer zusammenfindet und mit ihren Hunden ein Besuchsprogramm initiieren will, sollte diese sich unbedingt die Mitarbeit von Hundefachleuten sichern.

Und noch etwas sollte nicht unerwähnt bleiben: Seit der Einführung von Wesenstests (heute wählt man eher den Begriff des Verhaltenstests) in der Rassehundezucht streitet man sich über Durchführung, Interpretation und Aussagefähigkeit dieser Beurteilungen. *Der* goldene Weg ist bisher noch nicht gefunden. Ich denke jedoch, daß eine Verhaltensbeurteilung nach einem bestimmten Muster ihr Ziel einer Trennung zwischen geeigneten und ungeeigneten Hunden erreichen kann.

Wer die einzelnen Elemente des Tests genau liest, dem wird sicherlich deutlich geworden sein, daß sehr hohe Ansprüche an die Hunde gestellt werden – und daß die Mehrzahl der Hunde einen solchen Test kaum bestehen würde. Hier muß man nun eine Unterscheidung entsprechend der Defizite des Hundes treffen. Deutlich nachvollziehbar ist dies im Bereich der Prüfung des Grundgehorsams. Jeder Hund kann in einer liebevoll motivierenden Ausbildung so erzogen werden, daß er den geschilder-

ten Ansprüchen genügt. Erweist sich ein Hund von seinen Charakter-eigenschaften her als idealer Therapiehund, mangelt es ihm aber an Gehorsam, so muß er sozusagen zurückgestellt werden und eine verbesserte Gehorsamsausbildung durchlaufen, bevor er seinen „Job" antreten kann.

Wenn Hunde vor ungewöhnlichen Menschen zurückschrecken, ist dies kein Grund, den Gedanken an ihren therapeutischen Einsatz aufzugeben. Zeigt sich der Hund ansonsten im Umgang mit Menschen sicher, kann man ihn schrittweise an „andersartige" Menschen gewöhnen. Er lernt, daß auch Menschen, die z. B. immer wieder wild mit den Armen zucken, nette Menschen sind, vor denen er sich nicht zu fürchten braucht.

Gleiches gilt für die Konfrontation mit sehr ungewöhnlichen optischen und akustischen Eindrücken. Verhält sich ein Hund den normalen Alltagsgeräuschen gegenüber eher unbeeindruckt, kann ihm durch gezielte Gewöhnung verbunden mit Positiverfahrungen wie z. B. dem Geben von Leckerchen die erforderliche Sicherheit vermittelt werden.

Etwas anderes ist es jedoch, wenn Hunde sich bereits freundlicher Annäherungen durch „normale" Menschen entziehen, bzw. diese durch aggressives Verhalten abwehren wollen und/oder wenn sie sich generell jeglichen Geräuschbelastungen gegenüber als unsicher erweisen. Natürlich kann man auch solchen Hunden durch gezielte verhaltenstherapeutische Maßnahmen helfen. Ihren möglichen Einsatz als Therapiehunde sollte man jedoch zurückstellen und daran arbeiten, daß der Hund seinen normalen Alltag streßfrei erleben kann.

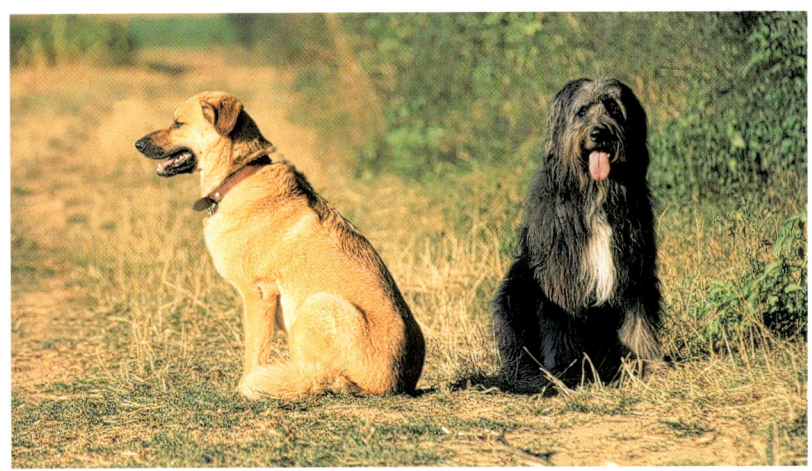

**Hunde, die
Probleme mit
Artgenossen
haben, sind
deswegen als
Therapiehund
nicht unge-
eignet.**

Auch Hunde, die im Sozialverhalten gegenüber ihren Artgenossen Probleme zeigen, sind natürlich nicht auf alle Zeiten dazu verdammt, weiter Problemhunde zu sein. Je nach Schweregrad des Angst- oder Aggressionsverhaltens werden verhaltenstherapeutische Maßnahmen jedoch viel Zeit in Anspruch nehmen, bevor der Hund ein normalisiertes Verhalten zeigt. Hunde, deren einziges Defizit in ihrem gestörten Sozialverhalten zu ihren Artgenossen liegt, können u.U. doch in der Therapie eingesetzt werden – beispielsweise wenn ein Psychotherapeut seinen eigenen Hund mit in seine Praxis nimmt, denn daß es hier zu einer Konfrontation mit anderen Hunden kommt, ist doch mehr als unwahrscheinlich.

## Der Schutztrieb – Fluch oder Segen

Ein wirklich schwieriges Kapitel sind die Hunde, die – völlig artgerecht – auf wahrgenommene Bedrohungen mit Verteidigung reagieren – sei es nun ihrer eigenen Person oder ihres Besitzers. Ob ein Hund über einen ausgeprägten Schutztrieb verfügt oder nicht, ist in hohem Maße genetisch bedingt. Diesen dem Hund abtrainieren zu wollen, halte ich nicht nur für ein mühseliges Unterfangen, sondern ich zweifle auch die Berechtigung an. Im Unterschied beispielsweise zu grundloser Aggression gegenüber seinen Artgenossen ist ein ausgeprägter Schutztrieb keine Verhaltensstörung, sondern sollte den Besitzer des Hundes dazu veranlassen, von seinem Vorhaben, den Hund in der Therapie einzusetzen, Abstand zu nehmen.

Letztlich besteht die Schwierigkeit einer Verhaltensbeurteilung darin, zu unterscheiden, wo Defizite allein in mangelnder Sozialisation, Gewöhnung und Erziehung begründet liegen und wo man es mit Grundstrukturen des Hundes zu tun hat, die von daher nur sehr schwer einer Veränderung unterliegen. Einen grundsätzlich ängstlich veranlagten Hund kann man mit viel Mühe und Engagement zu einem freudvolleren und weniger angstbesetzten Leben verhelfen, doch wird man es in den seltensten Fällen erreichen, ihm zu einer wirklich sicheren Persönlichkeit zu formen.

## Der vollständige Test

Der vollständige Test, wie er von mir vorgeschlagen wird, bezieht sich auf das Austesten von Hunden, die unmittelbar vor ihrem ersten Therapieeinsatz stehen. Von ihnen muß erwartet werden können, daß sie weder durch Rollstühle, noch durch zudringliche, eventuell ungeschickt zupackende Menschen etc. aus der Bahn geworfen werden.

Etwas anderes ist es, wenn ein Hund auf seine generell mögliche Eignung als Therapiehund geprüft werden soll. Ich empfehle daher einen Eingangstest, der dem Beurteiler Aufschluß über Sicherheit, Aggressionspotential und Streßbewältigung des Hundes geben kann.

Dazu sollten folgende Testelemente gewählt werden:

Erstens das Verhalten gegenüber „normalen Menschen" mit den Einzeltests I. 1, 3–8, die allesamt auf einem ganz normalen Spaziergang in der Innenstadt und in Grünanlagen in natürlicher Umgebung durchzuführen sind.

Zweitens seine Reaktion auf optische und akustische Reize die ebenfalls beim erwähnten Stadtgang geprüft werden kann.

Drittens seine Reaktion auf andere Hunde, die ebenfalls keiner gestellten Situation bedarf, sondern im Rahmen eines Spaziergangs auf einem für den Hund fremden Territorium mit vielen fremden Hunden beobachtet werden kann.

Viertens sein bislang bestehender Grundgehorsam.

Erweisen sich Hunde in diesen Bereichen als sicher und zuverlässig, kann dann mit einer gezielten Gewöhnungsausbildung begonnen werden, in der sich die Hunde mit unbekannten Situationen konfrontiert sehen, die auf sie mit hoher Wahrscheinlichkeit beim therapeutischen Einsatz zukommen. Auch Defizite im Bereich der Gehorsamsausbildung können dann gezielt angegangen werden. Zum Abschluß der Ausbildung sollten die Hunde alle genannten Testaufgaben bestehen können.

# Auch das andere Ende der Leine ist wichtig

Die Eignung der Hunde ist für das Gelingen ihres therapeutischen Einsatzes von großer Bedeutung. Aber der Hund ist lediglich der „Co-Therapeut", er begleitet einen Menschen – sei es nun eine Fachkraft wie eine Krankenschwester, einen Psychotherapeuten, einen Heilpädagogen etc. oder einen Hundehalter, der sich einfach im sozialen Bereich engagieren will.

In diesem Abschnitt möchte ich mich den *ehrenamtlichen* Helfern zuwenden, die einzeln oder in Gruppen mit ihrem Hund eine Institution des Sozial-, Erziehungs- und Gesundheitswesens besuchen.

Auch wenn der Hund gerade zu Beginn eines Hundesbesuchsprogramms die „Hauptperson" ist – der

Mensch am anderen Ende der Leine muß ebenfalls einige Fähigkeiten mitbringen und einiges bewältigen können. Zudem sollte jeder gutmeinende Hundebesitzer sich zunächst ehrlich befragen, ob er sich solche Besuche tatsächlich langfristig vorstellen kann, denn ein Rückzug nach kurzer Zeit führt zu Enttäuschungen auf Seiten der besuchten Menschen.

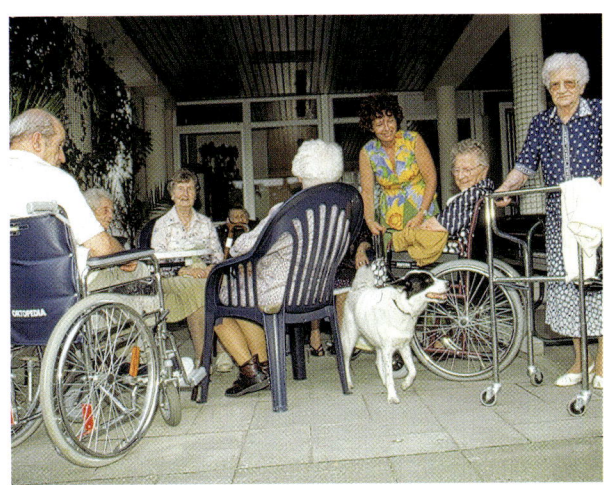

## Der Hund erträgt es – aber erträgt es auch ein Mensch?

Ehrenamtliche Helfer brauchen eine gewisse psychische Stabilität: Je nach dem, in welchen Feldern ein Hundehalter sich engagieren will, kommen auf ihn mehr oder weniger große Belastungen zu. Darüber sollten Interessenten vorab informiert werden, denn es ist eine eigene große psychische Belastung angesichts des erlebten Leides möglich. Sei es, daß man eine Verschlechterung des Gesundheitszustandes bei einem kranken Menschen erlebt oder den Tod eines alten Menschen, sei es der Kummer eines Heimkindes, das auf „neue Eltern" wartet, der Rückfall eines Drogenabhängigen auf Entzug oder der psychotische Schub einer Psychiatriepatientin etc.

Doch nicht nur das Mitleiden mit den besuchten Personen kann sehr belastend sein, sondern auch die für die meisten Menschen ungewohnte Konfrontation mit irgendwie „andersartigen" Menschen. Kranke, behinderte, verhaltensgestörte Menschen, Menschen die sich nicht entsprechend den Verhaltensnormen dieser Gesellschaft benehmen, werden weggesperrt, gehören nicht zum Alltag der meisten Menschen – es sei denn, diese haben eine solche Person in ihrer Familie oder Nachbarschaft.

In den Altenheimen leben z. B. in der Regel nicht die rüstigen Senioren, wie sie uns in der Werbung überall präsentiert werden, sondern meist hochbetagte Menschen mit körperlichen Gebrechen, häufig hochgradig verwirrt. Ein Gespräch zu führen ist oft mehr als mühsam. Einem autistischen Kind werden die meisten Menschen eher rat- und hilflos gegenüber stehen. Im Umgang mit behinderten Menschen reagieren die meisten mit Scham und Unsicherheit – darf man auf die verkrüppelte Hand sehen? Soll man Hilfe anbieten, wenn jemand nur mühsam aus dem Stuhl hochkommt? Soll man ein randalierendes Kind in seine Schranken weisen oder dies in Kenntnis seiner furchtbaren Biographie lieber unterlassen?

Wir lernen nicht den Umgang mit dem „Andersartigen", dem „Unnormalen", Unsicherheit und Unbehagen in solchen Situationen sind eine

**Der Mensch am anderen Ende der Leine muß auch kontaktfreudig sein.**

**Berührungsäng-
ste darf man
nicht haben.**

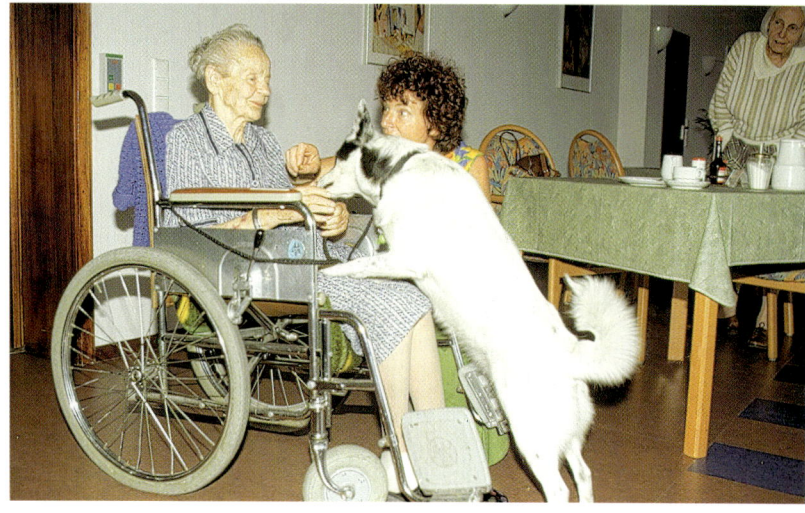

natürliche Folge. Doch andererseits profitiert der ehrenamtliche Helfer enorm, indem er nicht nur überhaupt menschlich bereichernde Erfahrungen machen kann, sondern diese werden ihm durch seinen Hund auch sehr erleichtert. Mit einem Hund an der Leine ist es viel einfacher, einen Gesprächseinstieg zu finden und Berührungsängste abzubauen, als wenn man gänzlich auf sich allein gestellt wäre.

Ehrenamtliche Helfer dürfen sich nicht vor „unappetitlichen" Menschen ekeln – wie Menschen, die sabbern, unangenehm riechen, verzerrte Gesichtszüge haben, sich spastisch bewegen etc.

Die Hundehalter müssen von ihrer Persönlichkeit her Wärme, Geduld, Mitgefühl und die Fähigkeit mitbringen, anderen Menschen Verständnis entgegenzubringen, sich auf sie einzulassen. Der Hund „regelt" zwar viel an Kommunikation, doch gewisse kommunikative Fähigkeiten braucht auch der Mensch am anderen Ende der

Leine. Man muß z. B. jemanden zum Reden überhaupt erst ermutigen können, mit Gesprächspausen umgehen und es auch ertragen können, zum 25. Mal die Geschichte von Onkel Anton zu hören, der immer einen Kleinsthund in der Jackettasche mit sich herumtrug. Wünsche eines Kranken, über seinen bevorstehenden Tod zu sprechen, dürfen nicht aus Selbstschutzinteressen abgeblockt werden.

Die Hundehalter müssen mit für Menschen schwierigen Situationen und Lebensumständen umgehen können: Wenn die besuchte Person plötzlich aggressiv wird oder in Tränen ausbricht, wenn man sie wieder verlassen will, oder wenn zwei besuchte Personen anfangen, sich darum zu streiten, wer den Hund zu sich nehmen darf etc.

All diese Fähigkeiten sind natürlich nicht spezifisch für Menschen, die sich in Hundebesuchsprogrammen engagieren, sondern für Helfer im sozialcaritativen Bereich generell. Darüber hinaus tragen die Hundehalter aber noch eine doppelte Verantwortung.

## Verantwortung tragen für Mensch und Hund

Zum einen tragen sie die Verantwortung für die besuchten Personen: Sie müssen alles zur Unfallvermeidung tun. Das bedeutet, daß sie über die gesamte Besuchszeit hinweg das Geschehen hoch konzentriert beobachten müssen, um eventuell brenzligen Situationen zuvorzukommen. Sie müssen die Lage unter Kontrolle halten, was eine genaue Kenntnis des eigenen Hundes voraussetzt.

Genauso aber tragen sie auch die Verantwortung für den Schutz des Hundes. Dies beinhaltet erstens, daß auf einen Besuch verzichtet wird, wenn es dem Hund nicht gut geht. Zweitens muß ein Besuch abgebrochen werden, wenn es dem Hund offensichtlich zu viel wird. Drittens kann es notwendig werden, einer Person den Kontakt zum Hund verwehren zu müssen, da man weiß, daß diese den Hund quälen würde. Viertens ist u.U. ein klares Nein zu Wünschen der besuchten Personen notwendig.

Das Wohl des Hundes muß im Zweifelsfall über den Bedürfnissen der besuchten Personen stehen. Andernfalls wäre der Hund nur ein lebendes Therapieinstrument, das bestimmte Zwecke zu erfüllen hat.

Aus all dem folgt, daß ehrenamtliche Helfer in einem Vorgespräch möglichst genau und ungeschönt auf das vorbereitet werden sollten, was sie eventuell erwarten könnte. Wünschenswert wäre eine Begleitung durch geschulte Helfer wie z.B. Sozialarbeiter, Pädagogen oder Psychologen bei den ersten Besuchen und die fortlaufende Möglichkeit zum Erfahrungsaustausch, in dem z.B. in monatlichen oder auch längeren Abständen verschiedene Ehrenamtliche zu einem gemeinsamen Gespräch eingeladen würden.

Um eines klarzustellen: es geht mir nicht darum, Hürden für interessierte und engagierte Hundehalter aufzubauen, die so hoch sind, daß keiner mehr hinüberkommt und damit die Idee der Hundebesuchsprogramme schon im Ansatz stirbt, weil gar keine Helfer vorhanden sind. Aber er ist nur fair, interessierte Menschen von vornherein aufzuklären und sie nicht blindlings in eine Situation laufen zu lassen, die sie einfach überfordert und aus der alle Beteiligten nur mit Schaden hervorgehen: die besuchten Personen aus Enttäuschung, daß dies zugleich der erste und letzte Besuch war, der Hundehalter, weil er sich für seine Unfähigkeit schämt oder das Geschehen, das er vielleicht auf einer psychiatrischen Station erlebt hat, einfach nicht verarbeiten kann.

Aus eigener Erfahrung halte ich es für sehr wichtig, wenn ein Mitarbeiter der Institution anwesend ist, der Besucher und Bewohner einander vorstellt, als Gesprächsanbahner fungieren und dem Besucher Sicherheit vermitteln kann.

Menschen, die sich mit ihrem Hund sozial-caritativ engagieren möchten, sollten ermutigt und angeleitet werden – im Zweifelsfall aber eben auch einmal von einem Vorhaben abgebracht werden. Wer mit alten Menschen nicht umgehen kann, hat vielleicht ein Händchen für Kinder; wem der Kontakt mit einer ganzen Gruppe zuviel ist, der ist vielleicht bei Einzelbesuchen gut aufgehoben.

# Hundebesuche als billige Beschäftigungstherapie?

In der Regel findet der therapeutische Einsatz von Hunden im Rahmen größerer Institutionen wie Behindertenwerkstatt, Pflegeheim, Erziehungsheim oder Krankenhaus statt. Das bedeutet: Ein Einsatz betrifft eine ganze Reihe von Menschen: Die Bewohner und den Mitarbeiterstab. Ferner gibt es Entscheidungshierarchien und Angehörige der verschiedensten Berufs- und Statusgruppen. Wer in dieses Gefüge mit der Idee einer hundegestützten Therapie hereinplatzt (sei es als Angehöriger des Personals oder als außenstehender, engagierter Hundehalter) darf nicht erwarten, daß er so-

**Nach dem gemeinsamen Altenheimbesuch ist erst einmal Toben und Streßabbau angesagt.**

fort mit offenen Armen aufgenommen wird. Es gilt, zunächst innerhalb der Institution die Akzeptanz für ein Hundebesuchsprogramm abzuklären – sowohl, was die Akzeptanz unter den Bewohnern, als auch was jene unter den Mitarbeitern betrifft. Hinsichtlich der Mitarbeiter ist ein Rundbrief denkbar, in dem das Vorhaben erläutert wird, verbunden mit einer darauffolgenden Mitarbeiterversammlung, auf der alle Bedenken oder auch Anregungen mitgeteilt und aufgenommen werden können. Einbezogen werden sollte das gesamte Personal – ein Hundebesuchsprogramm in einem Altenheim tangiert beispielsweise nicht nur die Pflegekräfte, sondern auch das Reinigungspersonal. Die Bewohner können auch über einen Rundbrief, besser jedoch im persönlichen Gespräch befragt werden.

In persönlichen Gesprächen können jene Bewohner herausgefiltert werden, die erstens Interesse an einem Hundebesuch bekunden, bei denen zweitens keine gesundheitlichen Gefahren zu befürchten sind (z.B. hinsichtlich einer Hundehaarallergie) und bei denen drittens auch nicht davon auszugehen ist, daß sie dem Hund Schaden zufügen. Kein Außenstehender kann einfach in ein Altenheim marschieren, die nächst beste Zimmertür öffnen und fragen, ob der oder diejenige jetzt vielleicht einen Hundebesuch haben möchte! Das muß von Seiten der Institution aus vorbereitet werden.

Ein Mitarbeiter der Institution sollte als verantwortlicher Ansprechpartner fungieren, der die Einsätze der Ehrenamtlichen koordiniert, Beschwerden von beiden Seiten aufnehmen und vermittelnd tätig werden kann.

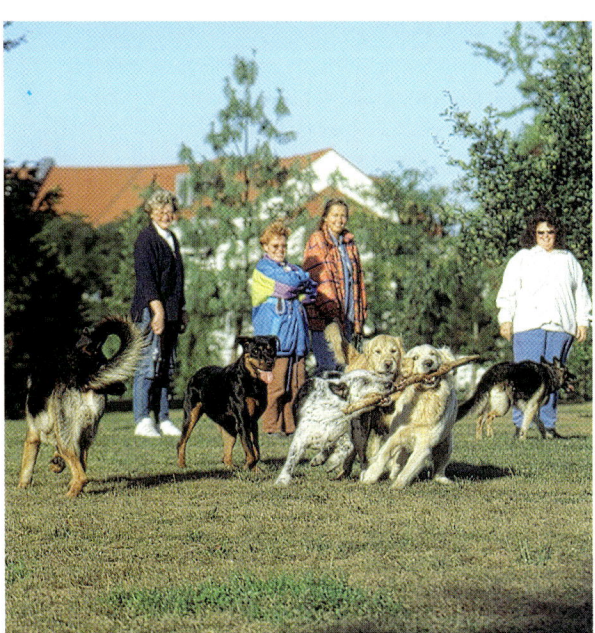

Was nicht passieren darf ist, daß die Institution ein solches Programm als Ersatz für eigene Leistungen nutzt. Wenn engagierte Hundehalter ihre Zeit geben, sollte dies als Ergänzung des Programms der Institution angesehen werden. Es ist nicht der Sinn der Sache, daß die Ehrenamtlichen lediglich der Institution Luft verschaffen, damit diese ihre Mitarbeiter in der Zeit für andere Dienste abstellen kann. Vielmehr sollte das Programm als ein gemeinsames Unterfangen angegangen werden, das eine ergänzende Variante in der Arbeit der Institution darstellt. Gerade beim Anlaufen eines solchen Projektes ist es wichtig, daß ein Insider der Institution dabei ist, den Ehrenamtlichen hilft, sich zurecht zu finden, bei der Kontaktherstellung zu den Bewohnern anwesend ist etc. Bei alten und/oder verwirrten Menschen ist die aktive Zuarbeitung auf Seiten der Institution unabdingbar, weil diese Menschen häufig vergessen, wann sie wieder besucht werden sollten.

Innerhalb der Institution sollte überlegt werden, in welchen Räumlichkeiten die Besuche am besten abzuhalten sind. Falls es nicht die Zimmer der Bewohner sind (was bei einem Besuch gleich mehrerer Hunde sowieso nicht ginge) sollte ein Ort gefunden werden, dessen Boden leicht zu säubern ist, in dem die Menschen gemütlich zusammen sitzen können, an dem man eine Tür schließen kann, um etwas mehr Ruhe zu gewährleisten und der möglichst so erreichbar sein sollte, daß keine Bewohner, die mit Hunden nichts zu tun haben wollen, belästigt werden.

Natürlich muß die Institution auch abklären, wie es um die haftungsrechtliche Seite bestellt ist.

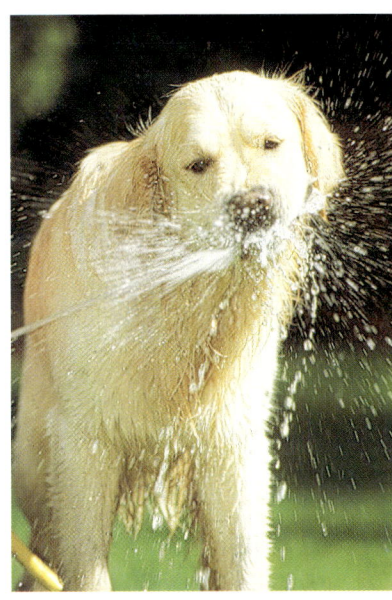

**Großer Durst nach getaner Arbeit.**

# Wie geht man's an?

Neben all den bereits geschilderten Aspekten, die bei einem therapeutischen Einsatz zu beachten sind, sollen hier nun noch abschließend einige ganz praktische Dinge angesprochen werden, die für Hundebesuchsprogramme von Bedeutung sind:

Die Tageszeit für den Besuch sollte so gewählt werden, daß sie nicht mit anderen festen Terminen wie z.B. Essenszeiten, feststehenden Freizeitangeboten, aber auch bevorzugten Ruhezeiten in Konflikt kommt.

Der jeweilige Ansprechpartner in der Institution sollte die besuchten Personen am Tag des Besuchs nochmals saran erinnern und sie gegebenenfalls in einen ausgesuchten Besuchsraum geleiten.

## Ideale Bedingungen für ein Hundebesuchsprogramm

- Eine Person (besser eine Projektgruppe) gibt den Anstoß für das Projekt, bringt Hundehalter und Institutionen zusammen, übernimmt die Koordination.
- Gemeinsam wird eine genaue Planung vorgenommen. Diese beinhaltet:
  - Prüfung der Akzeptanz unter den Mitarbeitern einer Institution und den Personen der Zielgruppe
  - Erhebung von Erwartungen
  - Eventuell Eindämmung überzogener Erwartungen
  - Beachtung von Bedenken
  - Eindeutige Zuweisung von Verantwortlichkeiten
  - Klärung hygienischer und haftungsrechtlicher Fragen
  - Klärung organisatorischer Fragen (Raum, Zeit, Ort, Mitarbeitereinsatz)
- Ein engagierter Tierarzt nimmt die notwendigen Mehruntersuchungen kostengünstig vor.
- Eine Hundefachfrau/ein Hundefachmann testet das Verhalten der Hunde gewissenhaft und zeigt dabei auch den Mut, gutwilligen Hundebesitzern zu sagen, daß ihr Hund leider nicht für den Einsatz als Therapiehund geeignet ist.
- Gleichzeitig kann diese Person auch noch notwendige Nachschulungen von Halter und Hund in Erziehungs-/Gehorsamsfragen vornehmen sowie Defizite im Bereich der Sozialisation aufarbeiten helfen.
- Eine Gruppe engagierter, verantwortungsbewußter Hundehalter mit den oben beschriebenen menschlichen Fähigkeiten findet sich zusammen. Diese Personen müssen sich darüber im klaren sein, daß sie sich langfristig auf Besuche einlassen.
- Diese Personen besitzen Hunde, die den Anforderungen genügen, wie sie oben skizziert worden sind.
- Die Institution steht voll und ganz hinter der Idee und ist bereit, mögliche Schwierigkeiten und Denkblockaden aus dem Weg zu räumen. Sie sieht ein Besuchsprogramm nicht unter dem Blickwinkel einer möglichen Arbeitsentlastung, sondern als Ergänzung und Bereicherung ihres Angebotes.
- Ein engagierter Mitarbeiter der Institution erklärt das Besuchsprogramm zu „seiner Sache", versucht Skeptiker zu überzeugen, wobei er gleichzeitig jedoch auch deren Bedenken registriert. Er übernimmt die Rolle des Koordinators.
- Alle Beteiligten zeigen die Bereitschaft zu Kooperation und Transparenz.

Der Hund sollte sich vorher gelöst haben, aber nicht direkt von einem Matschspaziergang in ein Heim marschieren. Etwas temperamentvollere Hunde sollten vor dem Besuch genügend Gelegenheit gehabt haben, sich gründlich auszutoben.

Der Hundehalter sollte genügend Hundeleckerchen mitnehmen, die er zum Verfüttern verteilen kann – das kann unliebsames Stopfen des Hundes mit Essensresten, Plätzchen, Kuchen etc. eindämmen helfen. Zur Vorsicht sollte er auch Kotbeutel und Papiertücher dabei haben – es kann durchaus passieren, daß einem Hund in der Aufregung ein Mißgeschick passiert, oder daß sich eine Person nach dem Füttern gerne die Hände abputzen möchte etc.

Wichtig ist auch ein Napf für Wasser, da die Hunde nach einem Besuch im allgemeinen großen Durst haben.

Erfolgt ein Besuch mit einer Gruppe von Hunden, so sollten diese sich mindestens zehn Minuten vor dem gemeinsamen Gang in die Institution beschnüffeln und aneinander gewöhnen können.

Vernünftig durchgeführte Hundebesuchsprogramme sind eine wunderbare Möglichkeit, Menschen eine Freude zu machen, Menschen zu helfen und dabei die Hunde doch nicht zu überfordern. Alle Seiten können profitieren: Die besuchten Personen, die Mitarbeiter der Institution, die Besucher selbst und auch so einige Hunde, die es genießen, ganz im Mittelpunkt der Aufmerksamkeit zu stehen. Niemandem ist damit gedient, wenn Menschen mit dem Besuch zwangsbeglückt werden, wenn die Institution zwar ihre Türen öffnet, ansonsten aber nicht mitarbeitet und die Besucher im Regen stehen läßt oder wenn sich die ehrenamtlichen Helfer der Situation nicht gewachsen fühlen. Schließlich sollte – last but not least – der Hund seelisch und/oder körperlich nicht leiden müssen.

**Mißbrauch beginnt nicht erst beim Schlagen des Hundes.**

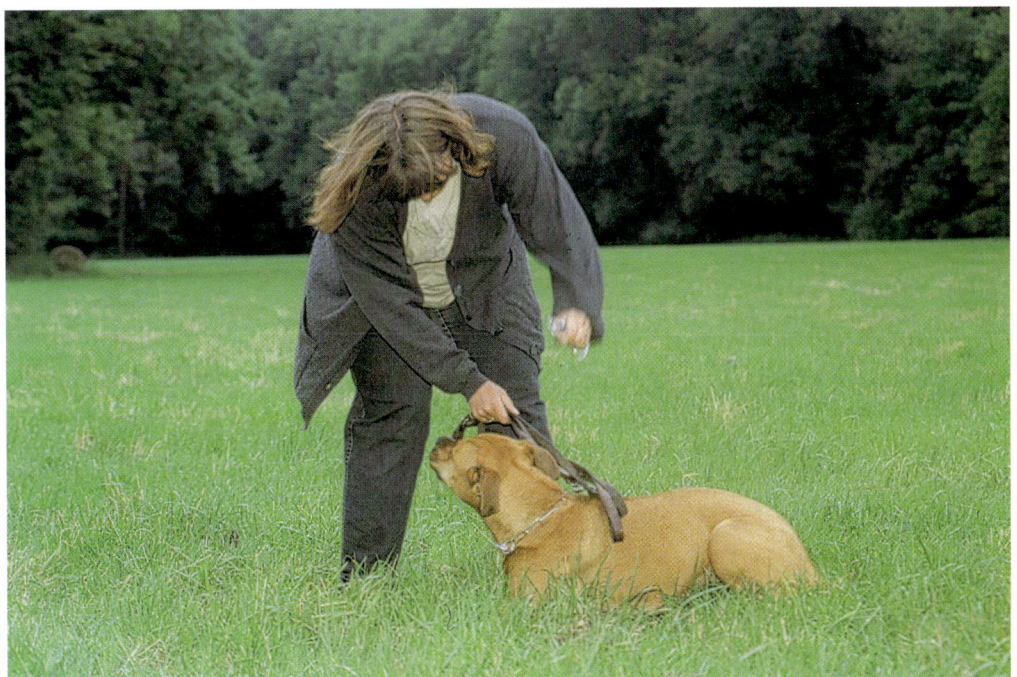

# Ein neuer Miß-
# brauch der Hunde ?

Steht nun nach all den Zeilen über die segensreichen Wirkungen von Hunden ein flammendes Plädoyer für die Anschaffung von Hunden zwecks Verbesserung der Volksgesundheit und für ihren Einsatz als Co-Therapeuten? Die Antwort ist ein klares Nein.

Keine Frage: Hunde können in wunderbarer Weise das seelische und körperliche Wohlbefinden beeinflussen und besitzen ganz offenbar Potentiale, von denen wir Menschen nur träumen können. Sie entfalten ihre Wirkung im normalen Alltag ebenso wie bei ihrem gezielten therapeutischen Einsatz. Wenn man all die Beobachtungen und Befunde zur Mensch-Hund-Beziehung Revue passieren läßt, liegen zunächst zwei Schlüsse tatsächlich nahe. Erstens: Jedem Menschen ist das Leben mit einem Hund zu empfehlen. Plakativ ausgedrückt: Als Kind wird der Mensch durch den Hund enorm in seiner Entwicklung gefördert, als Erwachsener

**Der Hund als Mittel zur Selbstdarstellung.**

in seinem seelischen und körperlichen Wohlbefinden stabilisiert und als alter Mensch vor Einsamkeit geschützt. Zweitens: Es gibt kein Feld des psychosozialen und medizinischen Sektors, in dem der Hund nicht als Co-Therapeut unterstützende Wirkungen entfalten könnte.

Doch in beiden Schlüssen liegt ein zentraler Fehler: Hunde wirken sich nur dann wie beschrieben aus, wenn der Mensch fähig ist, sich auf sie einzulassen und eine Bindung zu ihnen einzugehen. Diese entwickelt sich zwar z.T. erst im Zusammenleben mit dem Hund, bzw. im Verlauf eines therapeutischen Einsatzes, eben weil der Hund das Potential hat, Mauern zu durchbrechen und eine Beziehungsaufnahme zu ermöglichen. Aber niemand sollte dem Trugschluß verfallen, Tierliebe und das Eingehen einer Bindung zum Tier ließe sich verordnen oder würde automatisch entstehen. Wir wissen aus der Forschung, daß die Weichen dazu schon in der Kindheit gestellt werden und daß ein Einstellungswandel im Erwachsenenalter zwar möglich, aber nicht die Regel ist. Hundehalter können ein Lied vom alltäglich erfahrenen Haß auf Hunde singen. Die meisten Hundehalter haben es irgendwann aufgegeben, in ein Gespräch mit jenen Menschen zu kommen, die Hunden gegenüber ablehnend, ja feindselig gegenüberstehen. In Zeiten, in denen das Negativ-image von Hunden für die Presse immer wieder zur Füllung des Sommerlochs oder zur Profilierung von Kommunalpolitikern herhalten muß und man in der „Kampfhund"- Debatte seine political correctness beweisen kann, stehen die Zeiten tatsächlich schlecht, Menschen den Hund nahe zu bringen.

Doch wenn ich mich gegen die zwei oben genannten Schlußfolgerungen wende, beruht dies nicht allein auf der Erkenntnis, daß man Affinität zum Hund als Voraussetzung für seine Wirkungen nicht erzwingen kann. Ich wende mich aus einem mir noch wichtigeren Grund dagegen: Die Gefahr, Hunde nun noch in einer neuen Dimension zu mißbrauchen, ist groß.

Nun wird mancher fragen, worin soll denn der Mißbrauch eines Hundes liegen, wenn er als Miterzieher für die Kinder angeschafft wird, wenn ein einsamer alter Mensch dadurch einen Freund bekommt oder wenn ein Hund als Stationshund den ganzen Tag die Zuwendung der Bewohner eines Heims erfahren darf? Um diese Frage zu beantworten, werde ich zunächst etwas weiter ausholen müssen.

Natürlich ist überall zu hören und zu lesen, daß die Haltung von Hunden artgerecht zu erfolgen hat und tierschutzrelevante Aspekte seien ebenfalls zu berücksichtigen. Darunter wird dann in aller Regel verstanden, daß der Hund angemessen und ausgewogen ernährt und gepflegt wird, daß ihm die notwendige tiermedizinische Versorgung zuteil wird und daß ihm natürlich keine Schmerzen zugefügt werden. Ist das aber tatsächlich alles?

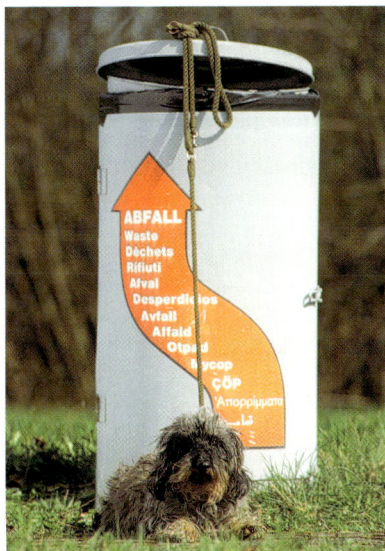

**Hunde werden schnell zu „Wohlstandsmüll" – wenn der Urlaub naht, sie Probleme bereiten, die Erwartungen nicht erfüllen oder einfach zu viel Arbeit machen.**

# Die ganz alltägliche Tierquälerei

In Deutschland wird der Schutz bestimmter Tiere und deren Haltungsbedingungen zu recht zum Thema der Tierschutzdiskussion gemacht (Beispiele: Schlachtviehtransport, Hühnerhaltung in Legebatterien, Kälbermast, Pelztierzucht und -tötung, Wal- und Robbenabschlachten). All diese Diskussionen sind dringend notwendig, obwohl man frustriert feststellen muß, wie wenig das Engagement so vieler Tierschützer letztlich ausrichtet. Dennoch frage ich mich, warum die Haltung von Haustieren wie Hunden, Katzen, diverser Vögel, Zwergkaninchen, Meerschweinchen und Fischen so wenig hinterfragt wird.

Wenn die Haltung von Hunden in die Schlagzeilen gerät, dann in der Regel nur unter drei Aspekten: das allsommerliche Aussetzen der Tiere vor der Urlaubsfahrt ihrer Besitzer, die Haltung sogenannter „Kampfhunde" und die vermeintliche Verwöhnung der Haustiere. Kann man wie die Zeitschrift „Focus" tatsächlich vom „Tierparadies Deutschland" sprechen, weil Milliarden für Luxusgüter für Tiere ausgegeben werden?

Zumindest was die ersten beiden Aspekte angeht, dürften sich die meisten Hundehalter nicht angesprochen fühlen und daher mit dem Finger auf „die anderen" zeigen. Hinsichtlich des dritten Aspektes kann man sich damit trösten, daß das rote Lacklederhalsband mit den gestanzten goldenen Westiefiguren den Hund sicherlich nicht unglücklicher macht als jedes andere normale, nicht würgende Lederhalsband. Man bereitet sich doch so einfach nur selber eine Freude, die dem Hund keinen Schaden zufügt.

Ganz anders sieht die Lage aber aus, wenn man die konkreten Haltungsbedingungen der geliebten Hunde unter die Lupe nimmt.

**Hunde wollen, daß sich der Mensch mit Ihnen beschäftigt, und er sich nicht immer alleine beschäftigen muß.**

Dem Anpassungskünstler Hund wird von allen Heimtieren am meisten abverlangt. Man sieht es als normal an, daß er immer kommt, wenn man ihn ruft, bzw. schimpft mit ihm, wenn er das nicht tut. Man erwartet, daß er seinem arteigenen Jagdtrieb nicht nachgeht und vorüberlaufenden Rehen höchstens hinterherschaut. Man erachtet es als normal, daß er stundenlang, ja in vielen Fällen über die gesamte Abwesenheit seines voll berufstätigen Besitzers daheim brav wartet. Bellt er, knabbert er die Möbel an oder hinterläßt er dort seine Geschäfte, ist er sogleich ein Problemhund. Man erwartet, daß er das Haus gegen Einbrecher mutig verteidigt, kann zugleich aber kaum mit seinem Gebell und/oder seinen Drohgebärden gegenüber Besuchern leben. Man erachtet es als selbstverständlich, daß er nicht die gedankenlos auf dem Tisch zurückgelassene Wurst stibitzt. Man erwartet, daß er die Zudringlichkeiten ungeschickter Kinderhände gelassen hinnimmt und sieht in seinem Abwehrknurren gleich den Beweis für seine Aggressivität. Man erwartet, daß alle Hunde sofort freundlich miteinander umgehen, vergnügt spielen und kann Raufereien zwischen den Hunden absolut nicht tolerieren. Ein dominanter großer Rüde, der sich die Provokationen eines kleinen Kläffers nicht bieten läßt, ist ein aggressiver, verhaltensgestörter Hund, der am besten gleich einzuschläfern ist. Gleiches gilt für die Hündin, die einen sich ihr nähernden fremden Welpen mittels Zähnefletschen zurechtweist – schließlich gibt es doch so etwas wie ‚Welpenschutz'. Rüde und Hündinnen werden flugs kastriert, weil das ihre Haltung so viel einfacher macht.

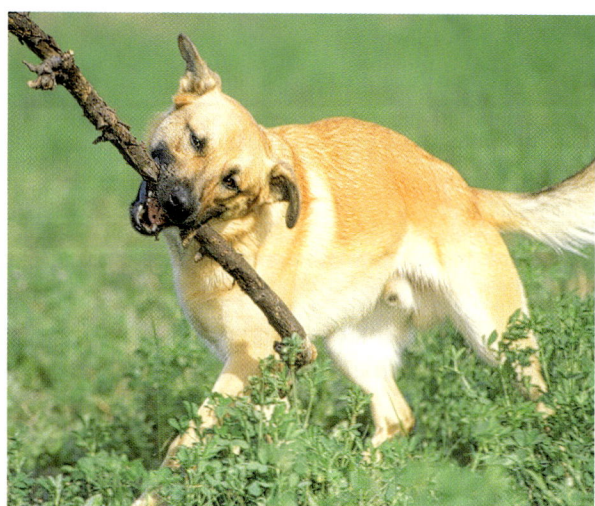

## Der Hund an der Leine

Hunde gehören an die Leine – in der Stadt, weil die Kommune Leinenzwang verhängt hat, außerhalb des Stadtgebietes, weil dort diverse übergreifende Verordnungen gelten und im Wald, weil die Hunde wildern könnten. Der angeleinte Hund ist das selbstverständliche Bild. Lassen Besitzer ihren Hund frei laufen, zieht das häufig nicht nur verbalen Tadel anderer Passanten, sondern auch Bußgelder nach sich. Tagtäglich dreht der Hund mit seinem Besitzer die gleichen Spazierrunden auf immer denselben Wegen. Ist es zu warm, zu kalt oder zu naß, fällt der Gang auch mal ganz aus, oder wird nur zum kurzen Gassigehen. An anderen Hunden wird er angeleint vorbeigeführt, weil es ja sein könnte, daß die Hunde eine Rauferei beginnen. Viele Hunde werden gar nicht erzogen, wodurch ihnen die Teilnahme am Leben ihrer Besitzer verwehrt ist, weil sie z. B. abends nicht mit in die Kneipe gehen können, da sie nie gelernt haben, über eine längere Zeit ruhig an ihrem Platz liegen zu bleiben. Andere Hunde werden mittels körperlicher Gewalt erzogen. Glücklicherweise lehnen die meisten Leute den Einsatz von Geräten, die dem Hund Stromstöße versetzen, ab. Aber wer regt sich schon über Würgehalsbänder auf?

## Unwissenheit und Ignoranz

Die Haltung von Hunden ist geprägt von großer Unwissenheit der Besitzer – Unwissenheit hinsichtlich des Wesens und des Verhaltens von Hunden sowie Unwissenheit hinsichtlich ihrer

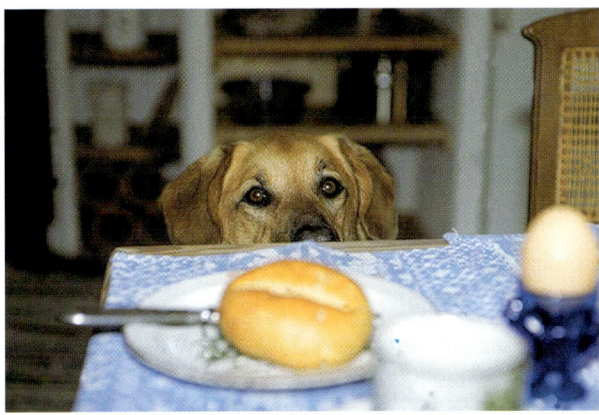

Bedürfnisse. Das beginnt bereits bei der Hundeauswahl, bei der das Aussehen des Hundes, nicht aber die seine Rasse bestimmenden Verhaltenseigenschaften den Ausschlag gibt. Genauso wenig wird darüber nachgedacht, ab welchem Punkt man von Qualzucht sprechen muß und man dementsprechend konsequent einen Hund einer derartigen Rasse erst gar nicht kaufen dürfte. Im Falle der chinesischen Nackthunde, die mit Kleidchen im Winter und Sonnenschutzmittel im Sommer geschützt werden müssen oder des Shar Peis, dessen Faltenwurf

**Hunde mit Essensresten zu stopfen ist falsch verstandene Tierliebe.**

**Zum freien Spiel mit ihren Artgenossen haben die meisten Hunde zu wenig Möglichkeit.**

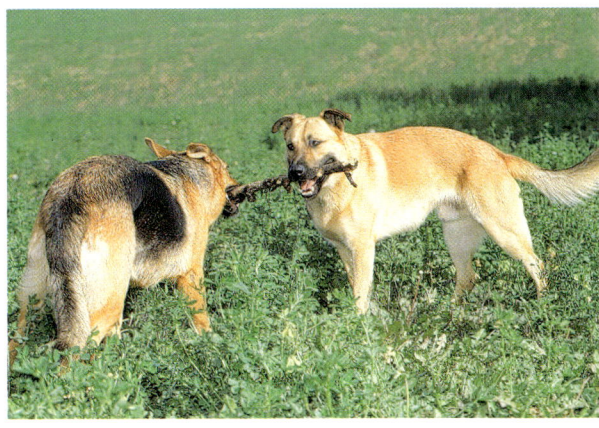

**Hunde, die nicht ihren Anlagen entsprechend gehalten und gefördert werden, werden häufig depressiv.**

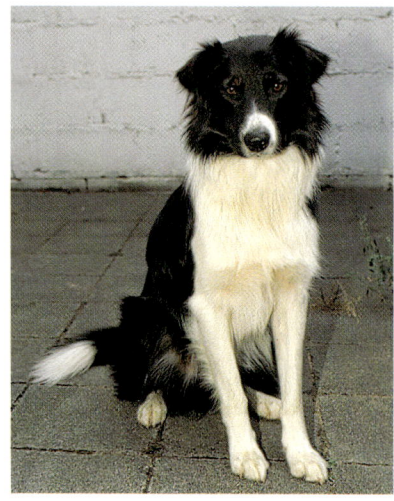

**Dick ist nicht niedlich, sondern gesundheitsgefährdend.**

am ganzen Körper Parasiten einen hervorragenden Nistplatz bietet, würden die meisten Hundehalter noch zustimmen: Das ist Qualzucht.

Aber wie steht es z. B. mit all den niedlichen kurzbeinigen Rassen, deren groteskes Längenverhältnis von Körper und Beinen sie so anfällig für Bandscheibenerkrankungen macht? Wie steht es mit den diversen Kleinsthunderassen, die ihre Welpen nur noch per Kaiserschnitt zur Welt bringen können, weil die auf Erfüllung des Kindchenschemas groß gezüchteten Köpfe der Welpen das mütterliche Becken nicht passieren können? Die sowie schon größeren Rassen werden auf noch mehr Größe und noch mehr Gewicht gezüchtet, wobei die Risiken für die Hunde, an Hüftgelenksdysplasie zu erkranken, weiter erhöht werden. Ohren dürfen in Deutschland glücklicherweise nicht mehr kupiert werden, aber die Ruten werden weiter munter abgeschnitten. Wer denkt

schon darüber nach, daß wir den Hund damit eines wesentlichen Ausdrucksmittels berauben? Die Liste ließe sich beliebig fortführen. Vielen Hundekäufern reicht als Auswahlkriterium, daß der anvisierte Hund schön aussieht, in die Wohnung hineinpaßt und/oder nicht zu viel Dreck herein trägt.

Die Unwissenheit und Ignoranz geht weiter bei der konkreten Anschaffung des Hundes, bei der häufig keine Zeit und kein Geld in die Suche nach einem guten Züchter investiert wird. Die Leute gehen weiter zu Hundevermehrern und Hundehändlern – allen Aufklärungsversuchen in den Medien zum Trotz. Es ist bequemer. Man muß nicht auf „seinen" Hund warten, bekommt keine tiefgreifenden Fragen gestellt, muß nicht Hunderte von Kilometern fahren und bekommt den Hund schließlich auch recht billig.

## Die artgerechte Erziehung

Schließlich werden in der Erziehung und Sozialisation des Hundes viele Fehler gemacht. Zum großen Teil aus Unwissenheit, aber auch aus Faulheit, wird der junge Hund nicht gezielt mit möglichst vielen, verschiedenen Reizen konfrontiert. Dann wundert man sich darüber, daß der Hund in Panik gerät, wenn ein LKW an ihm vorbei donnert.

Viele Hundebesitzer stellen die Rangordnung in der Familie nicht klar. Schwingt sich dann das pubertierende Tier zum Rudelführer auf und hindert beispielsweise die Familie daran, die Küche zu betreten, solange es geruht, zu speisen, muß der Hund weg – ins Tierheim oder in den Hundehimmel, denn so ein Hund ist schließlich eine Gefahr.

Verhalten und Wesen des Hundes sind in wenigen Worten auf einen Nenner zu bringen: Der Hund ist ein intelligentes, sozial lebendes Laufraubtier. Dies impliziert eine Reihe von Minimalanforderungen an seine Haltung, die aber meist nicht eingehalten werden.

Die meisten Hunde haben nicht nur zu wenig freie Bewegung und Laufmöglichkeiten, sondern sie sind auch geistig unterfordert, was besonders schlimm bei jenen Rassen ist, die als Gebrauchshunde auf die Erfüllung bestimmter Aufgaben hin gezüchtet worden sind. Unsere Hunde sind in der Regel arbeitslos, ihre Arbeit besteht darin, lediglich da zu sein. Hunde als hochsoziale Wesen würden von sich aus nie allein leben, doch wir verlangen ihnen häufig ab, die meiste Zeit des Tages allein zu bleiben.

Ein nicht artgerechtes Behandeln von Hunden beginnt nicht erst dort, wo sie zu Hundekämpfen scharf gemacht oder wo sie an die Kette gelegt werden, wo sie mangelhaft ernährt, wo sie mit Futter und Süßigkeiten zu wandelnden Tonnen fettgefüttert werden, wo sie keine ausreichende medizinische Betreuung erhalten, wo sie mit Tritten und Schlägen gefügig gemacht, wo sie von Kindern in Puppenkleidern im Buggy spazierengefahren werden, ohne daß die Eltern eingreifen, wo ihnen das Fell zu den absurdesten Kreationen hochtoupiert wird. Es beginnt beim ganz normalen Hundehalter, der den Bedürfnissen des Hundes nicht gerecht wird. Entweder kennt er sie nicht – dann ist er ignorant, oder er kennt sie, doch ihm macht die Erfüllung dieser Bedürfnisse zu viel Mühe – dann ist er ein verantwortungsloser Egoist.

Werden einem Hund die Zehennägel rot lackiert, dann sagt so ziemlich jeder (mit Recht): das ist nicht artgerecht. Doch ein Hund wird rotlackierte Krallen psychisch besser wegstecken als z.B. seine Vereinsamung im Zwinger. Solange der Zwinger mindestens sechs Quadratmeter groß, schön sauber, gut genug gegen Witterungseinflüsse isoliert ist und dem Hund genügend Futter sowie stets frisches Wasser zur Verfügung stehen, gilt diese Haltung als nicht beanstandenswert.

In den vorherigen Kapiteln sollte eines deutlich geworden sein: Der Hund ist nicht nur fähig, eine enge Bindung zum Menschen einzugehen, sondern er sucht diese auch. Eine artgerechte Haltung des Hundes erfordert ganz klar, daß sein Besitzer ihm diese Bindungsmöglichkeit auch gibt. Der Hund braucht einen festen Bezugspartner, auf den er sich verlassen kann, der für ihn da ist und der unmißverständlich sein Boß ist.

**Ein Hund ist ein Hund und kein Anziehpüppchen.**

## Die Grenzen kennen und respektieren

Wozu nun diese langen Ausführungen? Ich bin der Meinung, daß der Hund jetzt schon viel zu viel weg-

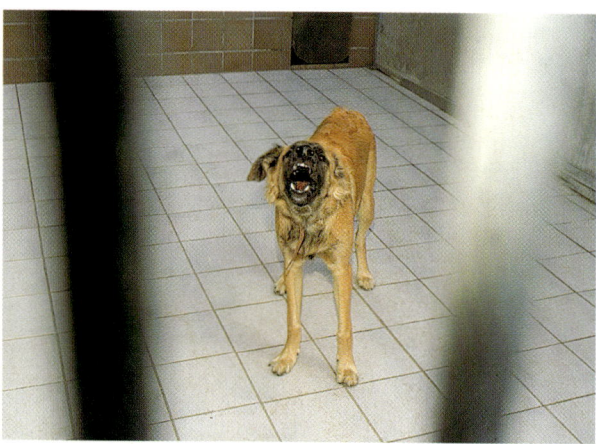

in tiergestützten Therapien interessiert sind, von Beginn an hinsichtlich möglicher Gefahren für die eingesetzten Hunde sensibilisiert werden.

Doch bevor ich die Gefahren, die ich im Einsatz von Hunden als *Co-Therapeuten* sehe, näher schildern werde, möchte ich zunächst noch darauf eingehen, warum auch die bloße Propagierung des Hundes als idealem *Lebensgefährten* im Alltag Gefahren birgt.

# Der Hund als Heilsbringer für Jedermann?

stecken muß und es von daher nicht gebrauchen kann, nun möglicherweise noch auf eine neue Art und Weise mißbraucht zu werden. Nicht von ungefähr ist er von den deutschen Tierärzten 1996 zum schützenswerten Tier erklärt worden.

Meine These ist nun, daß in der Propagierung von Hunden als Heilsbringer die Gefahr liegt, Hunden Schaden zuzufügen – nicht, weil sie schlecht gefüttert oder körperlich mißhandelt würden, sondern weil ihren seelischen Grundbedürfnissen keine Rechnung getragen wird. Es besteht die Gefahr, im Hund nicht ein Subjekt mit eigenen Bedürfnissen zu sehen, sondern ein Objekt, das beliebig zum Nutzen des Menschen einzusetzen ist. In den USA als Pionier der tiergestützten Therapie sind bereits entsprechende Auswüchse zu beobachten. Vielleicht gelingt es in Deutschland, dies von vornherein zu verhindern, indem die Menschen, denen geholfen werden soll, *zusammen* mit den Hunden in den Mittelpunkt der Überlegungen gestellt werden und jene, die an dem Einsatz von Hunden

Ich habe oben deutlich gemacht, daß bereits jetzt viele Hunde auf die ein oder andere Weise nicht artgerecht gehalten werden. Viele Menschen, die sich einen Hund angeschafft haben, ohne erst von der Presse davon überzeugt worden zu sein, sich aus gesundheitlichen Gründen einen Hund zuzulegen, halten ihre Hunde bereits falsch. Was könnte nun passieren, wenn sich Menschen, die keine Affinität zum Hund verspüren, einen Hund ins Haus holen, weil ihr ungesunder Lebenswandel ihnen zum ersten Herzinfarkt verholfen hat und sie nun dringend etwas für ihre Gesundheit tun müssen? Der Hund als Alternative zum Hometrainer? Ich kann mir kaum vorstellen, daß bei einer solch zweckgerichteten Kaufentscheidung die speziellen Bedürfnisse des Hundes berücksichtigt würden. Vor allem aber ist die Gefahr groß, daß bei dieser Behandlung des Hundes als Objekt eine Bindung zwischen Mensch und Hund erst gar nicht entsteht, wodurch dem Hund etwas ganz entscheidendes in seinem Leben genommen wird.

Am Beispiel der immer wieder ausgesprochenen Maxime „Kinder brauchen Hunde" möchte ich verdeutlichen, in welch gefährliche Sackgasse ein Denken führt, das den Hund als Mittel zum Zweck erklärt.

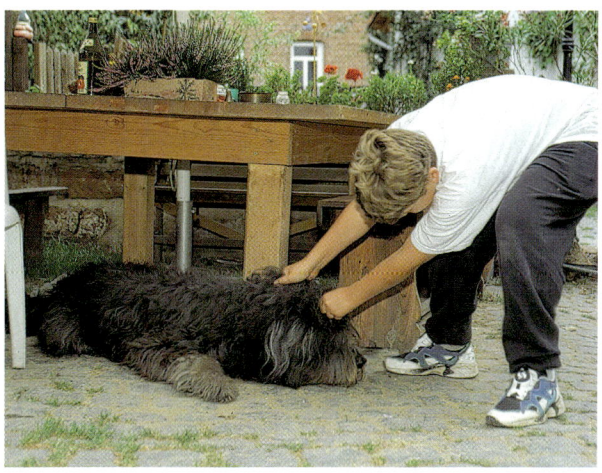

# Hunde – ideal für Kinder. Aber sind Kinder ideal für Hunde?

Ich bezweifele nicht die positiven Wirkungen von Hunden auf Kinder, aber ich sehe gleichzeitig große Gefahren für den Hund. Bei der Darstellung der Forschungsergebnisse zur Kind-Hund-Beziehung habe ich bereits auf den idealisierenden Charakter der Ausführungen hingewiesen. Natürlich gibt es wunderbare Kind-Hund plus Hund-Elternbeziehungen, in denen alle Seiten auf ihre Kosten kommen – aber es gibt genauso die Kehrseite der Medaille: Kinder quälen Hunde körperlich – aus Übermut, aus Unkenntnis, aus purer Aggression. Kinder reagieren ihren Frust an ihren Hunden ab. Kinder kommandieren ihre Hunde herum, um endlich auch einmal an den Schalthebeln der Macht zu sitzen. Kinder traktieren ihre Hunde als wären dies Plüschtiere. Kinder lassen die Hunde nicht in Ruhe schlafen. Für viele Hunde ist allein das ganz

normale kindliche Verhalten eine enorme Streßquelle: das Kreischen, die schrillen Stimmen, die hektischen Bewegungen, die ständige Unruhe im Haus. Vielen Hunden reicht es irgendwann und sie schnappen zu. Dann werden sie im Tierheim abgeladen, weil die Eltern sich plötzlich auf ihr Verantwortungsgefühl besinnen und ihr Kind nicht der Gefahr eines beißenden Hundes aussetzen wollen. Dies gilt besonders für jene Eltern, die

**Viel mehr Hunde werden Opfer von Kindern als umgekehrt.**

**Kinder quälen Hunde oft ganz unbeabsichtigt.**

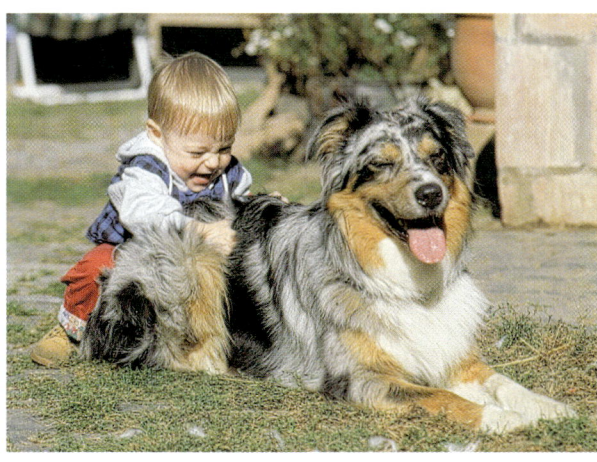

den Hund extra für das Kind angeschafft haben, denn es entspricht einer inneren Logik, den Hund auch wieder abzuschaffen, wenn er offenbar nicht gut für das Kind ist, es im Gegenteil sogar auch noch beißt. Eltern jedoch, die sich intensiv mit dem Verhalten des Hundes auseinandergesetzt haben, reagieren auf den ersten durch den Hund verursachten Ratscher nicht sofort mit Entrüstung und dem Gedanken an Abschaffung des Hundes, sondern können eher differenzieren, wann es sich um gefährliche Aggressionshandlungen des Hundes gegenüber dem Kind handelt und wann es lediglich eine Disziplinierungsmaßnahme des Hundes ist, die dem Kind keine Verletzung zufügt.

## Kind plus Hund = zusätzliche Belastung

**Kleine Kinder können Eltern nicht den Hundespaziergang abnehmen.**

Für die Idylle Kind und Hund als dicke Freunde müssen Eltern eine Menge tun. Kind und Hund sollten immer im Auge behalten werden. Dem Kind muß viel in Sachen Erkennung

der Körpersprache des Hundes vermittelt werden. Wenn sich eine Familie einen Hund anschafft, bedeutet das nicht eine Arbeitsentlastung, weil die Kinder nun so schön beschäftigt sind und man diese Art der Beschäftigung dem Fernsehgucken oder Videospielen doch allemal vorzieht. Es bedeutet Mehrarbeit für die Eltern. Zum einen hinsichtlich des Zeitaufwandes für Fütterung, Spaziergänge, Fellpflege, Tierarztbesuche etc. Es ist eine Illusion, zu glauben, man könne einem Kind ganz und gar die Verantwortung für einen Hund übertragen. Werden die Kinder älter und kommen in die Pubertät, wären sie zwar vom Kopf her eher zur verantwortlichen Fürsorge in der Lage, doch dann stehen andere Dinge im Mittelpunkt ihres Denkens. Zum anderen müssen Eltern Zeit investieren, um ihren Kindern das Mitgeschöpf Hund verständlich zu machen und sie zu lehren, wie man einen Hund zu behandeln hat.

Eltern sehen auch gerne die Schutzfunktion des Hundes für ihr Kind. Leider artet dies dann häufig darin aus, daß Kind und Hund allein spazieren geschickt werden, weil der Hund ja auf das Kind aufpasse und das sich somit nicht vor den bösen Männern zu fürchten habe. Daß Hunde es mit ihrer Schutzfunktion dann auch mal zu genau nehmen können und aus einer subjektiv empfundenen, objektiv aber gar nicht vorhandenen Bedrohung einen Angriff starten, wird dabei nicht mitbedacht. Passiert dann ein solcher Zwischenfall, ist der Hund eben aggressiv, hat schlechte Gene, muß weg. Ich staune immer wieder darüber, wie sorglos Eltern ihre Kinder mit Hunden allein spazieren gehen lassen, so als ob das

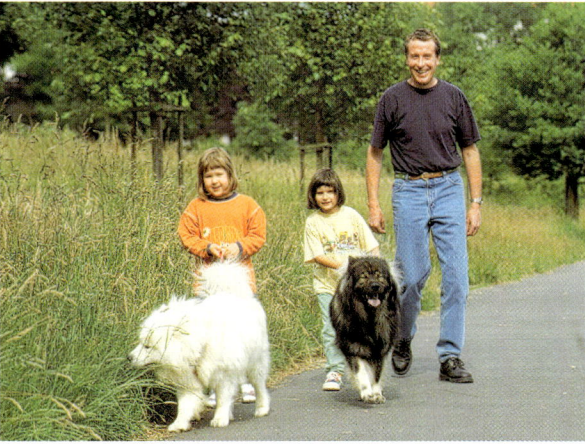

Kind nie in die Situation kommen könnte, daß der Hund vor irgendetwas in Panik gerät und davon laufen will, daß er in eine Rauferei gerät etc. Auch der am besten erzogene Hund bleibt in seinem Verhalten nicht hundertprozentig vorhersehbar. Als Hundebesitzer hat man immer mit dem Fehlverhalten anderer Hunde, bzw. von deren Besitzern zu rechnen. Damit sind Kinder schlicht überfordert. Wenn z. B. ihr Hund angegriffen wird, lassen sie nicht die Leine los, schlimmer noch, sie versuchen, dazwischen zu greifen. Wenn ihr Hund in Panik davon rennt, rennen Kinder eher als Erwachsene kopflos hinterher – auch über die nächste Straße hinweg.

Wenn Eltern sich für ihr schwieriges, verhaltensgestörtes Kind gezielt zu therapeutischen Zwecken einen Hund zulegen, sollten sie dabei nicht vergessen, daß sie sich damit eventuell noch ein schwieriges „Kind" ins Haus holen – Verhaltensprobleme bei Hunden sind häufiger als man denkt und können den Haltern enorm zusetzen, auch wenn diese sich über ihren Beitrag an der Entstehung des Problems bewußt sind. Besteht die Verhaltensstörung des Kindes in starkem Aggressionsverhalten, ist das Risiko nicht unerheblich, daß der Hund zum Ableiter der kindlichen Aggressionen wird.

Gefahren sehe ich aber auch darin, daß der Hund als Ersatz für mangelnde elterliche Zuwendung herhalten muß. Gestreßte Eltern können sich damit beruhigen, daß wenigstens ein Hund zuhause auf das Schlüsselkind wartet, der Hund darf sich darüber ‚freuen', vormittags ganz allein zu sein und nachmittags dem Kind überlassen zu werden.

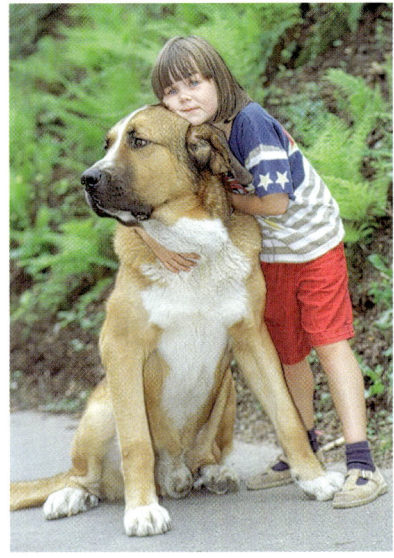

**Für das Zusammenleben von Kind und Hund ist das Wesen des Hundes wichtiger als seine Größe.**

## Kind und Hund - wann kann es gut gehen?

Eltern sollten sich nur dann für einen Hund entscheiden, wenn es ihr eigener Wunsch ist, mit einem Hund zu leben. Sehen sie im Hund nur das Instrument in der Kindererziehung, ist

**In dem Alter können Kinder alleine mit Hunden spazierengehen.**

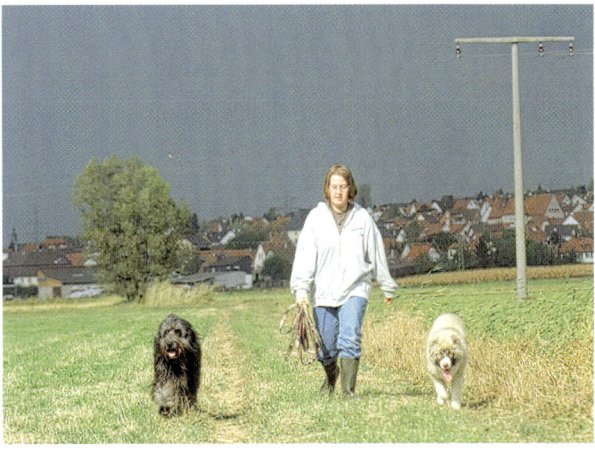

# Das Wichtigste in Kürze

➤ Der Alltag vieler Hunde ist jetzt bereits gekennzeichnet von Tierquälerei, die den Haltern meist gar nicht bewußt ist.

➤ Eine nicht artgerechte Haltung des Hundes beginnt nicht erst bei Qualzucht, Massenvermehrung, Kettenhaltung, gewalttätigen Erziehungs- und Ausbildungsmethoden oder der Abrichtung zu Hundekämpfen.

➤ Sie ist auch dann gegeben wenn:
– der Hund keine Einordnung in die Familienhierarchie erfährt
– ihm keine Bindung zu einer festen Bezugsperson ermöglicht wird
– er körperlich und geistig unter- oder überfordert wird
– er lange allein gelassen wird
– ihm der Kontakt zu seinen Artgenossen verwehrt wird
– er als Menschenersatz herhalten muß und nicht in seinen tierischen Bedürfnissen gesehen wird

➤ Die verbreitete nichtartgerechte Haltung von Hunden beruht meist weniger auf bösem Willen als vielmehr auf Unwissenheit über die hundlichen Bedürfnisse

➤ Hunde können seelisch leiden.

➤ Hunde dürfen nicht als Allheilmittel für Jedermann propagiert werden, da:

– Erstens die Wirkung von Hunden ein positives Eingehen auf den Hund voraussetzt

– Zweitens die Gefahr besteht, daß:
• der Hund nicht artgerecht gehalten wird
• seinem Bedürfnis nach Bindung nicht entsprochen wird
• der Hund als bloßes Objekt zur Erreichung von Zielen betrachtet und behandelt wird
• der Hund bei nicht erreichtem Ziel oder bei Problemverhalten rasch „abgeschafft" wird.

die Gefahr groß, daß sie den Bedürfnissen des Hundes nicht gerecht werden, weil sie sich gar nicht mit diesen auseinandersetzen. Gleiches gilt auch für den Fall, daß die Eltern einfach entnervt dem Drängen ihrer Kinder nach einem eigenen Hund nachgeben.

Die immer wieder hervorgehobene Wirkung des Hundes als Lernobjekt sozialen Verhaltens kann nur dann zum Tragen kommen, wenn die Eltern dieses in ihrem Umgang mit dem Hund auch vorbildhaft vorleben. Eltern, die keine innere Neigung zum Hund verspüren, die ihn nur aus einer Kopfentscheidung heraus für das Kind oder weil sie das Drängen des Kindes

leid waren, angeschafft haben, stehen in der Gefahr, gerade kein Vorbild abzugeben. So lernt das Kind nicht nur das Erwünschte nicht, es lernt eventuell sogar genau das Gegenteil, wenn seine Eltern den Hund als Objekt behandeln, das sich ganz und gar ihren Bedürfnissen unterzuordnen hat.

Eltern, die sich stark zu Hunden hingezogen fühlen und mit Hunden leben wollen, braucht man nicht davon überzeugen, wie pädagogisch wertvoll Hunde sein können. Sie leben mit Hund und Kind, freuen sich an den positiven Einflüssen des Hundes, sind aber auch nicht sonderlich enttäuscht, wenn es dem Hund nicht gelingt, die Aufmerksamkeit des Sohnemanns vom Gameboy abzuziehen. Was das wichtigste ist: Sie bieten dem Hund die Chance, eine Bindung zu ihnen einzugehen.

Eltern, die nicht selber mit einem Hund leben wollen, werden häufig enttäuscht sein ob der nicht eingetretenen Wirkungen des ‚Erziehungsmittels Hund'. Sie leben ihrem Kind nicht vor, was *Zusammenleben* mit dem Hund bedeutet, lassen sich nicht wirklich auf die Bindung zum Hund ein. Vielleicht entwickelt das Kind von sich aus eine entsprechende Haltung dem Hund gegenüber – aber nur vielleicht. Den Bedürfnissen des Hundes aber wird vermutlich nicht entsprochen.

Der Weg, Hunde jedermann ans Herz zu legen, ist also ein falscher, der nicht nur nicht die erwarteten Wirkungen zeigen wird, sondern der zudem das körperliche, aber vor allem das seelische Leiden von Hunden in Kauf nimmt.

Doch auch hinsichtlich seines Einsatzes als Co-Therapeuten bestehen nicht zu unterschätzende Gefahren für den Hund, die erstens in seiner Überforderung und zweitens in einer nicht artgerechten Behandlung liegen, die aus der Unkenntnis hundlichen Verhaltens und hundlicher Bedürfnisse resultiert.

# Der unglückliche Co-Therapeut

Das Grundproblem des therapeutischen Einsatzes von Hunden liegt meiner Ansicht nach darin, daß er in der Regel von Menschen durchgeführt wird, die Fachleute auf dem Gebiet des Umgangs mit Menschen, bzw. auf jenem der medizinischen Versorgung sind, die sich aber mit Hunden nicht auskennen. Auch wenn – wie in Hundebesuchsprogrammen – die ehrenamtlichen Helfer selbst Hundehalter sind, bedeutet dies nicht automatisch, daß sie das Verhalten ihres Hundes richtig deuten. Ich habe oben bereits auf die Unwissenheit vieler Hundebesitzer in ganz zentralen Fragen hundlichen Verhaltens hingewiesen.

Der gesamte Einsatz von Hunden ist fast immer nur unter der Perspektive ihres möglichen Nutzens für die Menschen gesehen worden. Nach dem Wohlbefinden der Hunde hat kaum jemand gefragt. Solange sie genährt, gepflegt und bewegt werden, scheint doch alles in bester Ordnung. Wenn alte Leute sie streicheln oder Kinder mit ihnen spielen, müßte das die Hunde doch schließlich glücklich machen. Wie im zweiten Kapitel bereits beschrieben, ist man von einer allzu naiven Verwendung des Hundes zwar abgegangen und ist sich der Notwendigkeit einer Auswahl wirklich geeigneter Hunde immer bewußter geworden. Nach wie vor wird sich aber nur am Rande mit der Frage beschäftigt, wie es eigentlich einem Hund als Therapietier geht. Um es drastisch auszudrücken: Das Wohlbefinden der therapierten Menschen ist das Maß aller Dinge, das Wohlbefinden der Tiere ist nebensächlich.

Es kommt langsam – leider viel zu langsam – etwas Bewegung in die Debatte und mehr Menschen, aber immer noch zu wenige, stellen die Frage nach dem Wohlbefinden der eingesetzten Tiere.

# Therapiehunde haben einen stressigen Job

Als ein Hauptkritikpunkt am therapeutischen Einsatz von Hunden ist zu nennen, daß Hunde einem u.U. übermäßigen Streß ausgesetzt werden. Egal, in welcher Form Hunde in der Therapie eingesetzt werden – der Einsatz ist mit *Streß* für den Hund verbunden:

Er muß mit körperlichen Zudringlichkeiten der Patienten/Klienten fertig werden. Regeln der Kontaktaufnahme werden oft nicht eingehalten. Er wird plötzlich von hinten angefaßt und/oder ihm wird ständig auf dem Kopf herumgepatscht. Häufig handelt es sich nicht um ein zartes Streicheln, sondern bedingt durch Unwissenheit, häufiger aber durch mangelnde motorische Fähigkeiten, sind diese Körperkontakte oft rauh, dem Hund unangenehm oder ihm werden gar Schmerzen zugefügt. Versehentlich wird ihm auf die Rute oder eine Pfote getreten, eine Krücke fällt auf ihn. Er sieht sich plötzlich von vielen Menschen eingekesselt, der Fluchtweg ist abgeschnitten. Die Menschen bewegen sich auf eine für ihn unnatürliche Art und Weise, die von merkwürdig bis konkret bedrohlich auf den Hund wirken kann. Er ist mit ungewohnten optischen Eindrücken konfrontiert wie z.B. Rollstühlen und Rollatoren. Die Böden sind meist glatt und rutschig, Schiebetüren öffnen sich wie von Geisterhand selbst. Ungewohnte Gerüche strömen auf ihn ein, evtl. auch merkwürdige Geräusche. Er ist u.U. mit anderen Hunden auf sehr engem Raum zusammen oder muß sich z.B. bei einer gemeinsamen Fütterung artig benehmen.

Eine wichtige Folgerung, die glücklicherweise mehr und mehr aus der Erkenntnis der Streßbelastung von Therapiehunden gezogen wird, ist jene, Hunde gezielt auszuwählen und auf ihren Einsatz vorzubereiten. Nur geschieht dies leider hauptsächlich aus der Motivation einer Gefahrenabwehr für den Menschen heraus, nicht aber *auch* aus der Motivation, das Tier schützen zu wollen.

## Unwissenheit der Menschen

Wer sich des Stresses, den Therapiehunde erleben können, nicht bewußt ist, der wird nichts dabei finden, ungeprüft einen Tierheimhund für einen Nachmittag zu therapeutischen Zwecken auszuleihen – schlägt man so doch gleich zwei Fliegen mit einer Klappe: Der Hund erlebt eine nette Abwechslung und den Klienten macht man auch eine Freude. Daß gerade ein Tierheimhund häufig nicht streßresistent ist, wird den Menschen nicht klar.

Welcher Nichthundekenner würde vorhersagen, daß selbst ein Besuchshund auf der Station eines Krankenhauses nach einer Stunde bereits gestreßt ist, Unmengen von Wasser trinkt, um dann in ein tiefes Nickerchen zu fallen? Weil die meisten Menschen Hunde nicht wirklich kennen, können sie sich gar nicht vorstellen, womit sie einen Hund belasten. Es ist gar kein böser Wille im Spiel, sondern – wie so häufig im Umgang mit Hunden – einfach ‚nur‘ Unwissenheit.

Welcher Nichthundekenner weiß schon, daß ein Hund sich bedroht fühlen kann, wenn ihm von einer fremden Person permanent in die Augen geschaut wird, wenn sich diese Person über ihn beugt und seinen Kopf tätschelt? Der Patient meint es nicht böse, der Sozialarbeiter strahlt ob der Interaktion zwischen Hund und Patient und merkt gar nicht, wie unwohl sich der Hund fühlt.

Wenn man sich nicht darüber im klaren ist, daß der Hund eine feste Bezugsperson braucht, kann man auch kein mögliches Problem darin entdecken, wenn ein Hund fest auf der Station eines Krankenhauses lebt und sich je nach Schichten und Urlaubstagen der Mitarbeiter auf wechselnde Betreuer einlassen muß. Es ist zwar möglich, daß er zu einem Mitarbeiter eine Bindung entwickelt, doch sind die Voraussetzungen dafür denkbar schlecht.

Wer sich nicht darüber im klaren ist, daß Hunde Gefühle haben, der wird kein Problem für den Hund darin sehen, daß dieser einer alten Frau zwecks Verminderung ihrer Einsamkeit gegeben wird und nach einiger Zeit gemeinsamen Lebens den Tod des Frauchens zu betrauern hat.

Wer nicht weiß, daß auch Hunde gern Zeitung lesen, sprich ausgedehnte Schnüffelrunden auf verschiedenen Territorien unternehmen, der kann kein Problem darin entdecken, daß sich die Welt eines Institutionshundes auf das Grundstück der Institution beschränkt.

Wie sollte sich ein Altenheimleiter Gedanken darüber machen, daß der extra angeschaffte Hund draußen im Zwinger lebt und nur zu Besuchen auf die Stationen gebracht wird? Zwingerhaltung ist nach wie vor im Alltag eine zwar zurückgehende, aber dennoch verbreitete Haltungsform von Hunden. Kann man es da einem hundeunerfahrenen Heimleiter übel nehmen, daß der überhaupt nicht erkennt, wie er das Grundbedürfnis des Hundes nach Sozialkontakt verletzt?

Erinnern wir uns an die verschiedenen Therapiebeispiele des zweiten Kapitels:

Die Sozialarbeiter des Kindererziehungsheims Green Chimneys berichteten nicht nur von den positiven Auswirkungen der Wohngruppenhunde auf die Kinder, sondern auch davon, daß Hunde durch die Kinder körperlich mißhandelt wurden. Wie mögen sich wohl Hunde fühlen, die ihre Welpen- und Junghundzeit hinter Gefängnismauern verbringen müssen, um dort von strafgefangenen Frauen zu Behindertenbegleithunden ausgebildet zu werden? Wie angenommen mag sich ein Hund fühlen, der wie im Knoxvilleprojekt alten Menschen gegeben wird, die dann darüber enttäuscht sind, daß er nicht ihrem verstorbenen Hund gleicht? Welcher Stellenwert hat ein Hund in einer Familie, wenn er wie im Fall des dreijährigen Kevin immer als Verstärkungsobjekt für gewünschtes Kinderverhalten herhalten muß?

Was auf den ersten Blick vielleicht unproblematisch für den Hund aussieht (und es vielleicht auch im konkreten Fall ist), kann sich bei näherem Hingucken durchaus als ein Problem entpuppen.

Solange gesamtgesellschaftlich eine verbreitete Ignoranz gegenüber den Bedürfnissen unseres ältesten tierischen Begleiters herrscht, solange kann man kaum erwarten, daß Menschen, die sich mit Hunden nicht auskennen, derartige Fehler bei ihrem gutgemeinten therapeutischen Einsatz vermeiden.

Allerdings frage ich mich, ob die Auswüchse im therapeutischen Einsatz, wie sie in den USA zu beobachten sind, nicht allein auf der Basis gesunden Menschenverstandes eigentlich hätten verhindert werden müssen: So beschreibt Jaqueline P. Root, Mitglied der „Therapy Dogs International", in ihrem Buch „K-9-Therapy Group", welches Hundebesuchsprogramme zum Thema hat, völlig unbefangen, daß sie ihren Therapiehunden eine Clownshalskrause umlegt, weil die Hunde dann weniger furchterregend wirken. Auf den Fotos des Buches kann man einen Deutschen Schäferhund, der angetan ist mit Krawatte, Hut und Havanna ebenso „bewundern" wie einen als Weihnachtsmann geschmückten Riesenschnauzer, der ein Wägelchen zieht, auf dem ebenfalls weihnachtlich kostümierte Yorkshireterrier hocken. Abgesehen davon, daß diese Kostü-

**Wenn der Hund in seinem Körbchen liegt, sollten Kinder ihn besser alleine lassen.**

mierung an Tierquälerei grenzt, sehe ich einen fatalen Fehler darin, Menschen Hunde näher bringen zu wollen, indem diese vermenschlicht werden. Sie sollen als pelzige Minimenschen die Herzen der Patienten und Klienten erobern, nicht aber als das, was sie sind: ein Tier, das vieles mit dem Menschen gemeinsam hat, aber eben dennoch ein Tier ist. Und gerade weil der Hund ein Tier ist, entfaltet er wunderbare Wirkungen.

## Licht und Schatten

Wer an mögliche Probleme beim Einsatz von Hunden in der Therapie denkt, der denkt zunächst an Unfallgefahren und Hygienerisiken, an Belästigungen durch Gebell und Schmutz und an eventuelle Mehrarbeit für das Personal. Natürlich sind diese Bedenken wichtig und man muß diese Probleme durch entsprechende Planung angehen. Die Praxis zeigt, daß die antizipierten Probleme meist leicht lösbar sind.

Viel zu wenig wird jedoch darüber nachgedacht, welche Probleme für die eingesetzten Hunde entstehen könnten. Einen Hund artgerecht zu behandeln, bedeutet nicht allein, ihn vernünftig zu ernähren, ihm ein trockenes und warmes Dach zu bieten, alles für seine körperliche Gesunderhaltung zu tun, ihn bei Krankheit entsprechend behandeln zu lassen und ihm Bewegung zu bieten.

Ein Therapiehund braucht während seiner Arbeit Erholungspausen und jederzeit offenstehende Rückzugsmöglichkeiten. Er ist vor bewußter wie unbewußter Mißhandlung zu schützen ebenso wie vor Streß durch Überforderung. Er braucht ein Leben

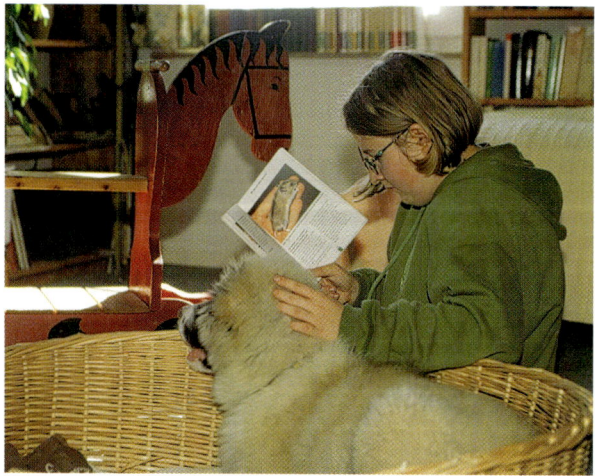

## Das Wichtigste in Kürze

▶ Therapiehunde erleben Streß:
– ungewohnte optische, akustische, olfaktorische und taktile Reize
– Schmerzzufügung durch ungeschickte Hände
– subjektives Erleben von Bedrohung
– mangelnde Rückzugsmöglichkeiten
– nicht hundegerechte Kontaktaufnahme
– Bedrängung durch Menschen

▶ Menschen in sozialen/medizinischen Berufen besitzen in der Regel nicht das erforderliche Wissen über Wesen und Verhalten des Hundes. Dieses ist vor dem Einsatz eines Therapiehundes zu erarbeiten.

▶ Folgende Formen des Einsatzes von Hunden als Co-Therapeuten sind abzulehnen:

– Haltung eines Hundes als Institutions-, bzw. Stationshund
– Ausleihsystem für Therapiehunde
– Einsatz eines Hundes durch Fremdpersonen
– „hauptberufliche" Existenz eines Hundes als Therapiehund

▶ Folgende Formen des Einsatzes von Hunden als Co-Therapeuten sind abzulehnen bzw. unter bestimmten Umständen akzeptabel:
– Hundebesuchsprogramme (von Ehrenamtlichen oder Professionellen)
– (stundenweiser) Einsatz des eigenen Hundes im Rahmen der eigenen psychozialen oder medizinischen Tätigkeit

neben seinem Leben als Therapiehund, das ihm körperliche und geistige Anforderungen bietet und in dem er Kontakte zu seinen Artgenossen pflegen kann. Vor allem aber braucht er die Gemeinschaft mit einer festen, verläßlichen Bezugsperson, zu der er eine enge Bindung eingehen kann.

## Wohl des Menschen contra Wohl des Hundes?

Hunde wurden und werden gebraucht und mißbraucht. Schon in der „ganz normalen" Haltung von Haustieren liegen Gefahren. Nicht nur werden viele Hunde unbewußt wie bewußt gequält und erfahren Leid. Ihr Wohlbefinden wird meist über die Abwesenheit von Leid definiert – nicht über das Vorhandensein von Bedürfniserfüllung.

Hunde in der Therapie einzusetzen kann durchaus auf eine Art und Weise geschehen, die dem Tier nicht nur kein Leid zufügt, sondern ihm auch Spaß und Freude macht. Doch dazu bedarf es genauer Kenntnisse, die sich nicht auf äußere Haltungsbedingungen beschränken dürfen. Wollen Menschen in psychosozialen oder medizinischen Berufen Tiere einsetzen, müssen sie noch eine ganze Menge lernen.

Und selbst dann bleibt ein Problem bestehen: Wie werte ich die Bedürfnisse der Hunde gegen solche der Menschen? Dieses Problem stellt sich nicht nur bei Therapiehunden, sondern auch bei anderen Hunden, die „im sozialen Dienst für den Menschen stehen":

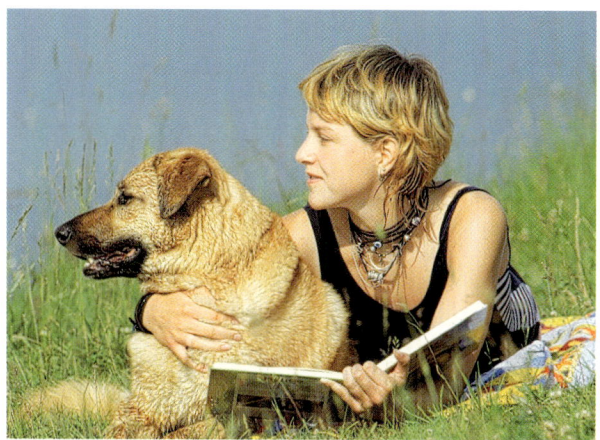

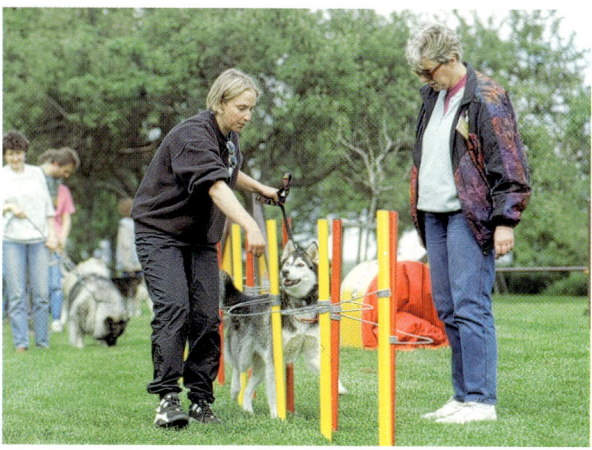

Ein Beispiel: Ein blinder, gebrechlicher Mann, kann durch seinen Blindenführhund seine Selbständigkeit wahren. Er lebt eher vereinsamt, der Hund ist sein wichtigster Sozialpartner. Der Mann kennt niemanden, der täglich mindestens zwei Stunden mit dem Hund aktiv spazierengeht und diesem Freilaufmöglichkeiten gewährt. Niemand ist da, mit dem der Hund wilde Spiele spielen kann, Erkundungstouren in unwegsamem Gelände unternehmen kann, der sich mit dem Hund ins Getümmel einer Hundewiese stürzt. Für den Menschen ist der Hund ein Lebenshelfer, auf den er nicht verzichten kann, doch der Hund fristet sein Leben an der Leine. Welches Bedürfnis ist hier denn höher zu bewerten?

Genauso kann man bei der Frage: Einsatz eines Hundes als Therapiehund ja – oder nein? in die Zwickmühle geraten. Ein Beispiel: Die Eltern eines schwer kontaktgestörten kleinen Kindes werden vom Therapeuten des Kindes davon überzeugt, sich einen Hund zu kaufen. Das Kind blüht tatsächlich auf und gewinnt sehr viel Lebensfreude durch den Hund. Da die Eltern jedoch keine Affinität zum Hund verspüren, ihn lediglich als Heilmittel für ihr Kind ansehen, und sich keinerlei Gedanken über die Bedürfnisse des Hundes machen, lebt der Hund nur in Haus und Garten. Zum Spazierengehen hat man keine Lust, er kann ja im Garten an der frischen Luft sein. Das Leben des Hundes ist eintönig, zum Spielen mit seinen Artgenossen erhält er gar keine Chance. Dem Hund geht es nicht gut – wohl aber dem Kind. Soll ein Kinderpsychologe in Kenntnis der Haltung der Eltern zum Wohle der Hunde darauf verzichten, den Eltern den Rat zur Anschaffung eines Hundes zu geben oder soll er das Leiden des Hundes in kauf nehmen, wenn er damit dem Kind helfen kann? Man steckt in der Zwickmühle.

Man wird mit Situationen konfrontiert werden, in denen man klar sagen muß, daß basalen Bedürfnissen des Tieres keine Rechnung getragen werden kann, daß aber das Tier für seinen Besitzer geradezu lebensnotwendig ist. Was tun? Ich kann diese Frage nicht beantworten.

Ob Hunde nun dem Durchschnittsbürger als Allheilmittel empfohlen oder ob sie in der Therapie eingesetzt werden – es besteht die Gefahr, Hunde nun noch in einer weiteren Form unseren Bedürfnissen entsprechend zu instrumentalisieren, indem wir von ihnen die Zuwendung erwarten, die in unserer Gesellschaft fehlt. Es öffnet sich eine neue mögliche Mißbrauchsdimension der ohnehin schon vielfach gequälten Kreatur Hund.

## Miteinander von Mensch und Hund

Das Primärziel sollte darin bestehen, eine Hundehaltung zu ermöglichen, die ein Miteinander zwischen Mensch und Hund fördert, bei dem beide Seiten auf ihre Kosten kommen. Aufklärungsarbeit über Wesen und Verhalten des Hundes und den richtigen Umgang mit ihm ist nötig, womit bereits in den Kindergärten begonnen werden sollte. Einem Klima der Ausbeutung von Tieren generell und der Hundefeindlichkeit im besonderen ist gegenzusteuern. Die Erkenntnis der heilenden Wirkungen von Hunden sollte nicht primär dazu führen, über ihre Nutzung in der Therapie nachzudenken, sondern dazu, das Bild des Hundes in der Öffentlichkeit zu verbessern. Durch mehr Verständnis für den Hund und mehr Verständnis für die Grundlagen der ältesten Mensch-Tier-Beziehung könnten die Lebensmöglichkeiten von Hunden verbessert werden: Die pauschalen Leinenzwanggebote sind genauso aufzuheben wie die ebenso pauschale Klassifizierung gewisser Rassen als Kampfhunde und den daraus resultierenden

Zwängen in puncto lebenslanger Leinenführung und Maulkorbgebot. Qualzuchten sind ebenso zu verbieten wie gewerblicher Hundehandel. Was spricht für die Einführung eines Sachkundenachweises als Vorbedingung für die Anschaffung eines Hundes? Mietverträge, die Hundehaltung verbieten, sollten rechtswidrig sein. Kein Altenheim dürfte neue Bewohner zwingen, ihren Hund abzugeben, weil das Heim keine Hundehaltung gestattet. Die Rahmenbedingungen für ein unbeschwerteres Leben von Mensch und Hund sind zu verbessern.

Erst danach sollte das Ziel eines Einsatzes von Hunden in der Therapie stehen. Der Einsatz von Hunden in der Therapie ist nur dann zu rechtfertigen, wenn auch sie davon profitieren, zumindest aber keinen Schaden nehmen. Ihr Einsatz ist meines Erachtens nur vertretbar, wenn der Therapeut oder ehrenamtliche Helfer mit dem eigenen Hund arbeitet, bzw. wenn der Hund eine Bindung an ihn hat, wenn der Hund von seiner Veranlagung her die nötige Wesensfestigkeit mitbringt und wenn er entsprechend behutsam an seine Aufgaben herangeführt wird. Ansonsten besteht die Gefahr, daß unter Ignorierung oder bewußter Hintanstellung der Bedürfnisse des Hundes dieser nun noch eine weitere Funktion für den Menschen erfüllen muß und dabei ausgebeutet wird – als Seelentröster, der mit Erwartungen überfrachtet wird, die er z.T. nicht erfüllen kann und auf dessen eigene Psyche keine Rücksicht genommen wird.

Ich habe Horror-Zukunftsvisionen von Zuchtanstalten für Therapiehunde, in denen ungeeignete Hunde ausgemerzt werden. Findige Geschäftemacher könnten einen lukrativen

## Das Wichtigste in Kürze

➤ Forderungen zur Verbesserung der Mensch-Hund-Beziehung
– Aufklärung über Wesen und Verhalten des Hundes
– Gegenwehr gegen unsachliche, fachlich falsche Berichte über Hunde in den Medien
– Aufhebung der pauschalen Abqualifizierung bestimmter Rassen als „gefährliche Hunde"
– Aufhebung pauschaler Leinenzwang- und Maulkorbverordnungen
– Verbot von Qualzuchten
– Verbot gewerbsmäßiger Hundezucht
– Verbot eines grundsätzlichen Ausschlusses der Hundehaltung in Mietverträgen
– Verbot eines grundsätzlichen Ausschlusses der Hundehaltung in Altenheimen
– Bessere rechtliche Möglichkeiten der Herausnahme eines Hundes aus tierquälerischen Haltungsbedingungen
– Öffnung öffentlicher Räume für die Mitführung von Hunden
– Einführung eines Sachkundenachweises als Bedingung für den Hundeerwerb
– Erlassen der Hundesteuer bei Nachweis eines erfolgreich durchgeführten Hundeerziehungskurses

Markt entdecken und immer Therapiehunde im Angebot haben, die sich die verschiedensten Berufsgruppen je nach Fall ausleihen können. Der Hund wird zu seinem Einsatz abgeholt, dann wieder in seinen klinisch sauberen Zwinger zurückgebracht oder gleich zum nächsten Termin gefahren. Erfüllt er die Erwartungen nicht oder läßt er in seiner Leistung nach, wird er abgestoßen. Im Hund wird nicht mehr die Kreatur gesehen, sondern bloß das Mittel zum Zweck. Bis sich dann herausstellt, daß dieses Modell nicht funktioniert, weil solcher Art gehaltene Therapiehunde gar nicht ihr heilbringendes Potential entfalten können, sind unzählige Hunde „verschlissen" worden.

Ich wende mich eindeutig gegen die Haltung von Hunden als sogenannten „Institutions- oder Stationshunden", selbst wenn diese nicht im Zwinger gehalten werden. Ich wende mich dagegen, daß beliebige Personen je nach Bedarf einen Hund zu therapeutischen Zwecken einsetzen. Auch wende ich mich dagegen, daß ein Hund im Hauptberuf Therapiehund zu sein hat.

Ich kann nur solche Formen gutheißen, in denen der Besitzer selbst seinen Hund einsetzt und der Hauptalltag des Hundes darin besteht, Familienmitglied zu sein. Wenn Menschen, die im psychosozialen Sektor arbeiten, eine große Affinität zu Hunden verspüren, ihren Alltag mit ihnen verbringen und sich denken, ihr Hund könnte ihnen in ihrer Arbeit nützlich sein, so ist das ein guter Weg. Voraussetzung ist natürlich, daß der Hund wesensmäßig geeignet und entsprechend erzogen ist und wenn ihm Rückzugsmöglichkeiten und Erholungspausen gewährt werden. Ich warne aber davor, sich aufgrund einer Kopfentscheidung nun einen Hund anzuschaffen, um damit ein neues Therapiemittel zu haben. Das Ziel sollte sein: Mensch und Hund sollen *miteinander* leben und nicht: Der Hund lebt für den Menschen.

# Wenn der Hund stirbt

## Die Schattenseiten

Das ganze Buch hindurch ist von den segensreichen Wirkungen der Hunde die Rede gewesen. Aber kann man das Leben mit dem Hund wirklich nur unter diesen positiven Vorzeichen sehen? Hinsichtlich des Einsatzes von Hunden als Co-Therapeuten habe ich bereits ausführlich auf mögliche Probleme hingewiesen. Doch gibt es natürlich auch Schattenseiten des alltäglichen Lebens mit dem Hund, die bei allem Enthusiasmus nicht vergessen werden sollten. In diesem Kapitel möchte ich mich zum Abschluß mit einer wesentlichen dieser Schattenseiten beschäftigen, die häufig vergessen wird: dem Kummer, den der Verlust eines Hundes bedeuten kann.

Wer an Schattenseiten der Hundehaltung denkt, denkt zumeist an den Arbeitsaufwand, den Ärger und die Kosten, die Hunde verursachen. Mir wird es hier jedoch nicht darum gehen, aufzuzeigen, daß Hunde nicht nur Streß abbauen helfen, sondern selber auch Streß produzieren können. Ein kleiner Hinweis soll an dieser Stelle genügen:

Peter Neville, der bekannte britische Tierverhaltenstherapeut, hat in einem seiner Bücher („Hunde verstehen") die kritischen und zugleich humorvollen Worte einer Kollegin hinsichtlich belastender Seiten der Hundehaltung wiedergegeben. Da man es kaum plastischer ausdrücken kann, seien diese Worte hier zitiert:

*„Vielleicht sind wir zu sehr auf der Welle des ‚Hunde sind gut für Sie' geritten. Niemand zeigt die Kehrseite der Medaille – Hunde können eine rasche und gefährliche Blutdruckerhöhung verursachen, beispielsweise wenn Sie in ihren Garten gehen und alle ihre frisch gepflanzten Petunien ausgerissen und verstreut auf dem Rasen vorfinden. Undisziplinierte Hunde können Herzkranke gefährden und Beziehungen zu Nachbarn und sogar zu eigenen Familienmitgliedern definitiv zerstören. Sagen wir endlich die Wahrheit und hören wir auf, Hunde zu verherrlichen, wie es Hundezüchter schon viel zu lange tun. Hunde fordern größte Toleranz und grenzenlose Geduld, bis sie aufgewachsen sind".*

Aus meiner eigenen Erfahrung in der Arbeit mit sogenannten Problemhunden ist hinzuzufügen, daß auch nach Überstehen der Jugendphase des Hundes dieser seinen Besitzern noch immer viele Probleme bereiten kann. Mit Belastungen meine ich dabei nicht primär den Zeitaufwand, die Reglementierung des Tagesablaufs, die vermehrte Arbeit durch den Dreck, den er hereinträgt, die Einschränkungen hinsichtlich Urlaubsplanungen oder Gastronomiebesuchen sowie die z.T. erheblichen finanziellen Kosten. Viel stärker als Belastung werden Verhaltensweisen des Hundes wie übertriebene Ängstlichkeit, Dauergekläff, Zerstörung des Mobiliars bei Einsamkeit, Wildern, Jogger und Radfahrer jagen, Erbrechen beim Autofahren und Raufermentalität etc. erlebt.

Doch über diese Probleme hinausgehend existiert eine weitere Belastung im Leben mit dem Hund, die oft verkannt wird: In der Regel sterben Hunde früher als ihre Besitzer. Gerade die Menschen, die in einer engen emotionalen Beziehung zum Hund leben, welche die Voraussetzung für die helfenden, heilenden Wirkungen ist, um die es in diesem Buch gegangen ist, trauern sehr um ihren Hund und erleben eine starke emotionale Belastung – eine Belastung, die umso schwerer wiegt, weil Trauer um einen Hund („Es ist doch nur ein Tier") in unserer Gesellschaft nicht zugelassen wird.

# Tiefer Schmerz

In jüngster Zeit widmet sich die Forschung zur Mensch-Tier-Beziehung vermehrt der Thematik des „Pet loss" (Haustierverlust). Die Forschungsergebnisse zeigen, daß Menschen unter Umständen auf den Tod/Verlust ihres geliebten Tieres genauso stark oder auch noch stärker als auf den Tod eines Menschen reagieren können. Ja, man hat sogar festgestellt, daß Menschen in der Verarbeitung des Todes ihres Tieres ähnliche Stufen durchlaufen, wie sie aus der Trauerbewältigung nach Verlust eines geliebten Menschen bekannt

sind: Schock, Unglauben, Zorn, Verleugnung, Schuld, Depression und schließliche Akzeptanz. Nicht jeder Mensch reagiert in dieser Art, durchläuft nicht alle Stufen. Frappierend an den Forschungsergebnissen aber ist, daß man tatsächlich ähnliche Reaktionen und Reaktionsabfolgen beim Vergleich ‚Tod eines Menschen' und ‚Tod eines Hundes' beobachten kann. Jedoch ist die zeitliche Dauer deutlich eine andere: Der Tod des Tieres wird in der Regel schneller überwunden als der eines Menschen. Individuell sehr verschieden ist die Zeitdauer der akuten Trauerreaktionen. Sie kann von mehreren Tagen über Wochen und bis zu Monaten dauern.

Die Stärke der Reaktion auf den Verlust des Hundes hängt zusammengefaßt von mehreren Faktoren ab: von der Intensität der Bindung zum Hund, vom Grad, in dem der Hund integraler Bestandteil des Alltags gewesen ist, inwieweit ert den Tagesrhythmus bestimmt hat, ob sich sich über ihn auch soziale Kontakte ergeben haben. Die Stärke der Reaktion ist auch abhängig von anderen möglichen Belastungen, die neben dem Verlust des Hundes derzeit im Leben des Besitzers vorhanden sind sowie von dessen generellen Bewältigungsfähigkeiten, aber auch von der Möglichkeit, Verständnis im sozialen Umfeld für die eigene Trauer zu finden, was die Trauerarbeit erheblich vereinfachen kann.

Ich habe in meinen Gesprächen mit den Hundehaltern diese auch gefragt, was, sofern bereits erlebt, der Tod ihres Hundes für sie bedeutet hat. Ihre Antworten decken sich mit dem, was aus der Forschung bekannt ist.

Starke Trauerreaktionen sind besonders bei den Menschen anzutreffen, die eine enge, gefühlsmäßige Bindung zu ihrem Hund gehabt haben. Bei Hunden, die ein integraler Lebensbestandteil des Menschen gewesen sind, die dem Tag eine klare Struktur gegeben und die ihren Menschen in vielen Lebensbereichen begleitet haben, ist das Verlusterlebnis besonders stark, so daß die Lücke um so größer erscheint. Hunde, die dem Besitzer viel Sorgen bereitet haben, weil sie z. B. krank waren und man sich ihnen ganz besonders widmen mußte, oder sogenannte „schwierige Hunde" sind ihren Menschen häufig besonders ans Herz gewachsen.

*„Also ich dachte, mein bester Freund ist weg, der kommt nicht mehr (…). Aber das war wirklich Trauerarbeit, die ich da geleistet habe. Ich konnte nicht in die Schule gehen, das war wirklich ganz extrem, weil das auch ein schwieriger Hund war, aber wir beide ein Kopf und ein Arsch waren. Und ich konnte mir in dem Moment auch nicht vorstellen, daß ich irgendwann einmal so an einem Hund hängen würde wie an diesem Hund."* (Frau X., 32 J., Besitzerin eines zweijährigen Mischlingsrüden).

Auch zu Hunden, die ihre Menschen durch verschiedenste Lebensumbrüche begleitet haben (z. B. erster Freund, Beginn der Lehre, Umzug in eine andere Stadt, Eröffnung

einer eigenen Werkstatt), besteht häufig eine besonders enge Beziehung, man ist sozusagen gemeinsam „durch dick und dünn" gegangen. Gleiches gilt für den Fall, wenn ein Mensch mit einem Hund groß geworden ist.

*„Und ich habe ihn dann auf dem Schoß gehalten und habe also furchtbar geweint, weil dieser Hund, der hat mich fast 18 Jahre meines Lebens begleitet, ich war noch ein Teenie, als ich den gekriegt habe, gerade mal 12 Jahre alt. Und dann war der auf einmal nicht mehr da, also irgendetwas fehlte immer. Also auch als der dann schon tot war, hatte ich immer das Gefühl, weil er eben alt war, er entsprechende Geräusch von sich gab, da dachte ich, er schläft jetzt gerade, ich höre ihn, wie er schnarcht. Oder wenn ich dann vor meine Wohnung gegangen bin und es war dunkel, hatte ich immer Angst, daß ich auf ihn treten könnte und bin dann immer mit den Füßen so ganz flach über den Boden gegangen, damit ich nicht auf ihn drauftrete, sondern ihn dann ganz vorsichtig antippe und dann über ihn rübertreten kann. Und ich bin dann immer noch so ganz lange Zeit durch meine Wohnung geschlichen, weil ich dachte, der Hund liegt da (…) Das war schon, das war ein richtiges Loch, das war schon seltsam. So eine Traurigkeit, das ist wie, das ist nicht wie wenn*

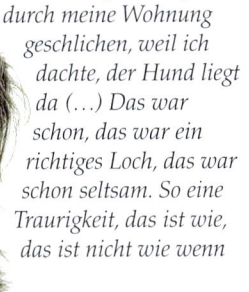

**Er hat nicht mehr lange zu leben.**

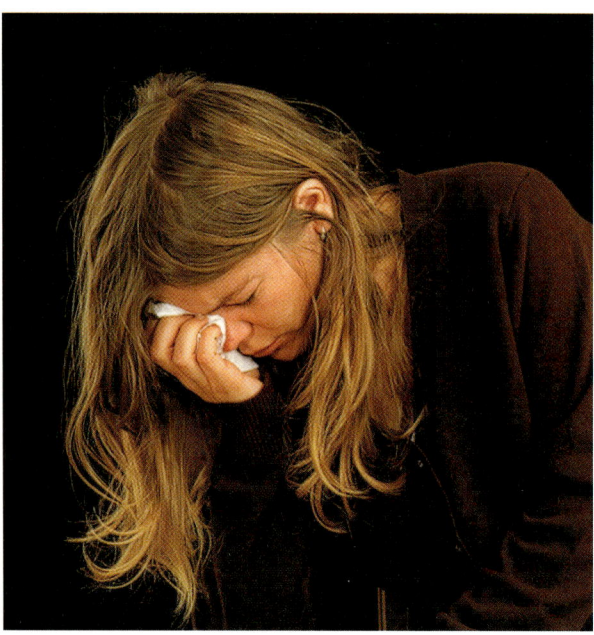

auch noch völlig unerwartet – genommen worden.

*„Bei dem alten Hund, der war krank, hatte Tumore, da konnte man sich schon eine ganze Weile darauf einstellen, daß es irgendwann so weit ist, daß er stirbt. Das war irgendwie einfacher. (…) Und der junge Hund, daß der mit neun Monaten gestorben ist, daß war das Schlimmste, weil wir auch wieder alles versucht haben, Tierarzt, Medikamente, Präparate und alles mögliche und immer noch die Hoffnung hatten, daß das wieder wird. Und dann urplötzlich kommt das Aus vom Arzt und das war eigentlich das Schlimmste. Daß ein junger Hund so stirbt, ohne Vorwarnung, ohne alles".*
(Frau A., 41 J., Besitzerin einer vierjährigen Briardhündin und eines 20 Monate alten Briardrüdens)

**Viele Menschen trauern sehr um ihren geliebten Hund.**

*ein Mensch auf einmal fehlt, das ist was ganz anderes, das ist ja ein Hund. Aber das ist ein jahrelanger Begleiter gewesen und der ist dann auf einmal weg, Das ist wie – ja ein Stück rausgerissen."*
(Herr U., 32 J., Besitzer eines anderthalbjährigen Mischlingsrüden)

Die Stärke der Trauer hängt aber auch davon ab, ob der Mensch das Gefühl hat, sein Hund sei eben alt gewesen, habe ein glückliches Leben geführt, an dessen Ende nun einmal unausweichlich der Tod steht. Bei einem alten Hund ist der Besitzer sich des möglichen Todes auch stärker bewußt und kann sich innerlich darauf vorbereiten, der Tod kann leichter akzeptiert werden. Anders sieht der Fall aus, wenn es ein junges Tier trifft. Die Besitzer haben das Gefühl, ihr Hund habe ein zu kurzes Leben gehabt, sei ihnen zu früh – und in vielen Fällen

Außer der gemeinsamen Geschichte mit dem Hund und den Umständen seines Todes sind auch die gegenwärtigen Lebensumstände für die Stärke der Trauerreaktion von Bedeutung: Für einen einsamen Menschen, der im Hund den einzigen Partner gehabt hat, ist der Verlust des Hundes meist tiefgreifender als für einen Menschen, der in einer zufriedenen Paarbeziehung und mit vielen sozialen Kontakten lebt. Nicht wenige alte Menschen folgen ihrem Hund nach kurzer Zeit nach – ihr Leben hat ohne den geliebten Freund jeden Sinn verloren. Von Bedeutung ist ferner, ob der trauernde Mensch auch noch in anderen Lebensbereichen akuten Streß erfährt, ihn z. B. gerade sein Partner verlassen hat, er seine Stelle verloren hat, die erwachsenen Kinder das Elternhaus verlassen etc. Der Betroffene mußte sich eventuell schon eine Weile mit Problemen auseinandersetzen, was seine seelische und körperliche Widerstandskraft geschwächt hat, so daß ihn der erneute Schicksalsschlag ‚Tod des Hundes' aus der Bahn werfen kann.

Bislang wurde immer nur vom Verlust des Hundes durch Tod gesprochen. Aber ein Verlust des Hundes ist auch auf zwei anderen Wegen möglich. Erstens kann der Hund entlaufen und verschwunden bleiben. Diese Situation ist für den Besitzer besonders belastend: Zum einen ist da die Ungewißheit darüber, was mit dem Hund geschehen ist: Liegt er irgendwo angefahren am Straßenrand? Ist er Opfer eines Jägers geworden? Haben ihn Hundefänger in ein Tierversuchslabor gebracht? Oder hat er sich vielleicht nur verirrt und nun ein schönes neues Zuhause bei anderen Menschen gefunden? Zum anderen stellt sich in diesen Fällen besonders die Frage nach der eigenen Schuld: Wenn man das Hoftor nicht aufgelassen hätte, hätte er nicht entwischen können. Wenn man ihn im Wald an der Leine geführt hätte, wäre er nicht hinter den Rehen hergehetzt. Wenn man nicht zu geizig und zu faul gewesen wäre, das Grundstück vernünftig einzuzäunen, hätte er nicht ausbrechen können.

Zweitens gibt es unzählige Fälle, in denen der Besitzer gezwungen wird, seinen Hund abzugeben: Der alte Mensch, der ins Altenheim ziehen muß, in dem die Haltung eines Hundes verboten ist – was in Deutschland noch die Regel ist. Der Berufstätige, der zum Arbeitsplatzwechsel und zum damit verbundenem Wohnortwechsel gezwungen ist, bei dem es sich als unmöglich erweist, mit Hund eine Wohnung zu finden. Die Familie, in der die Hundehaarallergie des Neugeborenen eine weitere Haltung des Hundes unmöglich macht.

Zukünftig wird es vermutlich noch mehr solcher erzwungenen Trennungen geben. Die wirtschaftliche Lage läßt es immer weniger zu, das Leben nach eigenen Vorstellungen zu gestalten – da kann man auf einen Job, der für eine Hundehaltung ungünstige Arbeitszeiten bedeutet, nicht verzichten oder solange warten, bis der Wohnungsmarkt eine bezahlbare Wohnmöglichkeit mit Hund hergibt. Mieterrechte werden immer mehr beschnitten, die Belästigungen durch Hunde immer höher gewertet – für immer mehr Menschen stellt sich die Frage: Hund weg oder Verlust der Wohnung, weil der Vermieter und/oder die Nachbarn sich gestört fühlen. Wo menschliche Lebensgemeinschaften zunehmend instabiler werden, kommt für mehr und mehr Menschen das Problem hinzu, daß sie bei der Trennung vom Partner auch noch den Hund verlieren, weil dieser Eigentums des Partners ist, oder eindeutig zu diesem die bessere Beziehung hat oder weil man allein keinen Hund halten kann. Jüngst häufen sich Zeitungsartikel, in denen von ähnlichen „Sorgerechtsstreits" wie im Fall der Zusprechung von Kindern bei Scheidungen berichtet werden. Vor allem aber ist zu erwarten, daß immer mehr Hunderassen unter die diversen Gefahrhundeverordnungen fallen werden und es Besitzern entweder behördlich untersagt wird, einen Hund weiter zu halten. Oder aber die Besitzer resignieren angesichts der Anfeindungen durch andere Menschen, bzw. treffen die Entscheidung, daß ein lebenslanges Leinen- und

**Wenn der letzte verbliebene Freund der Hund war, ist die Trauer umso tiefer.**

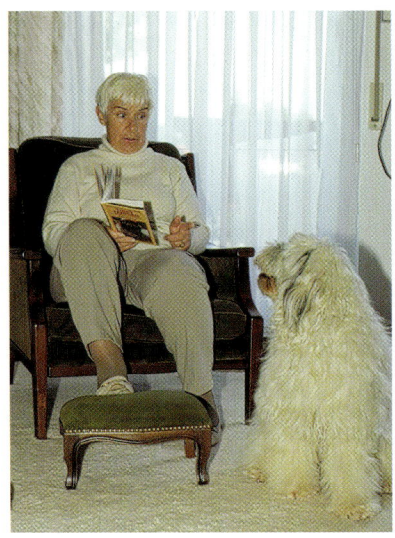

Maulkorbgebot für einen Hund, der niemals auffällig geworden ist, ein hundeunwürdiges Leben bedeutet und man in diesem Fall an eine Euthanasie zwecks Abwendung weiteren Leids denkt.

Schließlich kommt es zu erzwungenen Trennungen vom Tier, weil Besitzer in der Haltung überfordert sind und/oder, weil der Hund ihnen gegenüber aggressiv geworden ist. Schlimmstenfalls müssen Hunde aufgrund ihres Aggressionsverhaltens eingeschläfert werden.

# Verlust eines Menschen – Verlust eines Hundes

Menschen trauern also um ihre verstorbenen Hunde und die Art und Stärke ihrer Trauer kann durchaus mit der empfundenen Trauer beim Tod eines Menschen vergleichbar sein. Dennoch kann man den Tod eines Menschen nicht mit dem eines Hundes gleichsetzen. Selbst wenn man sich nicht der Wertung anschließen würde, ein Mensch sei wertvoller als ein Hund, bleiben dennoch einige nicht unbedeutsame Unterschiede bestehen.

Der Tod eines Menschen ist, sofern es sich nicht um einen wesentlich älteren Menschen handelt, in der Regel im Leben eines Menschen nicht so vorhersehbar. Jeder Hundehalter weiß dagegen, daß er mit größter Wahrscheinlichkeit den Hund, den er gerade zu sich geholt hat, auch wird sterben sehen müssen.

Ich habe die Hundehalter in meinen Gesprächen auch gefragt, inwieweit sie sich mit dem irgendwann auf sie zukommenden Verlust ihres Hundes bereits auseinandersetzen. Für einige wenige ist der Gedanke an den Tod ihres Hundes kein größeres Problem. Sie begründen dies entweder damit, daß man sich eben von vornherein darüber im klaren ist, von seinem Hund einmal Abschied nehmen zu müssen:

*„Tod gehört zum Leben dazu, das ist der Preis für die Evolution, daß wir einfach sterblich sind. Ein Hund stirbt einfach früher als ein Mensch, zumindest in der Regel ist das so. Je früher man das akzeptiert für sich, auch für seinen Hund, desto besser ist es einfach."*
(Herr G., 34 J., Besitzer einer 14 Monate alten Mischlingshündin)

Oder sie sehen keinen Anlaß zur Trauer, sofern der Hund mit ihnen ein glückliches Leben gehabt hat.

*„Nein, da (an den Tod) denke ich überhaupt nicht daran. Insofern erstmal nicht, weil ich denke, daß unsere Kora eine Lebenserwartung von mindestens zehn Jahren haben könnte, falls sie nicht irgendwelche Krankheiten zwischendurch bekommt. Und ich denke, wenn man ein positives Miteinander gehabt hat, der Hund ein gutes Zuhause und wir eine große Freude mit dem Hund gehabt haben, dann ist einem nicht so leid darum, den Hund abgeben zu müssen."*
(Frau J., 56 J., Besitzerin einer anderthalbjährigen Großen Schweizer Sennhündin)

Im Gegensatz dazu erzählten mir einige der Hundehalter, daß sie sich jetzt bereits häufiger Gedanken über den Tod ihren Hundes machen und sich dadurch sehr belastet fühlen.

*„Ja, ich habe da schon manchmal drüber nachgedacht. Ich habe das ja von dem anderen Hund, von dem Rauhaardackel, der ist ja jetzt, in diesem Jahr werden es vier Jahre, daß der tot ist. Also zwei Jahre war er tot, da habe ich die Bonnie dann geholt. Und das habe ich noch in fürchterlicher Erinnerung. Manchmal habe ich gedacht, oh du liebe Zeit, das wird ja wohl hoffentlich noch in weiter Ferne liegen. Ja, das würde mir also schwer an die Nieren gehen, genauso wie es bei dem Rauhhaardackel auch war, als da habe ich auch, ehrlich, ich habe bittere Tränen vergossen. Das muß ich schon sagen, doch. Ja, da habe ich schon manchmal dran gedacht. Und was dann wäre, wenn dieses kleine lustige Wesen nicht mehr um mich rumhüpft. Ja doch, aber ich hoffe, daß es noch weit weg ist."*
(Frau N., 61 J., Besitzerin einer anderthalbjährigen Parson Jack Russel Terrierhündin)

Eine Frau berichtete gar, daß die Angst vor dem, was auf sie zukommen wird, sie seit dem ersten Tag, seitdem sie mit ihrem Hund lebt, begleitet.

*„Ich habe dran gedacht und auch eine Nacht schlecht geschlafen, bevor ich diesen Hund, oder wir damals diesen Hund geholt haben. Also ich habe von Anfang an an sein Ende gedacht. Vielleicht ist das auch so ein bißchen falsch, aber mir war schon klar, daß ich mich irgendwann mal von diesem Hund verabschieden muß. Und dann hatte der Hund mit drei Jahren eine Magendrehung und die weiß man ja, ist meistens tödlich. Und in dieser Situation, wo wir dann ihn beim Tierarzt mitten in der Nacht abgegeben haben, haben wir uns natürlich auch mit seinem Tod auseinandergesetzt. Und für mich ist schon das was ganz furchtbares, was auf mich zukommt. Aber wenn man das vermeiden will, kann man keinen Hund haben. Also muß man halt diesen Schritt dann auch tun und seinen Hund begraben, irgendwann mal."*
(Frau P., 46. J., Besitzerin eines sechsjährigen Briardrüden)

Das Wissen um den irgendwann kommenden Abschied kann auf der einen Seite Menschen bereits zu Lebzeiten des Hundes stark belasten, andererseits können sie sich seelisch besser darauf vorbereiten, was die Bewältigung des Todes erleichtern kann.

In der Regel bedeutet der Tod des Hundes keinen so großen Einschnitt in die Lebensumstände eines Menschen. Stirbt  beispielsweise der Mann in einer Familie, bedeutet das nicht nur den Verlust des Partners und Vaters, sondern unter Umständen auch einen sozialen Abstieg, weil nur noch ein oder gar kein Verdiener da ist.

Umzug in eine schlechtere Wohngegend und Abbruch bisheriger sozialer Kontakte können die Folge sein. Solche dramatischen Folgen zieht der Verlust eines Hundes in der Regel nicht nach sich. Dennoch kann in bestimmten Fällen auch der Verlust des Hundes einen radikalen Lebenseinschnitt bedeuten: wenn das Leben eines Menschen sich rund um den Hund gedreht hat, wenn der Hund der einzige Freund gewesen ist und das Leben mit Sinn gefüllt hat.

## Ein neuer Hund?

Auch wenn es hart klingt: Ein Hund ist in der Regel als Partner ersetzbar: Man kann sich einen neuen Hund, vielleicht sogar gleicher Rasse und gleichen Geschlechts holen, und wenn man sich gut zu ihm verhält, wird auch dieser neue Hund seinem Menschen die verlorene Zuwendung entgegen bringen, auch wenn ein voller Ersatz natürlich nicht denkbar ist, da jeder Hund eine ihm eigene Individualität besitzt. Einen neuen Partner kann man sich nicht so einfach zulegen, Freunde wachsen nicht aus dem Boden, Eltern sind unwiederbringlich verloren.

Doch in der Möglichkeit des „Ersatzes" liegt auch wieder ein Problem für die Hundehalter.

Wenn ein Hund stirbt, stellt sich den meisten Besitzern die Frage: Neuer Hund – ja oder Nein? Es gibt keine Rituale im Umgang mit dem Tod eines Hundes, es gibt z.B. nicht das bei Menschen übliche Trauerjahr. Hundebesitzer, die sich schnell einen neuen Hund anschaffen, bzw. mit dem Gedanken daran spielen, haben häufig ein schlechtes Gewissen. Sie haben leicht das Gefühl, Verrat an ihrem alten Freund zu üben, indem sie ihn schnell durch einen neuen ersetzen, so als tauschte man seinen kaputten Staubsauger gegen einen neuen aus.

Menschen reagieren hier unterschiedlich. Die einen holen sich sofort einen neuen Hund, möglichst gleicher Rasse, bzw. gleichen Aussehens. Andere versuchen dem üblen Beigeschmack eines „Ersetzens" dadurch zu entgehen, daß sie sich zwar wieder für die gleiche Rasse, aber ein anderes Geschlecht entscheiden. Wieder andere wollen auch sofort einen Hund, wählen aber bewußt eine andere Rasse, damit der neue Hund sie nicht zu sehr an den alten erinnere und damit den Schmerz lebendig hält und/oder damit sie nicht in die Versuchung kommen, den neuen Hund ständig mit dem alten zu vergleichen und ihm damit Unrecht zu tun, ihm gar nicht die Chance zur Entfaltung seiner eigenen Individualität zu geben. Manche warten lange mit dem Kauf eines neuen Hundes, um die Trauer erst sacken zu lassen und wirklich frei im Kopf für einen Hund zu sein. Schließlich verzichten manche Menschen gänzlich auf einen neuen Hund, weil sie nicht nochmals einen derartigen Kummer beim Verlust des Tieres erleben wollen.

In Gesprächen mit Hundehaltern habe ich diesen die Frage gestellt, ob sie sich im Falle des Todes ihres Hundes einen neuen Hund anschaffen würden und bin auf ganz unterschiedliche Reaktionen gestoßen.

Einige Hundebesitzer sehen in der Anschaffung eines neuen Hundes die einzigste Chance, den Tod des alten zu überwinden.

*„Wir haben festgestellt damals, wie unser erster Hund gestorben ist, wir saßen alle zu viert am Wohnzimmertisch und wollten frühstücken, das ging nicht. Wir haben alle geheult, wir haben uns nur angeguckt und haben geheult und haben gesagt, das machen wir nicht mehr mit und das geht nicht. Wir konnten nicht einmal über den Hund sprechen, das ging nicht. Wenn einer den Namen Bronco gesagt hat, fing alles an zu heulen und ich habe gesagt, das geht so nicht, da kommt sofort wieder ein neuer Hund (…). Und ab dem Zeitpunkt, wo der Felix im Haus war, wo wir uns auf einen neuen Hund einstellen konnten, auf einen anderen Hund, ab dem Zeitpunkt konnten wir auch über den Bronco reden. Wir konnten wieder sagen, das hat Bronco gemacht usw. Man konnte das besser verarbeiten."*
(Frau A., 41 J., Besitzerin einer vierjährigen Briardhündin und eines 20 Monate alten Briardrüdens)

Andere können sich nicht vorstellen, mit einem anderen Hund zu leben.

*„Und für mich ist eigentlich jetzt immer schon klar gewesen, daß ich gesagt habe, ich habe ja nun ganz lange gewartet, bis ich endlich diesen Hund hatte. Und ich wollte ja auch immer diese Rasse, und nun habe ich ihn und möchte eigentlich nur diesen Hund. Ich kann mir im Moment überhaupt nicht vorstellen, daß man einen zweiten Hund hätte, weil das irgendwie eben dieser eine ist."*
(Frau I., 47 J., Besitzerin eines zweijährigen Huskyrüden)

Die meisten Hundehalter fühlen zwiespältig. Auf der einen Seite halten sie ihren verstorbenen Hund für einzigartig, glauben nicht, wieder eine

solche Beziehung zu bekommen und haben auch das schlechte Gefühl, ihrem Hund „untreu" zu werden, wenn sie sich einen neuen Hund holen. Andererseits können sie sich aber auch ein Leben ohne Hund nicht vorstellen.

*„Ja also, ich wäre glaube ich, ich wäre sturzunglücklich und könnte mir, glaube ich, nicht sofort wieder einen Hund anschaffen, weil ich den immer wieder mit unserem verqueren Hund vergleichen würde. Auf der anderen Seite kann ich mir aber auch nicht vorstellen, dann keinen Hund mehr zu haben (…). Ich kann es mir einfach nicht vorstellen. Ich glaube, ich würde erst mal richtig Amok laufen."*
(Frau X., 32 J., Besitzerin eines zweijährigen Mischlingsrüden)

Hinsichtlich zweier weiterer Aspekte kann der Tod eines Hundes problematischer sein als der eines Menschen: Menschen schläfert man nicht ein und um tote Menschen darf man trauern.

# Entscheidung über Leben und Tod

Bislang kommen Menschen in der Regel nicht in die Situation, aktiv über Leben und Tod eines Angehörigen oder Freundes zu entscheiden. Die Diskussion um die Sterbehilfe hat zwar einiges angestoßen, aber in der Regel kann kein Mensch seinem Partner ein weiteres Leiden durch aktive Sterbehilfe ersparen. Hundehalter jedoch müssen sich darüber im klaren sein, daß sie in die Situation kommen können, eine Entscheidung über

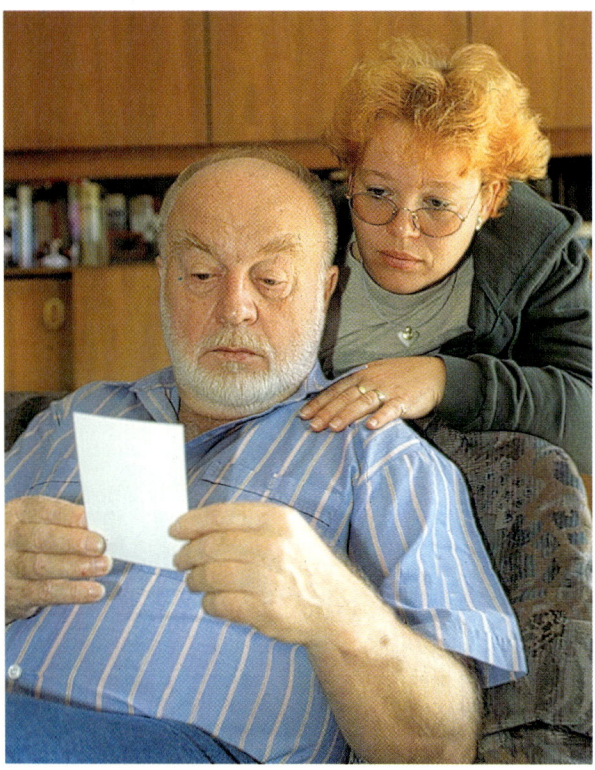

**Trauern um den Hund ist bei uns gesellschaftlich verpönt.**

mir sehr schwer vorstellbar, Also selbst zu entscheiden, wann das Leben meines Hundes zu Ende sein soll, selbst wenn ich versuche, vernunftsmäßig darüber nach-zudenken, daß ja auch der Grund für das Einschläfern der Hunde in der Regel das Beenden von Leid ist. Ich tue mich sehr schwer dabei, über Leben entscheiden zu sollen, über lebenswert entscheiden zu sollen. Und das im Zusammenhang mit einem Leben, das mir sehr viel bedeutet – ich kann mir das im Moment noch nicht vorstellen."
(Frau T., 39 J., Besitzerin eines zwei-einhalbjährigen Briardrüdens)

Selbst wenn ein Hundebesitzer für sich die Entscheidung trifft, seinen Hund nicht leiden lassen zu wollen, bleibt dennoch das Problem der Defi-nition von Leiden. Wie will man beur-teilen, ob ein Hund tatsächlich so sehr leidet, daß sein Leben mehr aus Leid denn aus Freude besteht? Wo fließen eigene Wünsche ein, den Hund nicht mehr leiden sehen zu wollen, viel-leicht selber als Mensch die Folgen der Krankheit nicht mehr zu ertragen (wenn diese z. B. mit Inkontinenz verbunden ist)? Wann kann man von normalen Altersbeschwerden spre-chen, wann ist es Zeit, den alten Hund zu erlösen? Schließlich stellt sich beim Tod eines Hundes meist viel stärker als beim Tod eines Menschen die Frage der Verantwortlichkeit für sein Wohlergehen (s.o.).

Leben und Tod ihres Hundes treffen zu müssen, wenn der Tierarzt zur Euth-anasie rät. Menschen, die ihren schwerkranken Hund einschläfern lassen, um ihm weiteres unzumutba-res Leid zu ersparen, können sich durchaus als „Killer" fühlen. Auch wenn der Verstand sagt, daß man aus Liebe zum Hund die Entscheidung für die Einschläferung treffen sollte, kann das Gefühl weiter dagegen arbeiten.

„Ja, da denke ich darüber nach, zumal mich die Vorstellung sehr erschreckt, daß die meisten Hunde ja eingeschläfert wer-den, die wenigsten Hunde schlafen selbst ein. Und da eine Entscheidung zu treffen, den Hund einschläfern zu lassen, das ist

## Trauern verboten

Ein besonderer Unterschied zwischen dem Tod eines Menschen und dem Tod eines Hundes besteht jedoch darin, daß Trauer um ein Tier gesell-schaftlich nicht zugelassen wird, daß es keine Rituale im Umgang mit dem Tod eines Tieres gibt, keine „Handlungsanweisungen" zur Bewältigung der Situation.

Überall auf der Welt haben Völker verschiedenste Rituale entwickelt, mit denen der Tod eines Menschen betrauert wird. Diese Rituale haben eine starke Bedeutung für die Trauerarbeit, helfen zur Bewältigung. Doch wenn ein Hund stirbt, gibt es nicht nur keine Rituale, auf die man zurückgreifen kann. Vielmehr werden Menschen, die starke Trauer um ihren Hund zeigen, von ihrem Umfeld in der Regel nicht verstanden, schlimmstenfalls sogar der Lächerlichkeit preisgegeben. Man muß heimlich trauern, doch heimlich zu trauern macht es schwer, über den Verlust hinwegzukommen. Es braucht einen verständnisvollen Gesprächspartner, der einfach geduldig zuhört, Gespräche nicht gleich abblockt, Gefühle zuläßt. Der Trauer um ein Tier haftet seltsamerweise häufig der Geruch an, es handele sich dabei um eine Perversion, um einen Ausdruck von übersteigerter Tierliebe, die notwendig kombiniert sei mit mangelnder Menschenliebe. Der Trauernde selbst fühlt sich oft auch als „nicht ganz normal", vor allem wenn er entdeckt, daß er den Tod seines Hundes stärker betrauert als den einer entfernten Verwandten oder den der alten Frau aus der Nachbarschaft. In den Reaktionen auf die Trauer eines Menschen beim Tod seines Hundes spiegelt sich im Grunde das gleiche Phänomen, wie es auch in der Diskussion um die Mensch-Hund-Beziehung schon zum Ausdruck gekommen ist: Die Ansicht, daß eine starke Mensch-Tier-Beziehung gleichzusetzen sei mit einer schwachen Mensch-Mensch-Beziehung, daß die Beziehung zum Hund eine Kompensation sei für fehlende, unzulängliche Sozialkontakte, bzw. daß ein Mensch nur fähig sei, eine enge Beziehungen zu seinem Hund, nicht aber zu seinen Mitmenschen zu leben. Warum nur bestehen so starke Widerstände dagegen, anzuerkennen, daß ein Mensch gleichzeitig enge Beziehung zu seinen Mitmenschen und zu seinem Hund leben kann und daß er demzufolge den Verlust eines Menschen und den Verlust eines Hundes heftig betrauern kann?

Da Trauer um ein Tier gesellschaftlich verpönt wird, fehlt dem betroffenen Menschen nicht nur die entsprechende Unterstützung aus seinem Umfeld. Vielmehr erfährt er noch eine zusätzliche Belastung, da ihm signalisiert wird, er sei nicht ganz normal.

# Hilfen für Hundehalter

Immerhin wird in der wissenschaftlichen Diskussion immer stärker anerkannt, daß der Verlust des geliebten Tieres ein kritisches Lebensereignis sein kann, das Menschen schwer belasten und krank machen, in Extremfällen sogar zum Selbstmord treiben kann. Es werden vermehrt Studien zu dieser Thematik durchgeführt, in Monographien zur Mensch-Tier-Beziehung wird in jüngster Zeit meist ein Kapitel auch dem Tierverlust gewidmet, Bücher befassen sich ausschließlich mit diesem Thema, wissenschaftliche Fachtagungen nur zu diesem Thema werden organisiert.

Die Erkenntnis, daß trauernde Tierhalter allein dastehen und ihnen in der Regel niemand hilft, ihre Trauer zu bewältigen, hat in den USA schon in den 80er Jahren dazu geführt, daß an Veterinärkliniken Sozialarbeiter eingestellt werden, die ähnlich unserem ‚Sozialdienst im (Human)krankenhaus' arbeiten. Diese Sozialarbeiter helfen Besitzern kranker Tiere in Gesprächen, zu einer Entscheidung hinsichtlich der Euthanasie des Tieres zu gelangen. Sie versuchen, den Tierbesitzern eine Stütze zu sein, wenn das Tier stirbt. Sie rufen Selbsthilfegruppen ins Leben, in denen betroffene Tierhalter sich über ihre Gefühle austauschen können und eben nicht die Befürchtung haben müssen, ausgelacht oder zumindest ungläubig angeschaut zu werden. Niemand findet etwas dabei, daß trauernde Tierbesitzer professionelle psychosoziale Hilfe in Anspruch nehmen.

In den USA ist es gang und gäbe, daß Tierärzte sich bereits in ihrem Studium mit dieser Thematik auseinandersetzen und der Beratung und Begleitung von Tierbesitzern mit kranken und sterbenden Tieren ein größerer Stellenwert beigemessen wird. In Deutschland liegt es bislang noch eher an der Mentalität des jeweiligen Tierarztes, wieviel Zeit er sich für trauernde Tierbesitzer nimmt und wie er z. B. die Situation einer Euthanasie für Tier und Besitzer gestaltet.

Tierärzte benötigen nicht nur veterinärmedizinisches Know-How, sondern auch Fähigkeiten im Umgang mit Mensch und Tier und die Sensibilität, auf Menschen mit kranken und sterbenden Tieren einzugehen. Auch der Tierarzt befindet sich in bezug auf eine Euthanasie in einer schwierigen Situation. Sein Eid verpflichtet ihn, das Leben des Tieres zu retten, gleichzeitig aber auch, das Tier nicht unnötig leiden zu lassen. Viele Tierbesitzer finden jedoch den Absprung nicht, wollen ihr Tier nicht einschläfern lassen, weil sie selbst sich nicht von ihm trennen können. In diesen Fällen bedarf es des Fingerspitzengefühls des Tierarztes, den Besitzer von der Notwendigkeit der Euthanasie zu überzeugen.

Ist die Entscheidung für eine Einschläferung dann getroffen, kann der Tierarzt hilfreich sein, wenn er hinsichtlich der Gestaltung der Situation den Wünschen der Besitzer nachkommt. Manche Besitzer möchten nicht dabei sein und auch den toten Körper nicht mehr sehen, manche möchten zwar den Moment des Sterbens nicht erleben, aber dann vom toten Hund Abschied nehmen, bzw. ihn mit zu sich nach Hause nehmen, um ihn dort zu begraben; manche möchten ihren Hund auch bei dessen Sterben in den Armen halten. Die einen möchten eine Weile allein bei ihrem toten Tier verbringen, anderen helfen die tröstenden Worte des Tierarztes und/oder seiner Helferinnen. Handelt es sich nicht um eine akute Einschläferung, sondern kann diese vorgeplant werden, ist es ein Wunsch vieler Hundebesitzer, daß der Tierarzt zu ihnen nach Hause kommt, damit der Hund in seiner vertrauten Umgebung sterben kann.

Von Vorteil wäre es, wenn eine Einschläferung außerhalb der normalen Praxiszeiten vorgenommen werden könnte, mit viel Ruhe und Zeit auf allen Seiten. Da dies aber in der Regel nicht praktikabel ist, wäre es zumindest eine Lösung, wenn durch terminliche Planungen und/oder bauliche

Bedingungen wenigstens verhindert werden könnte, daß der Besitzer mit seinem zum Tod bestimmten Hund zunächst noch im Wartezimmer unter lauter Menschen mit Tieren sitzen muß, die vielleicht nur eine Impfung benötigen, ansonsten kerngesund sind und daß er nach der Einschläferung, eventuell auch noch mit seinem toten Tier auf dem Arm, durch das Wartezimmer wieder hinaus muß. Ein einfühlsames Gespräch zwischen Arzt oder auch Helferinnen und Besitzer kann vielen weiterhelfen. Während im Rahmen kleiner Praxen die Einrichtung eines „Sozialdienstes" kaum machbar ist, wäre es eine gute Idee, an großen Tierkliniken, die sich meist durch eine besondere Unpersönlichkeit auszeichnen, einen Sozialdienst einzurichten, dessen Mitarbeiter jenen Tierbesitzern helfen, die mit der Krankheit und dem Tod ihres Tieres psychisch nicht fertig werden.

Diesbezüglich kommt in Europa erst langsam etwas in Bewegung. In den Niederlanden sind Sozialdienste an Veterinärkliniken wie z.B. in Utrecht bereits vorzufinden. Vielleicht gelangt man auch hierzulande langsam zu der Ansicht, daß erstens Tierärzte vermehrt in ihrem Studium auf den Umgang mit trauernden Tierbesitzern vorbereitet und stärker für die Gestaltung der Euthanasiesituation sensibilisiert werden sollten und daß man zweitens in der Beratung und Betreuung von Menschen mit kranken oder sterbenden Tieren auch ein legitimes Handlungsfeld psychosozialer Arbeit sieht. Voraussetzung dafür wäre aber die grundsätzliche Akzeptanz der Tatsache, daß Menschen unter dem Verlust eines Tieres sehr leiden können und u.U. Hilfe benötigen.

Solange, wie die Trauer um ein Tier gesellschaftlich verpönt ist, weil es doch „nur ein Tier" sei, solange ist kaum zu erwarten, daß man sich Gedanken macht, wie man betroffenen Menschen helfen könnte.

# Begräbnis für Hunde?

Wenn man von der Trauer um den toten Hund spricht, stellt sich auch die Frage danach, was mit seiner Leiche geschehen soll. Ich habe in meinen Gesprächen mit Hundehaltern auch die Frage danach gestellt, wie sie selbst erstens zur Frage der Beerdigung ihres Hundes stehen und was sie zweitens von Tierfriedhöfen halten.

Fast alle der von mir befragten Hundehalter äußerten den Wunsch, ihren Hund begraben zu können und ihn nicht dem Tierarzt zur „Beseitigung" zu überlassen. Verschiedene Gründe für oder gegen diesen Wunsch werden genannt: Manch einer wünscht sich einen Ort der Erinnerung als Hilfe zur Trauerbewältigung.

*„Aber ich finde, es ist zwar nur der Körper, weil die Seele ist ja rausgestiegen, aber man hat dann irgendwie doch einen Punkt, wo man weiß – das muß jetzt nicht unbedingt der Friedhof sein, ich finde, wenn man so die Friedhöfe sieht, ist das schon ein bißchen übertrieben, der Kult der da gemacht wird. Aber wenn jemand sein Tier beerdigen will, da bin ich eigentlich dafür (…). Man braucht irgendwie so eine Anlaufstelle, da liegt er, da ist er. Das ist irgendwie so ein sicheres Gefühl auch, ein schönes Gefühl irgend-*

*wie, daß man weiß, daß er da ist, obwohl
es ja eigentlich nur die Hülle ist, der Körper, die Seele ist es ja nicht."*
(Frau F., 32 J., Besitzerin eines 20 Monate alten Mischlingsrüden)

Das Grab des Hundes sollte jedoch
nicht auf einem Tierfriedhof sein,
sondern im eigenen Garten, wobei
sich eine Frau jedoch fragt, ob dies
den Abschied vom Hund nicht noch
schwerer machen würde, da man
ständig an ihn erinnert wird.

*„Ich habe genug Platz und lebe mitten
in der Landschaft, so daß es geht, obwohl
ich auch nicht weiß, wie das ist, daß man
immer dann, wenn man aus dem Fenster
guckt, dieses Grab sieht. Also vielleicht ist
es zum Abschiednehmen auch verkehrt,
wenn man so an seinem Hund hängt, daß
der so nah bei einem begraben ist, weiß
ich noch nicht, habe ich noch gar keine
Meinung dazu."*
(Frau P., 46 J., Besitzerin eines sechsjährigen Briardrüdens)

Andere Hundehalter vertreten die
Auffassung, daß der Körper ihres toten Freundes ihnen nichts bedeute,
weil er nur eine leere Hülle sei.

*„Ich bräuchte sowas nicht, glaube ich,
weil ich dann weiß, dieser Hund, der ist
jetzt tot und der ist weg und der zerfällt in
seine Einzelteile, wird irgendwann zu
Asche und ich habe dann Bilder oder ich
habe Erinnerungen, die mir dann helfen."*
(Herr U., 32 J., Besitzer eines anderthalbjährigen Mischlingsrüden)

Den meisten Hundehaltern graut
es vor der Vorstellung, daß ihr Hund
als anonymes Stück Fleisch in der
Tierkörperbeseitigungsanlage ent-

sorgt, ja daß Teile von ihm sozusagen
„recycelt" werden.

*„Ich habe unsere beiden Hunde hinten
im Garten beerdigt, mit allem drum und
dran, mit Spielzeug, wie ich vorhin schon
sagte. Mir hat es damals unwahrscheinlich leid getan, daß ich unseren einen
Hund, mit dem ich durch dick und dünn
gegangen bin und viele Prüfungen, auch
Eignungsprüfungen gemacht habe, praktisch in eine Tierkörperverwertungsanlage
geben mußte, weil es damals noch bei uns
hier verboten war, den Hund im Garten
zu beerdigen (…). Ich habe mir geschwo-
ren, wenn es irgendwie geht, werden
unsere Tiere nur noch bei uns beerdigt.
Und jetzt leider durch den Frost ging das
nicht. Ich weiß, wo sie im Garten liegen,
unterm Rosenbeet. Und ich würde dann
kein Kreuz aufstellen oder irgendwie eine
Figur oder sonstwas. Das finde ich ein
bißchen Quatsch, ehrlich gesagt."*
(Herr B., 46 J., Besitzer einer vierjährigen Briardhündin und eines 20 Monate alten Briardrüdens)

Es gibt jedoch auch Stimmen, die
die Frage der „Verwertung" der Tier-
leiche eher pragmatisch sehen – eine
Ansicht, die sich daraus begründet,
daß der Körper des toten Tieres nicht
mehr mit dem Tier selbst in Verbin-
dung gebracht wird.

Man muß jedoch unterscheiden
zwischen dem weit verbreiteten
Wunsch, den Hund begraben zu wollen, und dem Wunsch, ihn auf einem
Tierfriedhof zu begraben. Letzteres
kann sich keiner der befragten Hundehalter für sich persönlich vorstellen,
allerdings halten sie es für denkbar,
daß ein Tierfriedhof für andere Menschen eine wichtige Hilfe sein könnte
– besonders für jene, die keinen

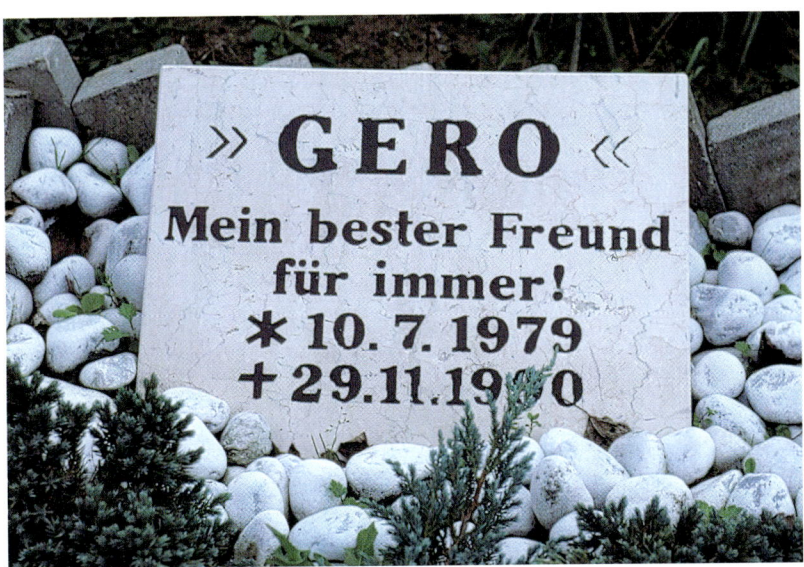

**Den Hund an dessen Grab besuchen zu können, ist für viele Menschen ein Trost.**

Garten haben, in dem sie ihr Tier beerdigen könnten.

Die Ablehnung von Tierfriedhöfen wird nicht damit begründet, daß man die Trauer um das Tier als überzogen einschätzt. Eine Reihe der Hundehalter findet es lediglich übertrieben und kitschig, Kreuze, Grabsteine etc. aufzustellen und sieht Tierfriedhöfe als reine Geldschneiderei:

*„Aber ich kenne andere, die haben kein Haus, wo sie das Tier begraben können, die sind in den Wald gegangen und haben dort irgendwo ein kleines Löchlein ausgehoben und an dem Baum liegt er halt. Aber dann dieses mit Grabstein und Grab kaufen und diese Kommerzialität, die darin liegt und dieser Kitsch, mit diesen Figuren auf dem Grab, ist blöd."*
(Frau A., 41 J., Besitzerin einer vierjährigen Briardhündin und eines 20 Monate alten Briardrüdens)

Eine Reihe der Hundehalter, die sich gegen Tierfriedhöfe aussprechen,

erwähnten in diesem Zusammenhang auch, daß sie gleichfalls gegen Friedhöfe für Menschen sind:

*„Da ich kein Christ bin und mit Friedhöfen eh nichts zu tun habe und mir es auch ziemlich egal ist, was aus mir wird, aus mir können sie auch Hundefutter machen, da halte ich da gar nichts davon. (…) Normale Friedhöfe nehmen den Lebenden nur den Platz weg und Hundefriedhöfe oder Tierfriedhöfe auch, das ist Unsinn, das ist Geldschneiderei, echt."*
(Herr G., 34 J., Besitzer einer 14 Monate alten Mischlingshündin)

Die meisten der Hundehalter jedoch gehen davon aus, daß ein Tierfriedhof für andere Menschen eine Hilfe sein könnte und wollen diese Form der Trauerarbeit nicht verlachen.

*„Aber ich könnte mir vorstellen, daß gerade auch Leute, die alleine leben, das Tier auch mehr als Lebenspartnerersatz*

# Das Wichtigste in Kürze

➤ Ein Leben mit Hunden bedeutet nicht nur eitel Sonnenschein, sondern kann unter Umständen auch mit einer nicht unerheblichen Streßbelastung einhergehen.

➤ Eine besondere Belastung ist der Verlust eines Hundes durch Tod, Entlaufen oder zwangsweiser Abgabe.

➤ Die Forschung beschäftigt sich in jüngster Zeit intensiv mit den Reaktionen von Menschen, die ihr Tier verloren haben.

➤ Menschen können um ihren Hund ähnlich wie um einen Menschen trauern.

➤ Die Intensität der Trauer hängt von verschiedenen Faktoren ab. Je stärker der Hund integraler Bestandteil im Leben seines Besitzers gewesen ist, desto heftiger und andauernder ist die Trauer.

➤ Die Mehrzahl der Menschen verwindet den Tod ihres Tieres relativ schnell, doch gibt es Menschen, bei denen der Tod ihres geliebten Tieres schwere seelische und körperliche Störungen auslöst, die bis zum Selbstmord führen können.

➤ Im Unterschied zum Tod eines Menschen bedeutet der Tod eines Hundes in der Regel keinen massiven Einschnitt in die gesamtem Lebensumstände, ist eher vorhersehbar, und es besteht die Möglichkeit eines „Ersatzes".

➤ Hinsichtlich zweier Aspekte ist der Umgang mit dem Tod eines Hundes jedoch schwieriger als der Umgang mit dem Tod eines Menschen:

– Erstens können Hundehalter in die Lage kommen, selbst über Leben und Tod ihres Hundes entscheiden zu müssen, wenn der Tierarzt zur Euthanasie rät.

– Zweitens ist die Trauer um einen Hund gesellschaftlich verpönt. Die Nichtakzeptanz der Trauer um einen Hund stellt eine zusätzliche Belastungsquelle für den trauernden Besitzer dar. Das Fehlen von gesellschaftlich anerkannten Trauerritualen bedeutet ein Fehlen von Hilfen zur Bewältigung.

➤ Die Erkenntnis der unter Umständen tiefgehenden Belastungen, die der Tod eines geliebten Haustieres für den Menschen bedeuten kann, hat im Ausland zur Einrichtung von „Sozialdiensten" an Veterinärkliniken geführt, in denen trauernden Tierhaltern geholfen wird.

➤ Außer durch solch professionelle Hilfsangebote könnte Menschen wesentlich durch einen sensiblen, akzeptierenden Umgang seitens ihres sozialen Umfeldes, aber auch durch eine sensiblere Gestaltung der Euthanasiesituation durch den Tierarzt geholfen werden.

➤ Bei aller Lobpreisung der positiven Wirkungen von Hunden auf das Leben ihrer Besitzer sollte nicht vergessen werden, daß gerade jene Menschen, die aufgrund ihrer engen Bindung zum Hund so besonders von dessen positiven Wirkungen profitieren, auch besonders in Gefahr stehen, intensiv und lange unter dem Verlust des Hundes zu leiden.

*war, wenn der dann stirbt, daß das für den ganz schön viel bedeutet. Und dann würde ich auch nicht darüber lachen, sondern sagen, na gut, wenn es hilft."*
(Frau W., 30 J., Besitzerin einer zwei- jährigen Mischlingshündin)

Hunde können in ihrem Leben ihrem Menschen sehr viel Glück ge- ben, doch ihr Tod kann eine schwere Belastung sein. Gerade die Menschen, die aus ihrem Zusammenleben mit dem Hund so viel Positives für ihr Leben ziehen, stehen in der Gefahr, durch den Tod des Hundes u.U. völlig aus der Bahn geworfen zu werden. Vielen Menschen könnte allein schon dadurch geholfen werden, daß ihre Trauer um den Hund gesellschaftlich akzeptiert würde. Beratungsangebote, für die Menschen, die den Tod ihres Tieres allein nicht verarbeiten können, sollten auch in Deutschland eine Selbstverständlichkeit sein, genauso wie eine verbesserte Ausbildung der Tierärzte. Tierfriedhöfe sollten schließ- lich zumindest als Möglichkeit für Menschen, die ein Grab ihres Hundes pflegen wollen und keine Möglichkeit haben, ihn bei sich zu beerdigen, in vermehrter Anzahl geschaffen wer-

den. Die Trauer um einen Hund ist sicherlich genauso individuell wie die Trauer um einen Menschen und sollte entsprechend geachtet werden. Das Vorurteil, nach dem Menschen, die um ihren Hund trauern, gestörte Beziehungen zu anderen Menschen haben, sollte endlich ad acta gelegt werden. Schließlich könnten viele Tierverluste vermieden werden, wenn man die Lebensbedingungen von Mensch und Hund nicht immer weiter einschränken würde, als deren Resul- tat Menschen sich zwangsweise von ihren (gesunden) Hunden trennen müssen.

Die Tatsache, daß die Mehrzahl der Hundehalter den Tod ihres Hundes zwar betrauert, aber nach kurzer Zeit darüber hinwegkommt, sollte nicht vergessen lassen, daß es Menschen gibt, die tatsächlich nur schwer über den Tod ihres Hundes hinwegkom- men – weil ihre emotionale Bindung an den Hund so groß gewesen ist, weil ihr Hund einen solch breiten Raum in ihrem Lebensalltag einge- nommen hat oder weil ihr Hund ihr einzigster verbliebener Freund gewe- sen ist. Sie sollten Akzeptanz und Hilfe erfahren.

## Danksagung

Ich danke all den Hundebesitzern, die sofort zu einem Gespräch mit mir bereit waren und sich nicht ge- scheut haben, auch sehr ans Innerste rührende Fragen ihrer Beziehung zum Hund offen zu beantworten. Andrea und Elke sei für ihr sorgfältiges Kor- rekturlesen selbst unter Zeitdruck

gedankt, Marion und Norbert danke ich dafür, daß ich von ihnen so viel über Hunde habe lernen können. Mein besonderer Dank jedoch gilt meinen Hunden Lisa, Aragon und Jule für all das Glück, das sie mir im Alltag schenken und das ich ihnen nicht zurück geben kann – schon gar nicht in der Zeit, in der ich an der Ar- beit zu diesem Buch gesessen habe.

# Adressenliste

## Praxisprojekte in Deutschland:

**Tiere helfen Menschen e.V.**
Graham Ford
Münchner Str. 14 · 97204 Höchberg
Tel.: 0931/48855

**Verband Therapiehunde Deutschland**
Geschäftsstelle: Barbara Puhl
Dellweg 23 · 25792 Neuenkirchen
Tel.: 04837/706 / Fax: 04837/747

**Verein Leben mit Tieren e.V.**
Gustav Mahler Platz 2
12163 Berlin
Geschäftsstelle Westfälische Str. 62/
I. Etage
Tel:/Fax: 030/6182286

## Forschung in Deutschland:

**Forschungskreis Heimtiere in der Gesellschaft**
Postfach 130346 · 20103 Hamburg
Tel.: 040/417061

**Prof. E. Olbrich**
Institut für Psychologie I der
Universität Erlangen Nürnberg.
Lehrstuhl III
Glückstr.6 · 91059 Erlangen
Tel.: 09131/854744

**Prof. Dr. Sylvia Greiffenhagen**
Ev. Fachhochschule Nürnberg
Abt. Sozialwesen
Burgschmietstr. 10 · 90419 Nürnberg

## Forschung/Praxis-projekte im Ausland:

ÖSTERREICH:
**Institut für interdisziplinäre Erforschung der Mensch-Tier-Beziehung** (IEMT Österreich)
Helfen mit Tieren
Weyringergasse 28a · A- 1040 Wien
Tel.: (43/222) 5054270
Fax: (43/222) 5059422

SCHWEIZ
**Institut für interdisziplinäre Erforschung der Mensch – Tier – Beziehung** (IEMT Schweiz)
P.O. Box 261 · CH- 6301 Zug

GROßBRITANNIEN
**Society for companion animal studies**
7 Botanic Mews Lane
Glasgow G20 SAA

FRANKREICH
**Afirac**
7 rue du Pasteur Wagner
75011 Paris
Tel.: (331) 49291200
Fax: (331) 48065565

USA
**Delta Society**
P.O.Box 1080
Renton
WA 98057-9606
Tel.: (800) 869-6898
Fax: (800) 809-2714

AUSTRALIEN
**Guide Dog Association**
Pets As Therapy
Sidney
Tel.: -260-666-16 / Fax.: -260-669-42

# Literatur

**Standardwerke bzw. Überblicksbände zur Mensch-Tier-Beziehung und zum Einsatz von Tieren in der Therapie:**

Anderson, R.K.; Hart, B.L. & Hart, L.A. (Hg.) (1984): The pet connection. Its influence on our health and quality of Life. Center to Study Human-Animal Relationships and Environments. University of Minesota.

Arkow, P. (1982): „Pet Therapy". A study of the use of companion animals in selected therapies.

Cusack, O. & Smith, E. (1984): Pets and the elderly, the therapeutic bond. N.Y

Fogle, B. (1981) (Hg.): Interrelations beween people and pets. Charles C. Thomas Publisher. Springfield u.a.

Greiffenhagen, S. (1991): Tiere als Therapie. Droemer Knaur 1991

Katcher, A.H. & Beck, A.M. (Hg.). (1983): New perspectives on our lives with companion animals. University of Pennsylvania Press. Philadelphia

Kusztrich, I. (1992): Dreimal täglich streicheln. Die verblüffende Heilkraft der Tierliebe. Ullstein, Frankfurt/Main. Erstausgabe 1988

Levinson, B. (1972): Pets and Human Development. Springfield

Levinson, B. (1969): Pet oriented Child Psychotherapy. Springfield

Miller Allen, K. (1985): The Human-Animal Bond. An Annotated Bibliography. London

Quackenbush, J. & Voith, V. (1985): The Veterinary Clinics of North America. Small Animal practice. Vol. 15/2. Symposium on the human-companion animal bond. W.B. Saunders Company. Philadelphia u.a.

Robinson, I. (Hg.) (1995): The Waltham Book of Human-Animal Interaction: Benefits and responsibilities of pet ownership. Waltham Center for Pet Nutrition. Pergamon Press

**Zum Thema Tierliebe**

Dekkers, M. (1994). Geliebtes Tier. Die Geschichte einer innigen Beziehung. Carl Hanser, Mün chen

Körner, J. (1996): Bruder Hund & Schwester Katze. Tierliebe – Die Sehnsucht des Menschen nach dem verlorenen Paradies. Kiepenheuer & Witsch, Köln

**Zum Thema Mensch-Hund-Beziehung**

Beckmann, G. & Beckmann, S. (1994): Vom aufrechten Menschen zum Hundehalter. 500. 000 Jahre Koevolution und Kulturgeschichte von Mensch und Hund. TG-Verlag Ulrike Beuing, Gießen

Bergler, R. (1984): Mensch und Hund. Psychologie einer Beziehung. Köln

Brackert, H. & van Kleffens, C. (1989): Von Hunden und Menschen. Geschichte einer Lebensge meinschaft. C.H. Beck, München

Lorenz, K. (1983): So kam der Mensch auf den Hund. dtv, München. Erstausgabe 1965

Zimen, E. (1992) Der Hund. Abstammung – Verhalten – Mensch und Hund. Goldmann, Mün chen. Erstausgabe 1988

**Zum besseren Verständnis des Hundes**

Aldington, E. (1992) Von der Seele des Hundes. Gollwitzer, Weiden. Erstausgabe 1986

Brunner, F. (1994): Der unverstandene Hund. Naturbuch Verlag im Weltbild Verlag, Augsburg, 5. Auflage

Die Mönche von New Skete (1995): Wer kennt schon seinen Hund? Ullstein, Frankfurt. Erst ausgabe 1978

Feddersen-Petersen, D. (1989): Hundepsychologie. Wesen und Sozialverhalten. Kosmos, Stuttgart, Erstausgabe 1986

Fogle, B. (1993): Was geht in meinem Hund vor? Faszinierende Einblicke in das Wesen und Verhalten von Hunden. Bastei Lübbe, Bergisch Gladbach. Erstausgabe 1990

Serpell, J. (Hg.) (1995): The domestic Dog, its evolution, behavior and interactions with people. Cambridge University Press.

Trumler, E. (1992): Der schwierige Hund, Kynos, Mühlenbach. 5.Aufl.

Weidt, H. (1993): Der Hund mit dem wir leben: Verhalten und Wesen. Paul Parey, Hamburg

**Zitierte Praxisbeispiele:**

Burch, M.R. (1995): The role of pets in therapeutic programmes. In: The Waltham Book of Human-Animal Interaction.

Corson, S.A & O'Leary Corson, E. (1980): Pet animals as socializing catalysts in geriatrics: an experiment in non-verbal communication therapy. In: Levi, L. (Hg.): Society, stress and disease. N.Y. u.a., S. 305-322

Gonski, Y.A. (1985): The therapeutic utilization of canines in a child welfare setting. Child and Adolescent Social Work, Vol 2, Nr.1, S. 93-105

Hines, L. (1983): Pets in Prison: A new partnership. California Veterinarian, Vol.37, S.7-17

Mallon, G.P. (1994): Some of our best therapists are dogs. Child & Youth Care Forum, 23 (2), S. 89-102

Messent, P.R. (1983): Social facilitation of

contact with other people by pet dogs. In: Katcher, A.H. & Beck, A.M. (Hg.): New perspectives on our lives with companion animals. Philadelphia, S. 37-47

Mugford, R.A. & McComisky (1975): Some recent work on the psychotherapeutic value of cage birds with old people. In: Anderson, R.S. ( Hg.): Pet animals and society. London

Muschel, I.J. (1984): Pet therapy with terminal cancer patients. Social Case work, Vol.65 (8),S.451-458

Netting, F.E./Wilson, C.C. & New, J.C. (1984): Developing a multidisciplinary pet placement program for community-based elderly. Journal of Applied Gerontology, Vol.3, No.2, S. 181-191

Polt, J.M. & Hale, C. (1985): Using pets as „therapists" for children with developmental Disabilities. Teaching Exceptional Children, Spring, S. 218- 222

Root, J.P. (1990): Organiazation and Mangagement of a K-9 Therapy Group. Denlinger

### Weiterführende deutsche Literatur zur Mensch-Tier-Beziehung/zum therapeutischen Einsatz von Tieren:

Bergler, R. (1994). Warum Kinder Tiere brauchen. Herder, Freiburg u.a.

Forschungskreis Heimtiere in der Gesellschaft: Diverse Veröffentlichungen von Studien Prof. Berglers.

Gäng, M. (Hg.) (1992): Mit Tieren leben im Alten- und Pflegeheim. Reinhardts Gerontologische Reihe. München/Basel.

Nestmann, F. (1993): Tiere helfen heilen. Antrittsvorlesung an der TU Dresden

Olbrich, E. (1997): Tiere in der Therapie: Wie helfen sie? Unser Rassehund Nr. 2 und Nr. 3/ 1997

Olbrich, E.: Soziale Unterstützung im Alter: Die Rolle von Mensch und Tier. In: Kruse, A./ Lehr, U./ Oswald, F. & Rott, Chr. (Hg): Gerontologie. Wissenschaftliche Erkenntnisse und Folgerungen für die Praxis. Beiträge zur II. Gerontologischen Woche. Heidelberg, 1987

Olbrich, E. (1987): Tiere als Therapeuten? Altenpflege 2/19987, S. 81-87

Olbrich, E. (1989): Ein wärmendes Stück Leben. Die Bedeutung der Mensch-Tier-Beziehung im Alter. Altenpflege, 7/1989

### Empfehlenswertes Buch zu Hundebesuchsprogrammen:

Diamond Davis, K. (1992): Therapy Dogs. Training your dog to reach others. Howell Book House, N.Y.

### Zum Thema Bewußtsein und Gefühle bei Tieren:

Arzt, V. & Birmelin, I. (1995): Haben Tiere ein Bewußtsein? Goldmann, München

Griffin, D.R. (1990): Wie Tiere denken. Ein Vorstoß ins Bewußtsein der Tiere. dtv, München. Erstauflage 1983

Masson, J.M. & McCarthy, S. (1996): Wenn Tiere weinen. Rowohlt, Hamburg

Stamp Dawkins, M. (1996). Die Entdeckung des tierischen Bewußtseins. Rowohlt, Hamburg Englische Erstausgabe 1993

### Zum Thema Tierrechtsbewegung:

Regan, T. & Singer, P. (Hg.) (1976): Animal rights and human obligations. Prentice Hall, Englewood Cliffs, N.J.

Serpell, J. (1990): Das Tier und wir. Rüschlikon, Zürich. Erstausgabe 1986

Singer, P. (Hg.) (1988): Verteidigt die Tiere. Überlegungen für eine neue Menschlichkeit. Ullstein, Frankfurt a.M. Erstausgabe 1986

### Zum Thema Verlust von Haustieren:

Fogle, B. (1981): Attachment – euthanaisa – grieving. In: ders. (Hg.): Interrelations between people and pets. Springfield

Kay, W.J./Nieburg, H.A./Kutscher, A.H./Grey, R.M. & Fudin, C.E. (1984): Pet loss and Human Bereavement. Iowa Press

Kay, W.J. u.a. (1988): Euthanasia of the companion animal. The impact on petowners, veterinarians, and society. Philadelphia

McBride, A. (1993): Der Tod des Haustieres – Schuld, Trauer und Bewältigung. In: Fischer, J. u.a.: Verhaltensstörungen bei Hund und Katze. Kynos, Mühlenbach

McNicholas, J. & Collis, G.M. (1995): The end of a relationship: coping with pet loss. In: Robinson, I. (Hg.): The Waltham book of human-animal interactions, Pergamon

Quackenbush, J. & Glickman, L. (1983): Social Work Services for bereaved pet owners: a retrospective study in a veterinary teaching hospital. In: Katcher, A.H. & Beck, A. (Hg.): New perspectives on our lives with companion animals. Beverly Hills, p.377-389

Ryder, E.L. & Romasco, M. (1981): Establishing a social work service in a veterinary hospital. In: Fogle, B. (Hg.): Interrelations between pets and people. Charles C. Thomas. Springfield.

Sharkin, B.S. & Bahrick, A.S. (1990): Pet Loss: Implications dor counselors. Journal of counseling & Development, &8, 306-308

Sife, W. (1993): The loss of a pet. Macmillan Publishing Company. N.Y.

# Register